Traudel Theune

Bewegung im Alter

Traudel Theune

Bewegung im Alter

Körper und Geist gemeinsam fördern

ELSEVIER
URBAN & FISCHER

URBAN & FISCHER
München

Zuschriften und Kritik an:
Elsevier GmbH, Urban & Fischer Verlag, Karlstraße 45, 80333 München pflege@elsevier.de

Wichtiger Hinweis für den Benutzer
Die Erkenntnisse in der Medizin unterliegen laufendem Wandel durch Forschung und klinische Erfahrungen. Herausgeber und Autoren dieses Werkes haben große Sorgfalt darauf verwendet, dass die in diesem Werk gemachten therapeutischen Angaben dem derzeitigen Wissensstand entsprechen. Das entbindet den Nutzer dieses Werkes aber nicht von der Verpflichtung, anhand weiterer schriftlicher Informationsquellen zu überprüfen, ob die dort gemachten Angaben von denen in diesem Buch abweichen und seine Verordnung in eigener Verantwortung zu treffen.

Wie allgemein üblich wurden Warenzeichen bzw. Namen (z. B. bei Pharmapräparaten) nicht besonders gekennzeichnet.

Bibliografische Information der Deutschen Nationalbibliothek
Die Deutsche Nationalbibliothek verzeichnet diese Publikation in der Deutschen Nationalbibliografie; detaillierte bibliografische Daten sind im Internet über http://dnb.d-nb.de abrufbar.

1. Auflage 2009

Der Urban & Fischer Verlag ist ein Imprint der Elsevier GmbH.

09 10 11 12 13 5 4 3 2 1

Planung: Christine Schwerdt, München
Lektorat: Martina Gärtner, Gauting
Redaktion: Ute Villwock, Heidelberg
Sportwissenschaftliche Beratung: Jan Theune, Malsch
Herstellung: Ute Landwehr-Heldt, Bremen
Satz: Kösel, Krugzell
Druck und Bindung: L.E.G.O., S.p.A., Lavis/Italien
Fotos/Zeichnungen: Friedbert Theune, Pfinztal; Gerda Raichle, Ulm
Umschlaggestaltung: SpieszDesign, Neu-Ulm
Titelfotografie: Friedbert Theune, Pfinztal

ISBN 978-3-437-28350-5

Aktuelle Informationen finden Sie im Internet unter **www.elsevier.de** und **www.elsevier.com.**

Inhaltsverzeichnis

Vorwort VII

1 Lebensqualität im Alter durch Bewegung 1
1.1 Lebensqualität 1
1.2 Gesundheit und Bewegung 9

2 Grundlagen 19
2.1 Gerontologisches Grundwissen 20
2.2 Basiskonzept Motogeragogik 37
2.3 Netzwerk-Konzepte 45

3 Bewegungsangebote planen und gestalten 65
3.1 Zielgruppe alte Menschen 65
3.2 Ziele und Inhaltsbereiche 75
3.3 Bewegen – Üben – Trainieren 80
3.4 Übungen zusammenstellen 96
3.5 Übungsstunden planen 103
3.6 Kompetenzen von Übungsleiterinnen 114

4 Praktischer Teil 129
4.1 Die natürlichen Lebensrhythmen wahrnehmen 130
4.2 Die Sinne schärfen 153
4.3 Mein Körper und ICH 166
4.4 Beweglich bleiben – Bewegungsübungen für den Alltag . . . 178
4.5 Bewegungsspiele und Bewegungsgeschichten 200
4.6 Bewegung und materiale Erfahrung 214
4.7 Klanggesten und rhythmisches Üben 236
4.8 Musik sichtbar und erlebbar machen 264

Literaturangaben 291

Abbildungsnachweis 293

Register 294

Über die Autorin

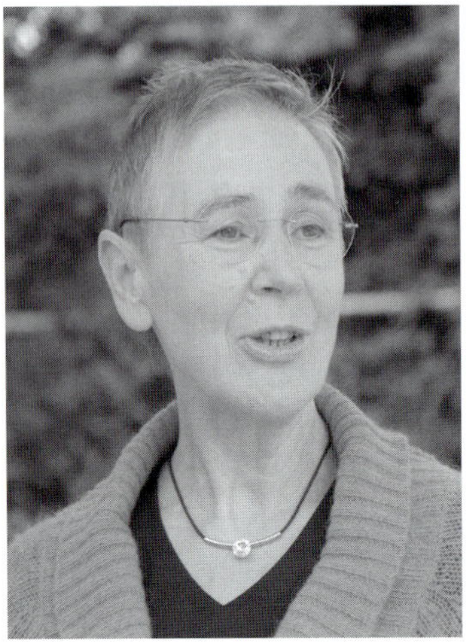

Traudel Theune studierte Diplompädagogik mit den Schwerpunkten Erwachsenenbildung, Arbeitspsychologie, Gesundheitspädagogik. Berufsbegleitend machte sie Fortbildungen in Tanzpädagogik, Tanz- und Bewegungstherapie und in Transaktionsanalyse.

In einer Altenpflegeschule unterrichtete sie einige Jahre die Fächer Gruppenpädagogik, Seniorengymnastik und Seniorentanz und leitete das Projekt „Treffpunkt junge Alte" für die evangelische Erwachsenenbildung in Karlsruhe Durlach. Fortbildungen gibt sie zudem für die Augustinum-Stiftung München, Alzheimer Gesellschaft Baden-Württemberg, Johannes-Seniorendienste Mosbach und für das evangelische Fachseminar Karlsruhe-Rüppur.

Seit 1989 ist sie freie Mitarbeiterin des Diakonischen Werkes Baden und verantwortlich für Konzepte und Durchführung der Baustein-Grundkurse „Bewegung-Rhythmik-Musik" im Hohenwart Forum, sowie für die jährlichen Aufbau- Seminare in Hohenwart.

Derzeit ist sie freiberuflich tätig als Trainerin und Beraterin mit dem Schwerpunkt Betriebliche Gesundheitsförderung z. B. Älterwerden im Beruf.

Danksagungen

Für die Möglichkeiten zu Fotoaufnahmen bei Bewegungsstunden danken wir ganz herzlich dem **Haus Bühlblick** in Söllingen mit der Gruppe aus dem Betreuten Wohnen und der Gruppe aus der Tagespflege und dem **Berckholtzstift** in Karlsruhe. Vielen Dank an die Teilnehmer der Gruppen, dass sie sich so freundlich für die Fotoaufnahmen zur Verfügung gestellt haben.

Texte haben dankenswerterweise beigesteuert:

Martina Repple, Pfinztal und Silvia Steimle-May, Rheinfelden

Für viele sportwissenschaftliche Anregungen und umfangreiche Beratung, sowie für die qualifizierte Mitarbeit in den Aus- und Fortbildungskursen danke ich Jan Theune, M. A. Sportwissenschaft und Sporttherapeut, Malsch.

Vorwort

Wir suchen:
Eine Person, die Lust und Zeit hat, in unserem Heim Bewegungsangebote für alte Menschen zu machen. Bitte melden Sie sich bei …

Bewegungsangebote lassen sich in verschiedener Weise zusammenstellen und durchführen.

Man kann sich wie beim Kochen Rezepte zusammensuchen und ausprobieren, was schmeckt.

Sinnvoller wird das Ausprobieren von Rezepten, wenn man die Zutatenliste genauer durchliest und überprüft, ob die Zutaten und die Menge der Zutaten geeignet sind für eine gesunde Ernährung. Das kann besser bewertet werden, wenn genügend Grundkenntnisse über Ernährung vorhanden sind. Dann wird man Rezepte bewusster und zielgerichteter aussuchen und anbieten und schließlich eigene Rezepte kreieren können. Ein „Leipziger Allerlei" kann schon viel Freude bereiten und sättigen. Ein abwechslungsreiches Speisenangebot aber, schmackhaft zubereitet und wohltuend fürs Auge, lässt vermutlich den Appetit wachsen und beugt einer Mangelernährung vor.

So ähnlich ist das auch mit den Bewegungsangeboten. Je mehr die Anleitenden wissen über die Qualitäten von Bewegung, über Alternsprozesse und über die Bedürfnisse alter Menschen im Heim, desto besser können sie ein „schmackhaftes und nahrhaftes Bewegungsmenü" zusammenstellen. Wenn sie dann noch die „Garnierkunst" beherrschen, können die Bewegungsstunden durch Musik, Materialien und andere Köstlichkeiten verlockend angereichert werden. Solcherart vorbereitete und durchgeführte Bewegungsstunden wären ein guter Beitrag, dem Bewegungsmangel alter Menschen zu begegnen und in Bewegungslust umzuwandeln.

So sind die Anregungen dieses Buches nicht nur Bewegungs-Rezepte. Sie wollen Anleitenden Grundlagenwissen vermitteln, mit dem sie alten Menschen gut durchdachte Bewegungsangebote machen können. „Bewegung" wird als Mittel dargestellt, der verbleibenden Lebenszeit Sinn zu geben und zu Gesundheit und Wohlbefinden alter Menschen beizutragen.

Dieses Buch ist gedacht als Anregung und Unterstützung für Personen, die für alte Menschen Bewegungs- und Aktivierungsangebote machen und

- i. d. Regel wenig Vorkenntnisse mitbringen
- nach Erproben von Grundrezepten, zunehmend eigene Kreationen in Gruppenstunden anbieten
- oder ihre bisherigen Kenntnisse und Erfahrungen reflektieren und durch neue Anregungen ergänzen wollen.

Auf der Basis der Psychomotorik sind die Bewegungsangebote entstanden, die durch die Absolventinnen des Baustein-Grundkurses „Motogeragogik" und der Aufbaukurse in vielen Gruppen erprobt, variiert, ergänzt und weiterentwickelt wurden. Theorie und Praxis trafen sich mit Bewegungserfahrungen und kritischer Reflexion.

Es sind sicher nicht alle Beispiele völlig neu, viele habe ich entwickelt, manche habe ich im Laufe der Jahre gesammelt manche Anregungen brachten auch Teilnehmerinnen mit. Sie konnten mir oft nicht die Herkunft benennen. Wo mir die Quellen bekannt sind, werden sie benannt.

Pfinztal, im Dezember 2008
Traudel Theune

Wegweiser durch das Buch

☞ kennzeichnet Praxistipps.

! wichtige Informationen, die nicht übersehen werden sollten.

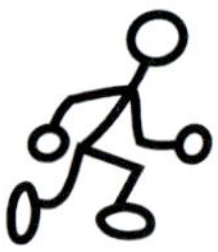

weist auf Bewegungsbeispiele hin, hier finden Sie konkrete Ideen für Übungen.

💻 hier finden Sie zusätzliche Texte als pdf auf der Seite www.pflegeheute.de

Da die anleitenden Personen in der Altenarbeit überwiegend weiblich sind, haben wir die weibliche Form der Anrede gewählt. Die männlichen Anleiter sollen sich natürlich genauso angesprochen fühlen. Wenn von den alten Menschen die Rede ist, die an den Bewegungsstunden teilnehmen, benutzen wir die weibliche Form der Anrede, nämlich „Teilnehmerin" oder „Bewohnerin", da es sich meist um Frauen handelt. Auch hier sollten sich selbstverständlich männliche Teilnehmer auch angesprochen fühlen.

1 Lebensqualität im Alter durch Bewegung

1.1 Lebensqualität

„Wofür soll das gut sein – Bewegungsstunden im Pflegeheim? Ist da nicht schon alles zu spät?“

Teilnehmerinnen einer Motogeragogik-Fortbildung wollen Argumente sammeln für etwas, das sie gefühlsmäßig für richtig halten und „Ungläubigen“ gerne klarmachen würden:

Dass durch ihre Bewegungsstunden das Leben der Heimbewohnerinnen eine freundliche Farbe bekommt und Lebensmut gestärkt wird.

Die Seminarleiterin lädt deshalb ein zu einer Erfahrungs- und Reflexionsexpedition.

Seminarleiterin: „Wofür brauchen wir unsere Hände?“

- „Bitte ballen Sie beide Hände zur Faust und versuchen Sie, das Glas auf dem Tisch zum Mund zu führen, weil Sie etwas trinken wollen. Klappt das? – Aha, nur mit äußerster Geschicklichkeit!“
- „Versuchen Sie, mit einem gedachten Löffel die Suppe zu essen! Sie wollen die Serviette fassen und den Mund abwischen. Wie ist Ihnen nach diesen einfachen Versuchen jetzt zumute?“
- „Sie öffnen bitte die Fäuste. Ihre Finger sind etwas steif in den Gelenken und in den Fingerkuppen ist die Empfindungsfähigkeit reduziert. Sie wollen gerne die Verschlusskappe einer Mineralwasserflasche aufdrehen. Wie gut gelingt Ihnen das?“
- „Sie haben immer noch etwas „ungelenke“ Finger, die bei Bewegungen schmerzen. Versuchen Sie real oder gedacht Ihre Handtasche zu öffnen, den Geldbeutel herauszuholen und 3,45 € heraus zu zählen. Wie gut gelingt Ihnen das?“

Die Teilnehmer erleben sich eingeschränkt bis stark behindert bei diesen alltäglichen, keinesfalls spektakulären Bewegungen:

- „Wie kann man etwas greifen, wenn man kein Gefühl mehr in den Fingern hat?"
- „Wie kann man eine Flasche öffnen, wenn die Kraft in den Händen dazu fehlt?"
- „Da ist man ganz schön aufgeschmissen!"
- „Bei so einfachen Angelegenheiten wird man schon abhängig!"

Die Stimmung verändert sich deutlich. Nachdenklichkeit und Stille machen sich breit. Verständnis wird geäußert für manches beobachtete Verhalten von Teilnehmern der Bewegungsrunden in den Heimen.

Seminarleiterin:

„Die Hände sind bewusst als Werkzeug konstruiert, damit die Menschen alltagstauglich sind. Werkzeuge muss man warten und pflegen, damit sie gebrauchsfähig bleiben. Trotzdem werden sie sich mit der Zeit abnutzen oder nur noch schlecht zu gebrauchen sein."

Warten kann bedeuten: „Ich pflege etwas".
Warten kann aber auch meinen, in einer Zeitspanne auf ein Ziel hin zu leben (z. B. warten bis der Bus kommt).

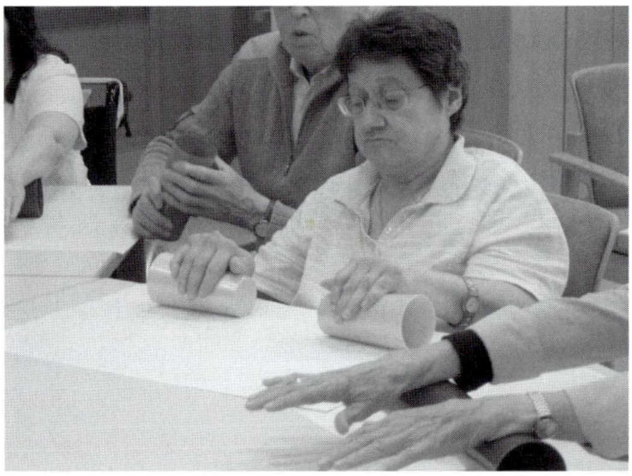

Abb. 1.1 Hände sind ein wichtiges Werkzeug und müssen beweglich gehalten werden.

Konsequenzen für Gesundheitsangebote im Heim

- Was muss an den Händen gewartet werden?

Hier helfen Wissen über die Anatomie der Hände weiter und Beobachtungen, wie Finger und Hände sich für bestimmte Aufgaben besser oder schlechter bewegen lassen.

- Wie können die Hände gepflegt werden?
  - Indem sie kontinuierlich, aber sorgsam täglich beschäftigt werden. Dies erhält die Gelenke, Sehnen und Muskeln in einem zufrieden stellenden Zustand
  - Die Haut an den Händen ist für verschiedene Aufgaben zuständig. Auf der Handoberfläche schützt sie vor äußeren Einflüssen und ist ziemlich unempfindlich. An den Fingerspitzen und in der Innenhand reagiert sie sehr sensibel
  - Die Altershaut braucht viel Nahrung durch feuchtigkeitshaltige Cremes oder Lotionen, damit sie nicht rissig wird und dadurch Entzündungen begünstigt werden.
- Was kann in der Bewegungsstunde für die Finger und Hände getan werden, wenn sie schmerzen?
  - Die Gelenke können behutsam gebeugt und gestreckt werden (Fingerspiele, „Fingerballett")
  - Die Hände können gerieben und die Finger selbst leicht massiert werden. Die Finger und Hände können mit angenehmen Materialien bewegt werden (Rollübungen mit Papprollen, Igelbällen oder Therapieknete)
  - Ein warmes „Kerne- oder Körnerbad" kann angeboten werden, in dem die Teilnehmer z. B. nach versteckten Gegenständen suchen und sie herausfischen.

Erkenntnis: Bewegungsstunden können auf verschiedene Weise alten Menschen dazu verhelfen, im Rahmen ihrer Möglichkeiten ihre Körperwerkzeuge zu warten und zu pflegen und dadurch ein besseres Lebensgefühl zu schaffen.

Das Leben erscheint manchmal nur als Warten.
Aber worauf man wartet, ist unwichtig. Es kommt darauf an, womit man das Warten ausfüllt.
(Wilhelm von Scholz)

Lebensqualität im höheren Alter ist sinnvoll ausgefüllte Zeit des Wartens bis der Lebensbogen zu Ende geht.

Warten worauf?

Wie kann Warten gefüllt werden in einer Lebenssituation, in der man nichts mehr zu tun hat als zu warten? Das familiäre oder institutionelle Leben hat viele Entscheidungen abgenommen und gibt die Zeitstruktur mehr oder weniger vor.

Warten ist eine „Beschäftigung" mit verschiedenen Qualitäten. Sie kann mit Ungeduld, Enttäuschungen und Ärger, aber auch mit Hoffnungen und Vorfreude verquickt sein: Für Menschen, die im Pflegeheim leben, heißt es beispielsweise warten bis es Essen gibt, warten bis Besuch kommt, warten, dass der Tag herum geht. Eine schönere Variante ist das Warten auf die Bewegungsstunde, auf das gemeinsame Singen und Spielen und Musik hören. Da ist immer etwas los. Da geht die Zeit schnell vorbei und hinterher sind fast alle viel fröhlicher gestimmt.

Gruppenangebote in Pflegeheimen oder in der Tagespflege können das Warten sinnvoll ausfüllen und eine „**erfüllte Zeit**" daraus machen. Bewohnerinnen können dem Warten einen Sinn geben, indem sie sich an verschiedenen Aktivitäten beteiligen oder manchmal auch einfach nur „dabei" sind.

Was kann Lebensqualität für pflegebedürftige alte Menschen heißen?

Die Antworten werden individuell und je nach Lebensphase und Lebenssituation verschieden ausfallen. Sicher spielen aber körperliche Gesundheit, geistige Fitness, Selbstständigkeit und finanzielle Sicherheit eine große Rolle.

In Gesprächsrunden mit alten noch selbstständigen Menschen werden zum Thema „Lebensqualität" häufig genannt:

- Gebraucht werden, sich nicht überflüssig fühlen
- Mit den Veränderungen und Verlusten, die im Alter auftreten, klarkommen
- Für sich selbst bestimmen können
- Keine Überbetreuung
- Rücksichtnahme
- Gelegenheiten, neue Bekanntschaften schließen zu können
- Sich mit der eigenen Lebensgeschichte aussöhnen können.

Wer für sich selbst sorgen und selbstständig am Leben (im Heim) teilnehmen möchte, muss noch weitgehend bewegungsfähig sein.

Die Menschen, die im Pflegeheim leben, sind dazu meist nur noch bedingt in der Lage. Sie brauchen auf unterschiedliche Weise Unterstützung. Zufrieden zu sein mit sich und der Welt, sich wohlzufühlen und sich selbst zu achten, das fällt nicht leicht in dieser Lage. Die innere Balance gerät in Schieflage.

Lebensqualität heißt für die einen, „so lange wie möglich selbstständig sein". Für andere zeigt sich Qualität darin, weitgehend versorgt zu werden, weil subjektiv z. B. „nichts mehr geht" und das Leben so keinen Sinn mehr macht. Es ist für Außenstehende nicht einfach nachzuvollziehen, welche Motive dahinter stehen, die Sorge für sich selbst aufzugeben und fast ausschließlich anderen zu übergeben, obwohl noch viel Eigenständiges möglich wäre. Beide Haltungen sind eine Folge des bisherigen Lebensstils und der dadurch erworbenen Verhaltensmuster und Kompetenzen. Das sind die Kräfte, die Menschen entwickeln, um die Aufgaben des Alltags effektiv und persönlich zufrieden stellend zu bewältigen.

Es ist eine interessante Aufgabe, alte Menschen in ihrer letzten Lebensphase so zu begleiten, dass die Trauer um verlorene Fähigkeiten und um verlorenes Ansehen ernst genommen wird, aber nicht zum allein bestimmenden Thema wird. Die gemeinsame Suche nach den noch vorhandenen Kräften steht im Vordergrund. Das kann die Fähigkeit sein, viele Bewegungen noch relativ gut ausführen zu können, das kann die Fähigkeit sein, sich zu freuen, an einem gedeckten Tisch sitzen zu können, oder die Fähigkeit, den eigenen Humor erfrischend mit anderen Personen zu teilen. Aus der Umsetzung dieser Kräfte kann jeder Tag neue Zuversicht und Freude bringen und gleichzeitig das Lebensgefühl, sich selbst trotz aller Veränderungen und Einschränkungen zu mögen.

Eine Indianerin pflegte meiner Mutter stets ein paar Rebhuhn-Eier oder eine Handvoll Waldbeeren zu bringen. Meine Mutter sprach kein Araukisch mit Ausnahme des begrüßenden „Mai-mai", und die Indianerin konnte kein Spanisch, doch sie genoss Tee und Kuchen mit anerkennendem Lächeln. Wir Mädchen bestaunten die farbigen, handgewebten Umhänge, von denen sie mehrere übereinander trug. Wir wetteiferten bei dem Versuch, den melodischen Satz zu behalten, den sie jedes Mal zum Abschied sagte. Schließlich konnten wir ihn auswendig, ein Missionar hat ihn uns übersetzt: „Ich werde wiederkommen; denn ich liebe mich, wenn ich bei euch bin". (Der andere Adventskalender 2007)

Gruppenangebote im Heim oder in der Tagespflege können Raum für diese Erfahrung bieten. Aber man muss sich dorthin auf den Weg machen wie die Indianerin und sich seiner Gaben bewusst werden. Es gehört zur Lebensaufgabe in dieser Lebensphase, für seine körperliche und geistige Mobilität im Rahmen der Möglichkeiten zu sorgen und dadurch seine Selbstachtung nicht zu früh zu verlieren.

Die im Laufe des Lebens erworbenen Einstellungen erleichtern oder behindern z. B.:

- natürliche Entwicklungen wie das Altern anzunehmen und sich individuell damit einzurichten
- Erwartungen an sich selbst in jeder Lebensphase erneut zu formulieren und dadurch eher Zufriedenheit zu gewinnen
- die Fähigkeit, schwierige Situationen für sich lösen zu können.

Im Älterwerden sieht man den Sand durchs Stundenglas rinnen, aber man darf auch sehen, wie das, was sich in der unteren Hälfte sammelt, einen Glanz erhält, den es in der oberen Hälfte nicht hatte. (Luise Rinser)

„Das hat doch alles keinen Sinn mehr"

Wie kann ich mich stärken und stabilisieren in Krisenzeiten? Viktor Frankl, der Vater der Logotherapie, verweist auf die Sinngebung als einen wichtigen Weg. Sinn findet man nicht einfach, Sinn schafft man. Eigeninitiative ist nötig, damit Menschen ihrem Leben auch in Krisenzeiten einen Sinn geben und daraus Lebensenergien schöpfen können. Der Selbstwert bekommt dadurch neue Nahrung. Gefühlte Lebensqualität entsteht so maßgeblich durch eigenes Handeln und die Möglichkeit, an einem lebendigen sozialen Netz teilzuhaben. Diese Erfahrungen unterstützen eine neue Sinngebung.

Für **„Sinn"** kann es keine allgemein verbindlichen Aussagen geben, sondern nur individuelle Beschreibungen. Menschen empfinden ihr Leben als sinnvoll, wenn:

- es Lebensziele gibt
- es von festen Wertevorstellungen geprägt wird
- Menschen das Gefühl haben, ihr Leben kontrollieren zu können, oder
- Menschen das Gefühl haben, wertvoll und wichtig zu sein.

Mit dem Heranrücken des biologischen Endes ist eine Neigung zum Bilanzieren und Revidieren der Werte festzustellen. Lebensereignisse werden im Nachhinein anders gedeutet und bewertet, manchmal auch geschönt. Dem vergangenen Leben wird nachträglich ein Sinn verliehen, mit dem sich aktuell besser leben lässt. Die Menschen, die ihrem Leben im Heim einen neuen Sinn geben können, werden sich mit den veränderten Erfordernissen des Alltags besser zurechtfinden. Lebensqualität im Alter zu erleben, ist ohne Sinngebung schwer vorstellbar.

> Wer ein Warum zu leben hat, erträgt fast jedes Wie.
> (Friedrich Nietzsche)

Wenn „Lebensqualität im Alter" kein leerer Begriff sein soll, ergeben sich aus diesen vorangehenden Überlegungen Konsequenzen für die Ziele, Inhalte und Formen von begleitenden psychosozialen Angeboten. Dabei steht im Vordergrund, den Bewohnern erlebbar zu machen:

- was noch alles geht
- wie sie Kräfte besser erhalten können
- von welchen Schätzen der Lebensgeschichte sie jetzt im Alter zehren und
- welchen Sinn sie ihrem aktuellen Leben geben könnten.

Je zufriedener sie mit ihrer Vergangenheit sind, desto freundlicher erleben und bewerten sie ihre Gegenwart. Dann kann auch das Leben mit Einschränkungen Sinn machen. Eine optimistische Lebenshaltung lässt die Verluste durch das Altern und das Altsein weniger „schwarz" erscheinen.

Für das Leben im Heim oder anderen Institutionen der Altenpflege kann dies bedeuten, dass alte Menschen immer wieder neu angeregt werden, am Tagesgeschehen teilzunehmen und ihre aktuelle Lebensphase mitzugestalten. Umgesetzt werden kann dies durch die Art und Weise, wie man mit ihnen umgeht. Es kann aber auch gefördert werden durch entsprechende Gruppenangebote, in denen der Lebenswille gestärkt, die körperlichen und geistigen Kräfte wach gehalten werden, die psychische Seite ihre Streicheleinheiten bekommt und ein förderliches Miteinander erlebt werden kann.

Dem Glück entgegen gehen

Wie viele Menschen verharren in ihrem Inneren wie in einem fest verschlossenen Haus und hoffen, dass jemand Freude und Abwechslung in ihr Leben bringt. Stoisch warten sie ab, was kommen mag: Glück oder Unglück, Freude oder Ärger. Und nicht selten beklagen gerade sie, dass das Glück so selten an ihre Türe klopft. Der optimistische Mensch hält seine Türen weit offen und verlangt nicht, das Glück möge gefälligst um Einlass bitten. Stattdessen geht er dem Glück ein Stück entgegen. (Armin Heller)

„Den Jahren Leben geben" ist ein sinnvolles Motto, die eigenen Kräfte zu mobilisieren und nicht nur darauf zu warten, dass andere

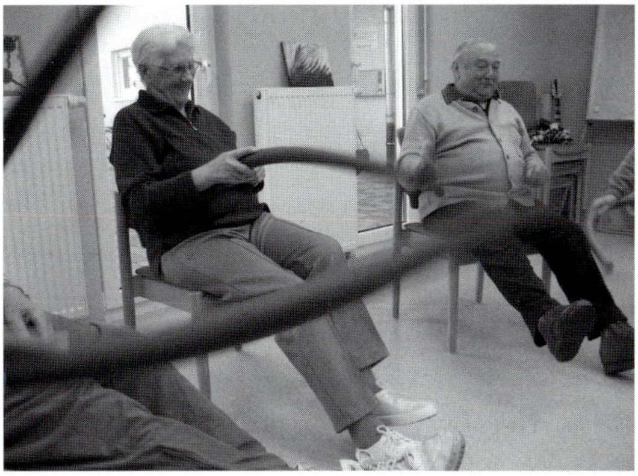

Abb. 1.2 In gemeinsamen Bewegungsstunden erleben alte Menschen Freude an der Bewegung und entdecken ihre noch vorhandenen Fähigkeiten.

dem eigenen Leben einen Sinn geben. Tätig sein können für sich selbst ist ein wichtiger „Gesundheitsbegleiter".

☞ Sprüche und Lebensweisheiten können in den Gruppenstunden gut eingebracht werden. Sie können Anliegen verdeutlichen, ohne zu moralisieren. Sie können Freude vermitteln oder zum Nachdenken anregen. Diese Texte können auf DIN A6 Karten gedruckt werden, damit die Bewohner sie auf ihr Zimmer mitnehmen können. Für besseres Lesen bitte Großdruck wählen.

1.2 Gesundheit und Bewegung

Fiktives Gespräch bei einer Geburtstagsfeier im Pflegeheim: Frau Müller-Meier wird 97 Jahre alt. Bei ihr sitzen Herr Kaiser, 85 Jahre, Frau Kunze, 92 Jahre, und Frau Lehmann, 82 Jahre. Frau Jung, 35 Jahre, eine junge Reporterin von der örtlichen „Tagespresse" möchte gerne ein Interview machen zum Thema: **Weshalb hält mich Bewegung „gesund" in meinem Alter?**

Frau Jung:

„Frau Müller-Meier, wie ist es Ihnen gelungen, dieses stolze Alter so fit zu ereichen?"

Frau M.-M.:

„Na ja, ich hab viel Glück gehabt. Aber in den Schoß gefallen ist mir das nicht. Wissen Sie, ich treibe schon seit jungen Jahren viel Sport. Wandern, Schwimmen und Radfahren. Das geht ja nun nicht mehr. Aber ich mache jeden Morgen meine Gymnastik im Zimmer. Meine Verdauung klappt besser, wenn ich mich mehr bewege und wenn ich auf gesunde Ernährung achte. Auch im Heim!"

Herr Kaiser:

„Wenn ich mich regelmäßig bewege, dann sorge ich besser für meine Durchblutung und fühle mich nicht so schlapp. Ich kann besser Treppensteigen und mobiler bleiben, wenn meine Beinmuskeln täglich in Bewegung sind. Ich habe von meinem Enkel einen Schrittzähler bekommen. Da führe ich genau Buch, diese Woche waren es jeden Tag zwischen 2230–3186 Schritte."

Frau Kunze (lachend):

„Ja, ja, der Karl ist dauernd unterwegs, schön, dass er ein paar Minuten Zeit hat zum Sitzen hier bei uns. Pause in netter Gesellschaft tut doch auch gut, nicht wahr? Ich bin zweimal die Woche in der Bewegungsstunde hier im Heim. Da machen wir auch Muskeltraining. Hinterher fühle ich mich dann beim Gehen und Stehen sicherer, die Angst vor Stürzen ist dann nicht so groß. Die Übungsleiterin legt auch großen Wert darauf, dass wir achtsam mit uns umgehen beim Üben. Sie sagt dann immer: „Wie fühlt sich das denn an jetzt? Was hat sich da verändert?" So habe ich dann auch gleich die Druckstelle am Fuß gefunden."

Frau M.-M. (bestätigend):

„Anfangs dachte ich, so eine blöde Fragerei! Das gab's früher nicht in den Gymnastikstunden. Aber ich muss schon sagen – inzwischen gefällt mir das. Ich lerne meinen Körper ganz anders kennen. Respekt, was der noch alles kann. Ich merke auch, wenn ich mich viel bewege am Tag, dann klappt es sogar mit dem Denken besser."

Frau Jung (kommt kaum zu Wort, nun wendet sie sich an Frau Lehmann, die bisher still dabei saß und immer wieder beifällig mit dem Kopf nickte):

„Frau Lehmann, Sie sagten vorhin, dass bei Ihnen leider die Hände nicht mehr so gut mitmachen?"

Frau Lehmann (nickt bekümmert):

„Ja, ja, die Arthrosefinger … Aber seit die Übungsleiterin mit uns spezielle Fingerübungen macht, sitze ich oft hier im Zimmer und mache so alte Fingerspiele von früher. Und beim Fernsehen, wenn's so richtig spannend wird, dann massiere ich mir die Hände und reibe sie mit einer schönen Olivencreme ein. Und das tut so gut. Ich kann auch wieder besser meinen Namen schreiben."

Herr Kaiser (meldet sich noch mal zu Wort):

„Wenn ich von einem Spaziergang zurückkomme, habe ich meist ziemlich Appetit und auch Lust zum Trinken. Außerdem treffe ich dabei auf dem Flur oder im Garten andere Leute und kann mich mit ihnen unterhalten. Und ehrlich gesagt – mit dem Schlafen habe ich dann auch kaum Probleme! Junge Frau, jetzt wissen Sie, wie man sich gesund halten kann im Alter."

Frau Jung:

„Ich kann mich nur noch herzlich bedanken bei Ihnen allen für das schöne Gespräch."

1.2.1 Gesundheit im Alter

Was bedeutet „Gesundheit" und „Wohlbefinden"?

Die WHO hat 1986 in der Ottawa-Charta „Gesundheit" beschrieben als „ein dynamisches Zusammenspiel von körperlichen, seelischen, geistigen und sozialen Faktoren, die zu einem Wohlbefinden führen." Gesundheit ist hier nicht das Ziel, sondern das Mittel, Menschen zu befähigen, ihr eigenes Leben und das gesellschaftliche Leben positiv zu gestalten. Von besonderer Bedeutung sind deshalb die Stärkung von Kompetenzen, von Eigenverantwortung und Selbsthilfefähigkeit.

„**Der** Mensch ist demnach gesund, der im möglichst umfassenden und weitreichenden Vollbesitz seiner Kräfte (anlage-, alters- und situationsgemäß) sein Leben einschließlich Behinderungen, Störungen, Krankheiten und Belastungen aller Art kompetent (d. h. organismus-, aufgaben- und umweltgerecht) bewältigt und ihm Sinnerfüllung, Wohlbefinden, Glück und Zufriedenheit abgewinnt." (Sommer 1999)

Für gesund halten sich Menschen dann, wenn sie keine Beschwerden oder Schmerzen oder andere Beeinträchtigungen haben, die ihr augenblickliches Befinden beeinträchtigen. Solche Beschreibungen richten den Blick vornehmlich auf den körperlichen Zustand, der oft repariert oder verbessert werden kann durch Medikamente, ärztliche Behandlungen oder Schonzeiten.

„Gesundheit" ist aber mehr als die Abwesenheit von Krankheit. Sie ist ein ständiger Balanceakt zwischen Körper, Geist und Psyche in einem behindernden oder stützenden sozialen Umfeld.

Gesundheit ist ein Begriff, der im Zusammenhang mit Lebenswünschen auch im hohen Alter an vorderster Stelle steht. Sie ermöglicht, dass man weitgehend für sich selbst sorgen kann. Eine Kultur qualitativer Betreuung in Heimen oder in der Tagespflege zeigt sich auch darin, wie die umfassende Gesundheit der Bewohnerinnen oder Tagesgäste gefördert wird. Dies geht über die körperliche Pflege hinaus. Ein wirksames gesundheitsförderliches Mittel ist die Bewegung. Mit regelmäßigen Körperaktivitäten lässt sich viel erreichen für ein allgemeines Wohlbefinden.

Alter – Stress – Bewegung

Gesundheit und Alter können auch mit „Stress" in Verbindung gebracht werden. „Stress" ist immer ein Ergebnis von vielfach erlebten Belastungen und die gibt es im Alter zur Genüge. Diese Herausforderungen können sehr belebend und unterstützend sein, wenn man sie gut löst. Sie können aber auch „den Boden unter den Füßen wegziehen". Wahrzunehmen, wie sich die eigene Lebenswelt durch das Altern verändert hat, wie z. B. der Körper oder das Gedächtnis nicht mehr zuverlässig funktionieren, kann gewaltige Anspannungen hervorrufen und Stressreaktionen zeigen. Der Körper reagiert in stressenden Situationen mit der Produktion von Stoffen, die sich schädigend auf verschiedene Organe und auf die Emotionen auswirken können. In der Folge können Krankheiten auftreten und negative Einstellungen zum Leben, Ängste und Verlusterfahrungen das Lebensgefühl prägen.

Gesundheitliche Störungen bei Dauerstress:

- Gedächtnisprobleme
- Magen-Darm-Störungen
- Herz-Kreislauf-Störungen
- Schlafstörungen
- Depressionen
- Diabetesrisiko
- Störung des Immunsystems.

Ergebnisse der Stressforschung zeigen auf, dass Aktivitäten sehr hilfreich sind, und zwar sowohl zum Abbau von Stress als auch zur Stärkung gegen Stress. Sie kurbeln Stoffwechselprozesse an, die dem Körper Energien zuführen, die Stimmungslage verbessern und schädigende Stoffe abbauen.

Bewegung ist auch aus dieser Perspektive ein sehr empfehlenswertes Mittel. Bewegungsangebote in Institutionen der Altenpflege stellen einen kostengünstigen und wirksamen Beitrag zur „Gesundheit" der Bewohnerinnen dar.

Im Laufe ihres Lebens sammeln Menschen Erfahrungen mit „Stress-Stolpersteinen". Sie lernen dabei, wie sie angemessen mit Ärgernissen und Herausforderungen umgehen können. Sie stärken sich durch jede krisenhafte Situation vor allem dann, wenn es ihnen gelingt, sie zufriedenstellend zu lösen. Mit diesem Erfahrungsschatz lassen sich dann auch im hohen Alter unangenehme Situationen besser bewältigen.

Dieses Wissen und das Vertrauen in diese Kräfte sind eine gesundheitliche Ressource für Krisenzeiten:

- Sie ermöglichen, sich besser an schwierige Situationen anzupassen, wie z. B. den Umzug ins Heim
- Sie ermöglichen, ein positives Selbstbild aufrechtzuerhalten und das emotionale Gleichgewicht zu sichern. „Auch wenn ich jetzt viel Hilfe brauche bei den täglichen Aktivitäten, habe ich bislang Vieles alleine auf die Reihe gebracht und kann zufrieden mit mir sein"
- Sie ermöglichen, befriedigende Beziehungen zu anderen Perso-

nen aufrechtzuerhalten und zu pflegen und beeinflussen dadurch Wohlbefinden und Gesundheit. Wer in Beziehungen zu Menschen und Dingen leben kann, spürt noch Boden unter seinen Füßen. Das ist gerade im Heim als neuer Lebensumgebung eine wichtige Erfahrung.

1.2.2 Bewegung und Beweglichkeit

Bewegung ist Voraussetzung für Beweglichkeit. Sie wird zu einem bedeutenden Schlüssel für einen Zugewinn an Lebensentfaltung und Wohlbefinden.

Beweglichkeit ist eine komplexe Angelegenheit und bezieht sich auf die vier Bereiche des Menschseins:

- **Körperliche Beweglichkeit** ist eine Voraussetzung dafür, dass Menschen mobil und selbstständig bleiben und sich weitgehend selbst versorgen können, z. B. alleine aufstehen, sich anziehen, an Veranstaltungen teilnehmen („Aktivitäten des täglichen Lebens")
- **Geistige Beweglichkeit** hält das Interesse wach an sich selbst, an anderen Menschen und an der Lebenswelt, z. B. durch Zeitung lesen, Radio hören oder mit (neuen) Geräten oder (neuen) Materialien umgehen können. Dazu gehört aber auch, alte Standpunkte überdenken und evtl. verändern zu können, entscheidungsfähig und -willig zu bleiben
- **Psychische Beweglichkeit** entsteht durch ein Zusammenspiel von körperlicher Betätigung und dem Entstehen und Erleben von Gefühlen und Stimmungen. Sie wirken sich auf das Wohlbefinden aus, machen den Menschen handlungsfähig oder erschweren es, tätig zu werden
- **Soziale Beweglichkeit** ist gekennzeichnet durch die Fähigkeit, alte Kontakte pflegen und neue Kontakte schaffen, erhalten und genießen zu können.

Bewegungsaktivitäten haben nachweisbare Effekte auf die Gesundheit. Sie können Krankheitsrisiken herabsetzen. Das ist inzwischen in vielen Studien an sportwissenschaftlichen und gerontologischen

Instituten untersucht. Die SIMA-Studie (Baumann 1995) konnte z. B. zeigen, welch große Bedeutung geistige und körperliche Aktivität für den Erhalt der Selbstständigkeit im höheren Lebensalter haben und dass entsprechende Trainingsprogramme altersbedingten Defiziten erfolgreich entgegenwirken können.

Körperliche Aktivität im höheren Alter hat auch bei bisher überwiegend inaktivem Lebensstil noch positive Einflüsse auf die Gesundheit. Was nicht gebraucht, nicht bewegt wird, baut sich schneller ab und wird zunehmend weniger funktionsfähig.

Die Bewegungsfähigkeit im Alter ist ein Produkt aus organischen Voraussetzungen, Bewegungsverhalten und Beeinträchtigungen durch chronische Krankheiten oder Auswirkungen von Unfällen.

Sportbiografien verdeutlichen, dass körperliche Aktivität auch in jungen Jahren eine untergeordnete Rolle spielte. Ein hoher Prozentsatz von Befragten gibt an, noch nie im Leben Sport betrieben zu haben.

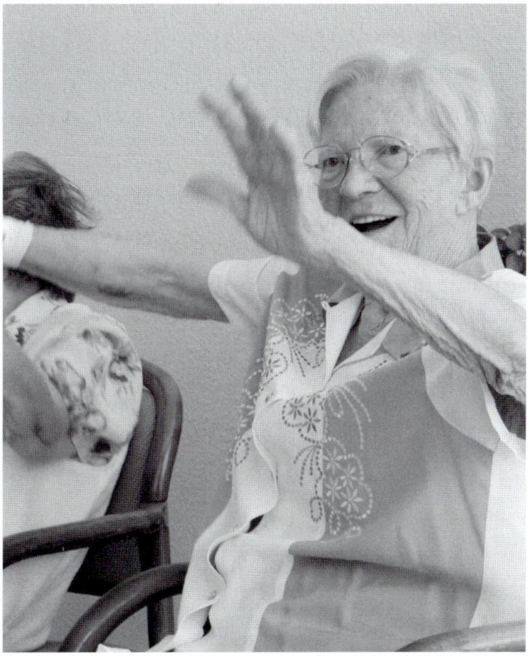

Abb. 1.3 Viele ältere Menschen haben den gesundheitsfördernden Aspekt von Bewegung lange erkannt und nehmen mit Freude an Bewegungsangeboten teil.

☞ Führen Sie Gespräche in der Gruppe oder mit einzelnen Personen darüber, welchen Sport sie betrieben haben, was sie in ihrer Freizeit gemacht haben usw.
Diese Kenntnisse erleichtern es, gute Programme anzubieten, von denen sich die Bewohner angesprochen fühlen.

Jedem Menschen wird heute – unabhängig vom Alter – eine körperliche Aktivität von mindestens **30 Minuten an mindestens 3–6 Tagen pro Woche** empfohlen, um die Auswirkungen von Bewegungsmangel zu reduzieren oder zu verhindern.

Trotzdem ist es nicht einfach, Bewegung im Heimalltag als notwendigen Beitrag zur Lebensqualität zu verdeutlichen. Ein Werben an verschiedenen Fronten ist nötig: bei den Bewohnern, bei den Pflegenden und bei den Trägern der Altenpflegeinstitutionen.

Das „Wundermittel Bewegung":

- verlangsamt die Abbauprozesse des Alterns insgesamt
- bringt den Kreislauf in Schwung und stärkt Herz und Lungen
- intensiviert die Atmung, reichert dadurch das Blut mit Sauerstoff an und kann die Körperorgane besser ernähren; unterstützt dadurch die Fettverbrennung zur Energiegewinnung
- wirkt sich kräftigend auf die Muskeln aus, verbessert den Zustand von Knochen und wirkt dem Knochenabbau entgegen
- verbessert die Beweglichkeit von Gelenken und erhöht die Bewegungssicherheit
- schafft über Körpererfahrung eine bessere Einschätzung über die vorhandenen Bewegungsfähigkeiten
- erhält die in Jahren erlernten und praktizierten Bewegungsmuster, vor allem auch in der Alltagsmotorik
- wirkt sich durch bessere Durchblutung des Hirns positiv auf die Hirnleistungsfähigkeit aus (z. B. Wahrnehmungsfähigkeiten, Koordination, Konzentration und Orientierung)
- nimmt positiv Einfluss auf die Stimmungslage und die Gefühle
- stützt das körpereigene Immunsystem und

- schafft Möglichkeit für soziale Kontakte und kann Isolierung und Einsamkeit entgegenwirken.

Um diese Früchte ernten zu können, muss man sich kontinuierlich bewegen oder angeregt werden, sich zu bewegen. Das ist eine Frage des Wollens und Könnens und der vorhandenen motivierenden Bewegungsangebote.

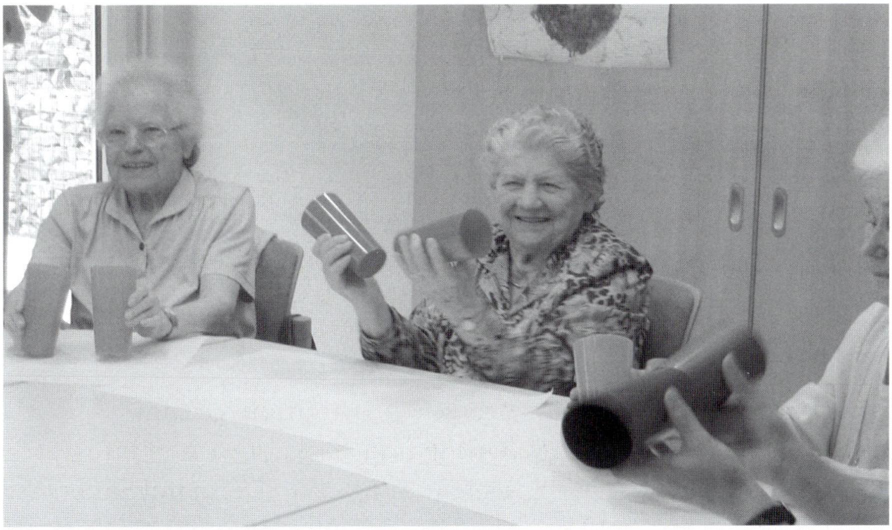

Abb. 1.4 Gruppenangebote in Heimen, die unterhaltsam und ansprechend gestaltet werden, motivieren ältere Menschen leichter zu Bewegung.

2 Grundlagen

Für die Lebensqualität im Alter sorgen, heißt **Gesundheitsförderung im umfassenden Sinne** zu betreiben. Bewegung ist das dominante Mittel zum Zweck. Bewegungsangebote sollten deshalb in diesen größeren Rahmen eingebettet sein und nicht mit den Etiketten „Beschäftigung" oder „Aktivierung" versehen werden. Diese Bezeichnungen werden dem Anliegen nicht gerecht. Eine angemessene Umsetzung braucht als Arbeitsgrundlage mehr als nur das Wissen um praktikable „Übungsrezepte". Für die Praxis sind folgende Konzepte hilfreich, die die Umsetzung dieser Ziele unterstützen:

- **Alterstheorien** und **Lebensweltkonzepte/Biografiearbeit** erleichtern es, passende unterstützende Angebote für alte und pflegebedürftige Menschen zusammenzustellen. Sie erleichtern es auch, deren Verhalten besser einschätzen zu können und entsprechende Umgangsformen mit ihnen zu pflegen (☞ 2.1 und 2.3.7)
- Das Konzept der **Motogeragogik** bietet eine sehr breite und sinnvolle Grundlage für Bewegungsangebote im Heim. Es ist ein Konzept der Persönlichkeitsförderung durch Bewegung, das trotz vorhandener Einschränkungen ein zufriedenes und handlungsfähiges Leben ermöglichen möchte (☞ 2.2)
- Das **salutogenetische Gesundheitsmodell** führt vor Augen, wie wichtig es ist, die erworbenen Kompetenzen und Schätze aus der Lebensgeschichte als nützliche Helfer für das gegenwärtige Leben einzusetzen (☞ 2.3.1)
- **„Stress"** ist das spürbare Ergebnis von Anforderungen, die sich bestärkend oder beeinträchtigend bis zerstörend auf den Menschen auswirken. Altern und Altsein ist eine große Herausforderung, die als Stress erlebt werden kann (☞ 2.3.1)
- Ergänzend und vertiefend werden Ansätze aus der **körpertherapeutischen Arbeit** herangezogen. Dabei bekommt das Konzept

der **„Sensory Awareness“** (**Achtsamkeit**) eine besondere Bedeutung. Beide Konzepte können die Bewegungsarbeit mit alten Menschen bereichern durch die Art und Weise, wie sie den Körper in seiner Beschaffenheit und seinen Funktionen zu einem „erlebnisorientierten Thema“ machen (☞ 2.3.2)

- Die **Sportwissenschaft** gibt Auskünfte über den Bau des Körpers und die Funktionsweise im Zusammenspiel seiner Teile. Sie beschäftigt sich mit den Auswirkungen von Bewegung auf die menschliche Entwicklung, die Gesundheit und die Handlungsfähigkeit. Die Bewegungs- und Trainingslehre stellt dar, wie Bewegungen zielgerichtet und angemessen erlernt und geübt werden können. Dazu formuliert sie Trainingsprinzipien (☞ 2.3.3)
- In der Verquickung von Wahrnehmung und Bewegung trifft sich Motogeragogik mit den Anregungen aus der **„Rhythmik“**. Ihre Übungsgruppen zeigen einen Weg, wie gemeinsam mit Musik und Bewegung Halt gebende Ordnungen und Orientierungen geschaffen und erlebt werden können (☞ 2.3.4)
- **Musik, Rhythmus und Tanz** bieten wirkungsvolle Formen des Erlebens von hörbaren, sichtbaren und fühlbaren Bewegungsabläufen. Sie ermöglichen, an den Rhythmen des Lebens mit Freude und Spaß und in Gemeinschaft mit anderen Menschen teilzuhaben und Bewegungen vielfältig und kreativ zu gestalten (☞ 2.3.5 und 2.3.6).

2.1 Gerontologisches Grundwissen

Wer alten Menschen Bewegungsangebote machen möchte, sollte sich **selbst** prüfen, welche Altersbilder im Kopf vorhanden sind und welche eine dominante Rolle spielen. Sie beeinflussen die Einschätzung, was alte Menschen in Bewegungsstunden brauchen und wirken sich auch aus auf die Art und Weise, wie man mit ihnen umgeht.

Wissen über Altersveränderungen und Alterskrankheiten unterstützt eine passende Übungsauswahl und macht sensibel für Einschränkungen oder mögliche Gefährdungen.

Alte Menschen bewegen sich wie jüngere individuell verschieden. Aber sie bewegen sich insgesamt anders als jüngere. Diese Unterschiede zeigen auf, was bewegt und geübt werden kann, damit die Bewegungsfähigkeit möglichst lange auf einem guten Stand erhalten bleibt. Dadurch wird ermöglicht, mobil zu sein und selbstständiger die eigenen Interessen wahrnehmen zu können. In diesem Zusammenhang bietet es sich an, herauszufinden, was alte Menschen (im Heim) daran hindert oder was sie dazu verlockt, an Bewegungsangeboten teilzunehmen.

2.1.1 Alterstheorien und Altersbilder

Die Frage nach dem Alter kann nach dem **kalendarischen Alter** beantwortet werden, d. h. nach den tatsächlichen Lebensjahren, nach dem **biologischen Alter,** das den Zustand der Lebensfunktionen berücksichtigt, nach dem **psychologischen Alter,** bei dem Wohlbefinden und Umgang mit Veränderungen einfließen, oder aber nach dem **soziologischen Alter** beantwortet werden, bei dem die Gesellschaft bestimmt, wann jemand „erwachsen" oder „alt" ist, z. B. zum Ende der Berufstätigkeit mit 65 Jahren.

Altern ist ein langsamer Prozess der Veränderung innerhalb eines Lebens. Der Übergang von einem Lebensabschnitt in den anderen erfolgt allmählich. Bei genauer Betrachtung alternder Menschen kann man feststellen, dass der Alterungsprozess bei jedem Menschen anders verläuft. Dennoch kann die große und sehr heterogene Altersgruppe der „älteren Menschen" differenziert werden, z. B. nach der kalendarischen **Unterteilung der Weltgesundheitsorganisation** (WHO):

- 51 – 60 Jahre alternde Menschen
- 61 – 75 Jahre ältere Menschen
- 76 – 90 Jahre alte Menschen
- 91 – 100 Jahre sehr alte Menschen.

In „Funkkolleg Altern“ (Niederfranke 1999) wird das Altern wie folgt nach Einschränkung in der Fortbewegung unterschieden:

- go goes – slow goes – no goes.

Alterstheorien erfassen „Alter“ immer von einem bestimmten Blickwinkel aus und können deshalb „Alter“ nicht umfassend beschreiben. Bei Aussagen zum Alter ist zu beachten, aus welchen Interessen heraus darüber Aussagen gemacht werden.

- **Defizit-Theorie**
  Altern heißt Abbau von Kräften auf verschiedenen Ebenen. Am auffälligsten für sich selbst und andere sind die körperlichen und geistigen Veränderungen.
- **Verschleiß-Theorie**
  Was zuviel/falsch gebraucht wird, nutzt sich ab und verursacht zunehmend Schmerzen.
- **Disuse-Theorie**
  Was nicht genutzt wird, wird funktionsuntüchtig. Das macht sich besonders deutlich bemerkbar am Bewegungsapparat und bei den Hirnleistungen. Die neuere Hirnforschung ermutigt dazu, das alternde Gehirn täglich zu fordern und wach zu halten. Das kann auf verschiedene Weise geschehen. Aber Bewegung ist sowohl für die „Wartung“ des Bewegungsapparats als auch für das neuronale Netz des Gehirns bestens geeignet.
- **Disengagement-Theorie**
  Sie beschreibt den Wunsch und die Möglichkeit zum freiwilligen Rückzug aus gesellschaftlichen Verpflichtungen. Ruhestand kann als Zeit der Muse erlebt werden. „Disengagement“ kann aber auch verordnet werden: „man“ wird nicht mehr gebraucht.
- **Aktivitäts-Theorie**
  Sie zeichnet sich aus durch eine Orientierung an reger Aktivität im Alter und einem sehr optimistischen Altersbild. Sie ist als Gegenbild zum defizitären Altersbild, in dem man alten Menschen nur wenig zutraut und zumutet, zu sehen. Der Ruhestand wird zum „Unruhestand“, der gefüllte Terminkalender zum Ausweis eines/einer jungen Alten. Geschäftigkeit droht die Muse zu verdrängen.

- **Kompetenz-Theorie**
  Das im Lebenslauf angesammelte Wissen und die erworbenen Fähigkeiten und Erfahrungsschätze machen alte Menschen kompetent. Sie können als Energiequellen dienen, um den Lebensalltag im Alter weitgehend selbstbestimmt zu gestalten. Kompetenzen werden aber auch dafür gebraucht, mit den belastenden Seiten des Alters zurechtzukommen. Es ist bedeutender, den Jahren Leben zu geben und nicht dem Leben Jahre.
- **Lebensgeschichte-Theorien**
  Die so genannte Normalbiografie erlaubt Einblicke in den persönlichen Verlauf eines Lebens innerhalb eines zeitgeschichtlichen Rahmens. Sie gibt auch Auskunft darüber, was Menschen geprägt hat, wie sie ihre „Entwicklungsaufgaben" in den jeweiligen Lebensphasen gelöst haben, wie sie mit „kritischen Lebensereignissen" wie Krankheiten, Trennungen und Tod, zurechtkamen. Gerade im hohen Alter bekommt das Thema „Lebensbilanzen" einen besonderen Stellenwert im Blick auf die Ausprägung von Lebenszufriedenheit.
- **Ökologischer Ansatz**
  Wenn sich mit steigendem Lebensalter die psychischen und physischen Fähigkeiten verändern und allmählich abnehmen, gewinnen Umweltfaktoren eine wachsende Bedeutung für eine selbstständige Lebensweise und das individuelle Wohlbefinden. Können Einkäufe in der nahen Umgebung getätigt oder Spaziergänge in anregenden Grünanlagen gemacht werden? Die Reize und Anregungen aus dem Lebensumfeld sind notwendige Nahrung für die geistige und körperliche Beweglichkeit. Reduzierte Umweltreize und eingeschränkte Bewegungs- und Handlungsspielräume lassen die Menschen schneller verkümmern.

Kenntnisse aus diesen Theorien können dazu verhelfen, alte Menschen besser zu verstehen, ihre Bedürfnisse besser zu erkennen und ihnen angemessene Hilfestellung anzubieten. Dieses Wissen kann auch dazu beitragen, dass Übungsleiterinnen ihren eigenen Alterungsprozess bewusster betrachten und ihnen ein wertschätzender Umgang mit ihren Übungsteilnehmerinnen ein wichtiges Anliegen wird.

2.1.2 Altersveränderungen und Alterskrankheiten

Die **Gerontologie** befasst sich mit den Prozessen des Alterns und den Altersveränderungen. Die **Geriatrie** beschäftigt sich mit Alterskrankheiten.

Alter ist keine Krankheit

Altwerden und die damit verknüpften Veränderungen werden häufig bereits als „Krankheit" empfunden. Aber Alter ist keine Krankheit. Es ist ein bereits bei der Geburt festliegender Prozess des Aufbaus und Abbaus. Das Leben besteht aus Werden und Vergehen. Alter kann so eine Ansammlung werden von Veränderungen und mitalternden und neu auftretenden Krankheiten. Diese Multimorbidität zeichnet die Vorstellung von Alter und das tatsächliche Erleben von Alter oft so negativ.

Älterwerden und **Altsein** haben viele Facetten:

- Altern ist eine „Zumutung". Das gesamte Leben altert der Mensch und auf diesem Lebensweg liegen immer wieder „Steine des Anstoßes", die Entwicklungsaufgaben stellen, aber auch Entwicklungschancen bieten. So formt auch Altern die Persönlichkeit
- Altern bietet die Möglichkeit, sich zu üben im Anstrengen und im Genießen, im Festhalten und im Loslassen. Altsein kann auch als große Freiheit von Verpflichtungen erlebt werden
- Alter ist auch eine Schatzkiste an Wissen und Erfahrungen vielfältigster Art. Wie sie gefüllt ist und aktuell wahrgenommen wird, ist abhängig von früheren und aktuellen Lebensumständen und den Lebensweisen, die gepflegt wurden.

Physiologische Veränderungen im Alter

Folgende Veränderungen haben besondere Bedeutung für Bewegungsangebote.

Herz-Kreislauf

Das alternde Herz kann sich den täglichen Anforderungen nicht mehr so gut anpassen, vor allem bei ungeübten Menschen und bei Bewegungsmangel.

Der Blutdruck ist nicht mehr so gut regulierbar. Kreislaufreaktionen verlangsamen sich, was z. B. bei einer raschen Positionsveränderung vom Liegen zum Sitzen oder Stehen deutlich spürbar ist durch leichte bis schwerere Schwindelgefühle oder „Schwarzwerden vor den Augen". Es können sowohl Bluthochdruck als auch niedriger Blutdruck auftreten. Beide Formen können das Befinden beeinträchtigen, sind durch ärztliche Kontrolle und angemessene körperliche Bewegungsaktivitäten gut zu beeinflussen.

☞ **Konsequenz für das Üben:** Bewegung kann sich hier Kreislauf anregend und stabilisierend auf viele Körperfunktionen auswirken; ein wichtiges Übungsangebot ist auch die bewusste Wahrnehmung der Bewegungsmuster „sich setzen/sitzen – aufstehen – gehen" und ein Einüben von angepassten Veränderungen der Gewohnheiten (z. B. ☞ 4.4).

Bewegungsapparat

Ungeübte Muskeln werden schneller starr, die Muskelmasse und damit auch die Muskelkraft nehmen ab. Das gilt auch für die Zwischenrippenmuskeln des Brustkorbs und den Zwerchfellmuskel. Die Abbauprozesse in den Knochen können durch Muskelaktivitäten positiv beeinflusst werden.

☞ **Konsequenz für das Üben:** Muskelstärkende Übungen und Trainingseinheiten unterstützen dabei, länger mobil zu bleiben. Regelmäßige Übungen für die Muskeln des Atemapparats sollten in den Bewegungsstunden ihren Platz haben.

Beckenboden

Die Muskeln des Beckenbodens werden schlaffer, der Harn kann nicht mehr verlässlich gehalten werden, es kann zur Harninkontinenz kommen.

> ☞ **Konsequenz für das Üben:** Übungen zur Blasen- und Beckenbodenmuskulatur können in das Bewegungsangebot eingebaut werden.

Verdauungsorgane

Die Darmperistaltik wird langsamer, Obstipation (Verstopfung) ist an der Tagesordnung.

> ☞ **Konsequenz für das Üben:** Bewegungsaktivitäten und eine bewusstere Atmung können die Arbeit des Verdauungstrakts unterstützen.

Nieren

Schrumpfung der Nieren und Störungen der Nierenfunktionen gehören häufig zum höheren Alter. Deshalb ist besonders darauf zu achten, dass genügend Flüssigkeiten zugeführt werden. Lebensgewohnheiten und vermindertes Durstempfinden stehen hier im Wege. Mangelnde Flüssigkeit im Körper wirkt sich auch auf die Konzentration aus und kann zu leichten Desorientierungen wegen schlechter Durchblutung führen (Fließgeschwindigkeit des Blutes).

> ☞ **Konsequenz für das Üben:** In Bewegungsstunden sollten Flüssigkeiten wie Tees, Säfte, Mineralwasser bereit stehen und eine Trinkpause eingebaut werden.

Sinnesorgane

Mit zunehmendem Alter kommt es zu einer Verminderung der Sinneswahrnehmungen. Dies betrifft das Sehen, Riechen, Hören, Schmecken und Tasten und hat natürlich qualitative Auswirkungen auf den Lebensalltag (☞ Abb. 2.1).

Auge und Sehsinn:

- Tiefensehen ist zunehmend erschwert, Blendempfindlichkeit steigt
- Sehschärfe verringert sich insgesamt (etwa ab dem 50. Lebensjahr)
- Einengung des Gesichtsfeldes und verzögerte Dunkelanpassung
- Erkennen von Farben lässt nach (etwa ab dem 70. Lebensjahr)
- Längere Erkennungszeit, um Gegenstände scharf zu sehen
- Alterssichtigkeit durch Starrwerden der Linse (Weitsichtigkeit).

Ohr und Hörsinn:

- Vermehrtes Auftreten von Gleichgewichtsstörungen (Organ im Innenohr)

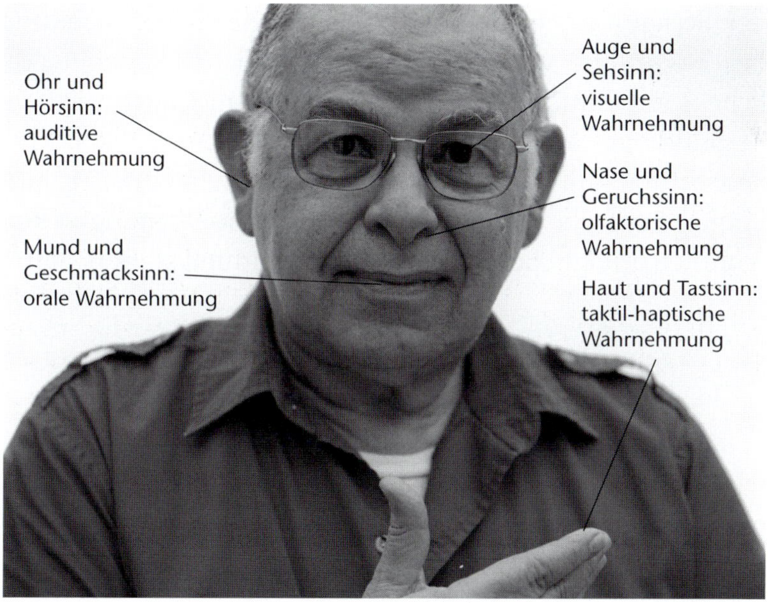

Abb. 2.1 Die verschiedenen Sinnesorgane des Menschen.

- Altersschwerhörigkeit wirkt sich störend aus im Zusammensein mit anderen Menschen
- Hohe Töne werden weniger wahrgenommen, eine differenzierte Wahrnehmung von Stimmen und Klängen ist erschwert; vor allem bei Hintergrundgeräuschen
- Ohrgeräusche (Tinnitus).

Betroffene beschweren sich häufig nicht über den Hörverlust an sich, sondern über Kommunikationsprobleme, die entstehen, wenn Gesprochenes nicht oder falsch verstanden wird. Solche Probleme können zu sozialem Rückzug und psychischen Problemen führen.

Haut und Tastsinn (haptisches oder taktiles System):

Der **Tastsinn** ist ein unverzichtbares Sinnesorgan zur Erfassung von Informationen und zur Wahrnehmung des unmittelbaren räumlichen Umfeldes. Tasten und Greifen können Orientierung über Vibrationen (Schwingungen), Druck, Temperatur, Schmerz und „Sehen" mit den Fingern ermöglichen. Die **Haut** ist das größte Sinnesorgan. In ihr sind verschiedene Meldesysteme angelegt, die auf unterschiedliche Reize reagieren. Im Alter nimmt die Leistung der Rezeptoren ab, vor allem der Temperatur- und Schmerzmelder. So kann es vorkommen, dass alte Menschen sich die Finger an der Herdplatte verbrennen, weil sie nicht rechtzeitig die gefährliche Temperaturmeldung registrieren und auch nicht den damit verbundenen Schmerz (vor allem bei demenzkranken Menschen zu beobachten). In Verbindung von Einbußen bei der **Feinmotorik** (der Finger) und der Abnahme der Rezeptorenleistungen sind die gewohnten alltäglichen Aktivitäten individuell stark beeinträchtigt.

☞ **Konsequenz für das Üben:** In den Bewegungsstunden werden die Sinnesorgane immer wieder neuen „Reiz-Situationen" ausgesetzt und ihre Funktionen so wach gehalten. Die Veränderungen und der Abbau von Sinnesleistungen müssen in den Bewegungsstunden durch das Sprachverhalten der Übungsleiterin und die Gestaltung der Bedingungen im Übungsraum berücksichtigt werden.

Alterskrankheiten und Auswirkungen auf das Bewegungsverhalten

Es sind vor allem mitalternde chronische Krankheiten, unter denen der alternde Mensch leidet und an denen er am Ende stirbt. Das Krankheitsrisiko ist jedoch im individuellen Falle sehr unterschiedlich und hängt in hohem Maße von der persönlichen Konstitution, von der genetischen Mitgift, von Umweltfaktoren und dem gesundheitlichen Verhalten ab. Betroffen können viele Organe und Organsysteme sein (☞ Abb. 2.2).

Augen

Durch Krankheiten zusätzlich verminderte und erschwerte Sehleistungen beeinträchtigen in hohem Maße auch den Willen, an gemeinschaftlichen Aktionen teilzunehmen. In den Bewegungsstunden können vor allem die „feinen, kleinen" Bewegungen nicht mehr deutlich oder schnell genug wahrgenommen werden. Eine „mehrkanalige" Übungsanleitung ist deshalb unabdingbar. Nach Schlaganfällen muss mit dem Ausfall des rechten Gesichtsfeldes gerechnet werden.

Herz und Kreislauf

Die Herzkranzgefäße werden durch arteriosklerotische Ablagerungen verengt, der Blutdurchfluss verzögert, der Herzmuskel nicht genügend mit Sauerstoff versorgt (es kommt zu Atemnot und Schmerzen). Koronare Herzkrankheit, Herzinfarkt, Herzinsuffizienz können die Folge sein.

- **Bluthochdruck** (Hypertonie) nimmt im Alter häufig zu, ohne dass immer nachweisbare Ursachen gefunden werden. Das Risiko für Herzinfarkt oder Schlaganfall steigt
- **Zu niedriger Blutdruck** (Hypotonie) ist häufig Ursache von Stürzen im Alter. Regulationsstörungen des Blutkreislaufs können jedoch auch als Nebenwirkung von zu hoch dosierten Medikamenten gegen Bluthochdruck, Entwässerungspräparaten oder bei Psychopharmaka auftreten

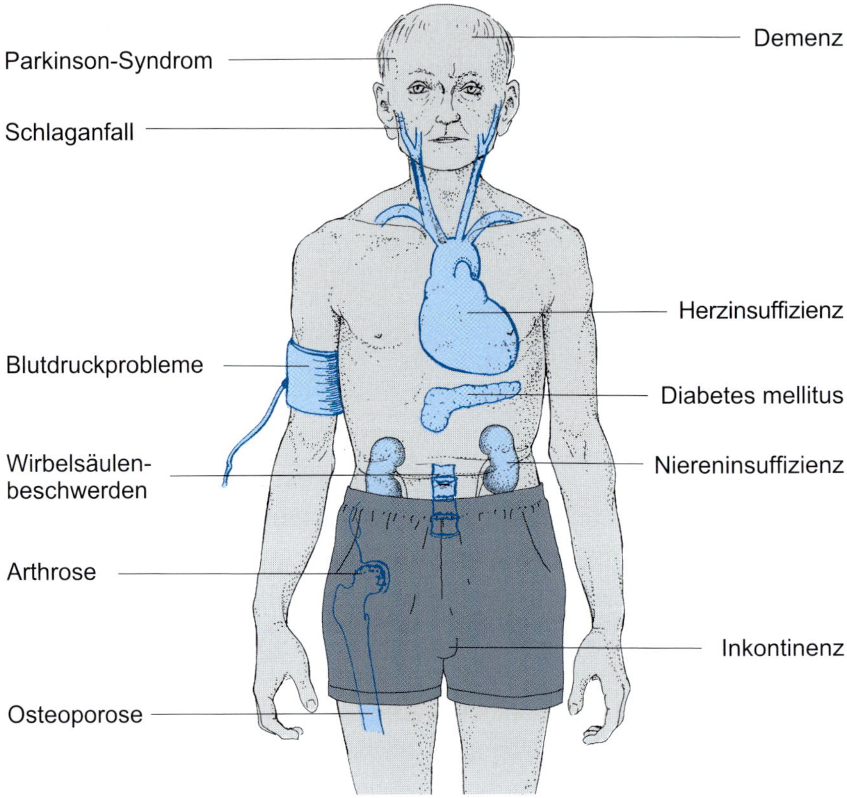

Abb. 2.2 Häufige medizinische Probleme des älteren Menschen, von denen oft mehrere gleichzeitig vorliegen.

- **Durchblutungsstörungen** können sowohl peripher („Schaufensterkrankheit") als auch zerebrovaskulär (Risiko für Schlaganfall) auftreten. Sie treten häufig bei einem zu niedrigen Blutdruck auf und können aufgrund schlechter Hirndurchblutung längere Schwindelzustände hervorrufen. Verschiedene Ausgangserkrankungen können zugrunde liegen.

☞ **Konsequenz für das Üben:** Neben den medizinischen Untersuchungen und Medikamenten können Herzerkrankungen durch unterstützende bewusste Ernährung, maßvolle Bewegungsaktivitäten und ein angepasstes **körperliches Training** günstig beeinflusst werden. Ärztliche Beobachtung und Begleitung ist dringend anzuraten.

Atmungsorgane

Die Lunge ist im Alter weniger gefeit gegen Infektionen der Atemwege. Chronische Bronchitis und Lungenentzündungen sind keine Seltenheit.

☞ **Konsequenz für das Üben:** Bewegungsaktivitäten und spezielle Übungen zur Stärkung des Atemapparats sind angebracht (☞ 4.1.3).

Bewegungsapparat

Durch Mineralverlust werden die Knochen zunehmend poröser, wodurch sich das Risiko von Knochenbrüchen erhöht. Es kann zur Osteoporose kommen, einer stoffwechselbedingten lokalen und universellen Verminderung des Knochengewebes, ohne dass die Gesamtform des Knochens verändert wird, jedoch eine gewisse Entkalkung auftritt. Für alte Menschen besteht generell eine erhöhte Sturzgefahr, die mit dem Risiko von Oberschenkelhalsbrüchen und längerem Krankenhausaufenthalt verbunden ist.

Als typische Verschleißkrankheiten treten im Alter häufig schmerzhafte Deformationen des Bewegungsapparates in Form von Arthrose auf. Dies betrifft vor allem die Hüfte, das Kniegelenk und die Finger. Schäden an Knochen und Gelenken führen beim alternden Menschen zu Immobilität und bereiten Probleme beim Gehen und Treppensteigen. Die Gehfähigkeit ist zunehmend eingeschränkt und damit auch die allgemeine Lebensqualität.

> ☞ **Konsequenz für das Üben:** Kontinuierliche Bewegungsaktivitäten und ein Üben der Alltagsmotorik können den Abbau verzögern, Sturzgefahren mindern.

Zentrales Nervensystem

Demenz

Demenzen können aufgrund unterschiedlicher krankhafter Prozesse im Gehirn entstehen. **Primäre Demenzen** entstehen ohne Ferneinwirkungen. Derzeit gibt es wenig wirksame Behandlungsmöglichkeiten. Unterscheidung nach Ursache und Ausprägung des Krankheitsverlaufs:

- Demenz als Folge der Alzheimer-Erkrankung (etwa 40 bis 50 Prozent)
- Gefäßbedingte Demenzen (krankhafte Veränderungen der Hirngefäße, die mit kleineren Hirninfarkten verbunden sind)
- Demenzen bei genetisch bedingten oder gehirnorganischen Krankheiten wie Chorea Huntington oder Parkinson.

Sekundäre Demenzen zeigen keine hirngeweblichen Veränderungen. Sie treten auf nach Infektionen, z. B. nach Verletzungen oder Tumoren des Gehirns, Stoffwechselerkrankungen, Alkohol- oder Medikamentenvergiftungen. Die Ursachen sind vielfach behandelbar.

> ☞ **Konsequenz für das Üben:** Je nach Schwere der eingeschränkten Hirnleistung erfolgt eine Unterstützung mit Medikamenten, Bewegungsaktivitäten, „Gehirn-Jogging" und altersgerechter Ernährung.
> An Parkinson erkrankte Personen können an Bewegungsstunden teilnehmen. Die Übungsleiterin muss sich darauf einstellen, dass die motorische Leistung verzögert eintritt und unter Stress sich Blockaden vermehrt zeigen.

Schlaganfall

Durchblutungsstörungen und damit verbundener Sauerstoffmangel führen zur Schädigung der abgeschnittenen Hirnregionen. Es können Sprachstörungen, Lähmungen oder Bewusstseinstrübungen auftreten. Je schneller eine akut betroffene Person in der Klinik versorgt wird, desto besser sind die Reha-Chancen. Nach Stabilisierung und individuellen Reha-Maßnahmen können Schlaganfallpatienten an Bewegungsstunden im Heim teilnehmen.

☞ **Konsequenz für das Üben:** Betroffene können nicht an allen Übungen teilnehmen, das Gehirn wird aber schon durch die „Reizsituation Gemeinschaft" angeregt. Neuere Studien zeigen, dass bereits Zuschauen und mentales Mitüben positive Auswirkungen auf die Bewegungsfähigkeit haben. Bei Übungen kann die gesunde Seite die geschädigte Seite unterstützen.

Depressive Verstimmungen/Altersdepressionen

Depressionen können auch im Rahmen einer Demenz auftreten und sind häufig mit sozialem Rückzug und Vereinsamung verbunden.

☞ **Konsequenz für das Üben:** Aus diesem Grunde sind Gruppensituationen wichtig, in denen gemeinsam körperbezogen geübt wird. Bewegung produziert körpereigene Hormone (Endorphine), die stimmungsaufhellend wirken.

2.1.3 Verändertes Bewegungsverhalten im Alter

Alter als Schonzeit? Was nicht weiter gebraucht oder geübt wird, geht verloren. Das gilt schon in früheren Lebensphasen, aber erst recht im Alter. Bewegungsmangel hinterlässt sichtbare und spürbare Folgen.

Veränderungen im Bereich „körperliche Beweglichkeit"

Gehen

Das Gangmuster verändert sich: unsicheres, langsameres, „schlurfendes" Gehen, sichtbare Unsicherheitsgefühle beim Gehen. Viele alte Menschen ziehen es deshalb vor, weniger zu gehen und setzen damit einen Teufelskreis in Bewegung. Weil sie z. B. nicht mehr viel gehen, wird die Bewegungsmuskulatur nicht gefordert, der Gleichgewichtssinn wird nicht trainiert, das „Geh-Instrumentarium" verliert an Elastizität. „Gehen" wird immer mehr eingeschränkt, kommunikative Situationen reduzieren sich dadurch. Eine Zunahme von geistiger und körperlicher Immobilität ist zu erwarten (☞ Abb. 2.3).

Hinsetzen und Aufstehen

Beim Hinsetzen und Aufstehen ist viel Muskelkraft und Koordination nötig. Häufig ist zu beobachten, dass alte Menschen auf einen

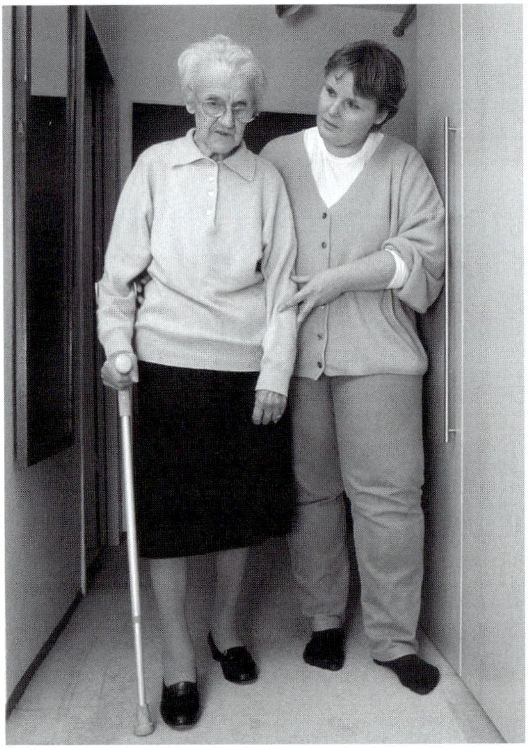

Abb. 2.3 Ältere Menschen fühlen sich beim Gehen oft unsicher.

Sitz „plumpsen". Die Bewegungskontrolle gelingt ihnen nicht mehr gut. Unangenehme bis schmerzhafte Gefühle verhindern natürliche und spontane Positionswechsel. Beim Aufstehen spielen die Bauch- und Oberschenkelmuskeln meist nicht mehr richtig mit. Je nach Sitzgelegenheit ist das ohne fremde Hilfe oder durch Abstützen an Gegenständen ein schwieriges Unterfangen. Manchmal entstehen dabei auch Schwindelgefühle. Die mangelnde Balancefähigkeit zeigt sich durch Schwanken und evtl. Sturzneigungen (☞ Abb. 2.4).

Standfestigkeit und -sicherheit

Mit zunehmendem Alter lassen Standfestigkeit und -sicherheit nach. Hier spielen schwindende Muskelkraft, ungeübte Körperwahrnehmung und psychische Unsicherheit zusammen. Manchmal hängen diese Gefühle auch mit unpassender Fußbekleidung und Schuhwerk zusammen oder mit dem jeweiligen Bodenuntergrund.

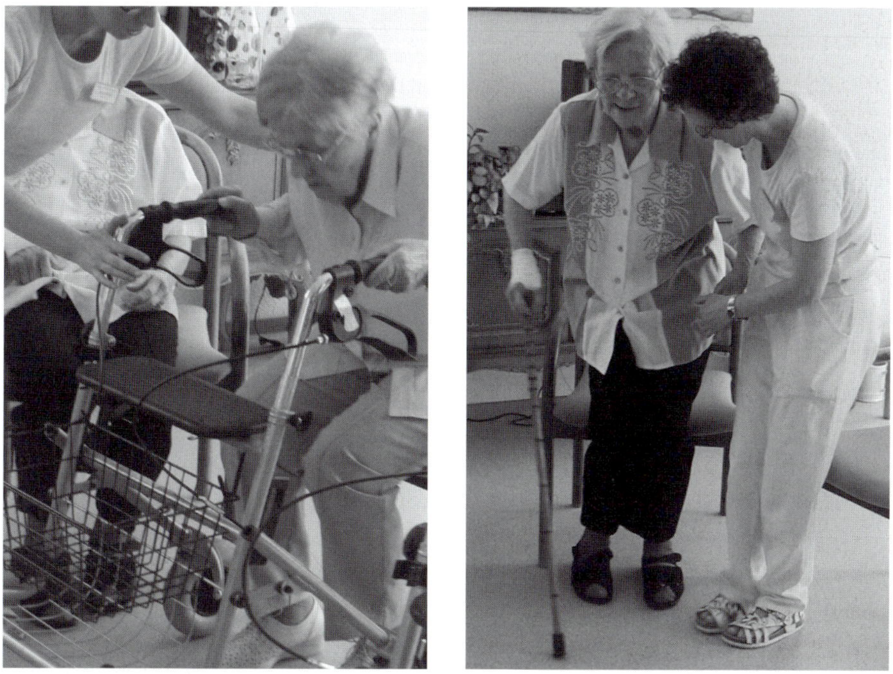

Abb. 2.4 Altersabbau oder mangelnde Kraft erschweren älteren Menschen das Hinsetzen und Aufstehen.

Treppensteigen

Das Treppensteigen wird mühsamer, kostet viel Muskelkraft und viel Atem. Anstatt langsames Treppensteigen kontinuierlich zu üben und damit die Ausdauer zu trainieren, benutzen viele alte Menschen lieber einen Fahrstuhl und schränken dadurch ihren Bewegungsspielraum ein.

Reaktionsfähigkeit

Die Reaktionsfähigkeit vermindert sich und die Reaktionszeit wird länger. Das zeigt sich bei Bewegungen des gesamten Körpers, z. B. beim Zugreifen, Abwehren oder Ausweichen.

Feinmotorik

Weil die Fähigkeiten der Feinmotorik nachlassen, zeigen sich auch Veränderungen in der Schreibgenauigkeit und -schnelligkeit. Mancher alte Mensch lässt das Schreiben lieber ganz, kommt zunehmend in Schwierigkeiten bei Unterschriften oder anderen Schreibanlässen. Damit verzichtet man auch auf bisher geübte Kontaktgrundlagen.

Sprechen

Da immer mehr Menschen im Alter allein leben, fehlt die Sprechübung. Die Sprechwerkzeuge werden fauler. Manchmal hindert aber auch eine schlecht sitzende Zahnprothese eine intensivere Beteiligung an Gesprächen.

☞ Alle Teile des Körpers, die zu einer Funktion bestimmt sind, bleiben gesund, wachsen und haben ein gutes Alter, wenn sie mit Maß gebraucht werden und in den Arbeiten, an die jeder Teil gewöhnt ist, geübt werden.
Wenn man sie aber nicht braucht, neigen sie eher zu Krankheiten, nehmen nicht zu und altern vorzeitig. (Hippokrates 460 – 377 v. Chr.)

2.2 Basiskonzept Motogeragogik

2.2.1 Begriffsklärung

Aus der „psychomotorischen Übungsbehandlung" und dem Konzept „Erziehung durch Bewegung" entwickelte sich der Wissenschaftsbereich „Motologie".

> ! „Die **Motologie** beschäftigt sich mit der menschlichen Bewegung als Teil der Persönlichkeit und damit der Handlungsfähigkeit des Menschen in seiner sozialen und materialen Umwelt. Sie sieht Wahrnehmungs- und Bewegungslernen als Grundlage der Persönlichkeitsbildung an." (Philippi-Eisenburger 1990)

Die praktische Umsetzung für alte Menschen wird in der „Motogeragogik" oder der „Psychomotorik mit alten Menschen" beschrieben. Im weiteren Verlauf wird der Begriff **Motogeragogik** verwendet. Sie greift die alte Erkenntnis von Heraklit (544–483 v. Chr.) auf: „Alles Leben ist Bewegung".

Der Zusammenhang von sinnlichen Wahrnehmungen und Bewegung erhält grundlegende Bedeutung. Die Welt, in der wir leben, wird über viele Sinneskanäle und Sinnesorgane wahrgenommen. Diese Botschaften werden im Gehirn gesichtet, überprüft, verglichen und bewertet, um daraus Reaktionen in Form von Körperbewegungen, Denkprozessen und Gefühlen zu erzeugen. Die Welt in uns sendet in ähnlicher Weise ihre Signale ans Gehirn, verarbeitet sie dort und löst Reaktionen auf den Ebenen des Denkens, Empfindens und Bewegens aus. Durch diese Wechselwirkungen formt sich das Bild vom Menschen selbst und seinen Handlungsmöglichkeiten. **Sensorische Reize, motorische Antworten** und **emotionale Bewertungen** werden miteinander verknüpft und schaffen die Grundlage zu selbstständigem Handeln im Alltag.

Sinneswahrnehmungen und Bewegungen ermöglichen uns, in Kommunikation mit anderen Menschen zu treten und auf diese Weise teilzuhaben an sozialem Geschehen.

BEWEGUNG ermöglicht:
- Erfahrung mit allen Sinnen
- Erfahrung des eigenen Körpers
- Erfahrung der dinglichen Umwelt
- Erfahrung der sozialen Umwelt.

2.2.2 Ziele

Das **übergeordnete Ziel** motogeragogischer Arbeit wird in der Fachliteratur beschrieben als „Persönlichkeitsförderung durch das Mittel der Bewegung".

Eine Persönlichkeit formt sich im Laufe des Lebens durch die Auseinandersetzung mit den alltäglichen Anforderungen und unerwarteten Ereignissen. Der Mensch lebt mit anderen Menschen in sozialen Beziehungen in einer Lebenswelt aus natürlichen und gestalteten Materialien, mit denen er irgendwie zurechtkommen muss. Dazu braucht er bestimmte Kompetenzen.

Das sind erworbene Fähigkeiten, die eigenen Kräfte **(Ich-Kompetenz),** fremde Kräfte aus dem sozialen Netz **(soziale Kompetenz)** und Kräfte aus dem Lebensumfeld **(Sachkompetenz)** verfügbar zu haben und aktuell einsetzen zu können.

Durch Bewegung sollen innerhalb dieser drei Kompetenzbereiche gefördert werden:
- Körperliche und geistige Beweglichkeit als Grundlage der Handlungsfähigkeit und des Wohlbefindens
- Fähigkeit, sich sicher im Alltag zu bewegen
- Fähigkeit zur selbstständigen Lebensführung
- Fähigkeit, mit den veränderten Situationen im Alter zurechtzukommen.

Im Blick auf die Lebensqualität alter Menschen heißt das:
- Sind die vorhandenen Fähigkeiten geeignet, den Alltag im Heim gut zu bewältigen?
- Können die erworbenen Kompetenzen das Selbstwertgefühl sta-

bil genug halten, um sich gesund zu fühlen und Sinn im Dasein zu sehen?

- Welche Kompetenzen sind nötig, um weiterhin am sozialen Leben Anteil nehmen zu können?

Wenn diese Kompetenzen „Lebensmittel" für alte Menschen sind, ist es sinnvoll, sie als Ziele der Förderung zu formulieren.

2.2.3 Inhaltsbereiche

Als Struktur für die praktische Arbeit dienen die drei genannten Kompetenzbereiche. Sie werden in vier Inhaltsbereichen oder Erfahrungsfeldern näher beschrieben.

Inhaltsbereich „Erfahrung mit allen Sinnen"

Der Mensch ist ausgestattet mit verschiedenen Sinnesorganen. Sie ermöglichen ihm differenzierte Wahrnehmungen und Erfahrungen mit der Welt, in der er lebt, und stärken damit das neuronale Netz. Sinnesorgane sind aber auch Fenster von „drinnen nach draußen". Die Welt wird durch sie „ver-inner-licht".

Eine reichhaltige Umwelt bietet viele Reize als Lernmöglichkeit. Reizarmut lässt den Menschen verkümmern, Reizüberflutung macht ihn hilflos oder aggressiv. Wenn die alten Menschen nicht mehr zu den Dingen der Lebenswelt kommen können, müssen die Dinge zu ihnen gebracht werden. Ein Angebot wohldosierter Reize in der Gestaltung der „Lebenswelt Heim" ist deshalb zu beachten.

Sinnesorgane sind eine wichtige Basis dafür, auch als alter Mensch selbsttätig sein zu können. Das Sinnensystem ist so eingerichtet, dass andere Sinne teilweise die Funktion eines reduzierten Sinnes übernehmen können (z.B. „sehen mit den Füßen").

Für die Bewegungsarbeit von Interesse sind Raum- und Zeitwahrnehmung, die Wahrnehmungen über die Haut und die Propriozeptoren (Rezeptoren, die Informationen über die aktuelle Lage des Körpers im Raum aufnehmen).

- **Die Raumwahrnehmung** ist wesentlich verknüpft mit dem Sehsinn und dem Tastsinn. Sie vermittelt uns ein Bild der Form, Größe, Richtung und Entfernung von Objekten (Abstands- und Größenverhältnis). Sie unterstützt die Orientierung und hat eine besondere Bedeutung in der Sturzprophylaxe
- **Mit der Zeitwahrnehmung** können Zeitverläufe, Tempogefühl und Rhythmisierung in den Bewegungsabläufen registriert und beeinflusst werden. Im Heimalltag wird Zeit aber nur noch gering strukturiert erlebt. Durch fehlende Aufgaben gibt es auch wenig Fixpunkte für eine zeitliche Orientierung. Das Maß für den Zeitverlauf geht verloren. In Bewegungsstunden kann Zeit erfüllter wahrgenommen und speziell in rhythmischen Bewegungsübungen „Zeit" und „Tempo" erlebt werden
- **Wahrnehmung über die Haut** (taktile oder haptische Wahrnehmung). Rezeptoren in der Haut nehmen Signale auf und leiten sie an das Hirn weiter. Erst im Hirn werden die physikalischen Hautreize erkannt und identifiziert. So spürt man über die Haut Berührung, Druck, Wärme und Schmerz
- Hautwahrnehmungen führen zu unterschiedlichen Emotionen. Berühren und berührt werden kann angenehm oder unangenehm sein. Körperberührungen erzeugen eine direkte Verbindung zur psychischen Welt
- Die Haut ist wesentlich beteiligt, wenn es um Verstehen geht. Schon beim Säugling spielt das Tasten und Greifen und damit das Kennenlernen seiner Lebenswelt eine große Rolle (be-greifen). Auch erwachsene Menschen versuchen, Eigenschaften von Dingen zu ertasten, die sie zur Akzeptanz oder Ablehnung veranlassen.

Wahrnehmungsfähigkeiten nehmen im Alter durch verringerte Umweltreize, Altersveränderungen und Krankheitseinflüsse (Demenz) ab oder gehen gar verloren. Sie sind dann keine verlässlichen Lebensbegleiter mehr und machen abhängig von Hilfsmitteln oder menschlicher Hilfe. Bewegungsangebote können eine „reizvolle Übungsatmosphäre" anbieten, damit die Sinne immer neu herausgefordert werden.

Inhaltsbereich „Erfahrung des eigenen Körpers"

Funktionen der Körperwahrnehmung und Körperwissen

Körperwissen hat in der Motogeragogik einen hohen Stellenwert. Es geht vor allem um die Kenntnis, wie der Körper gebaut ist und wie die verschiedenen Körperteile sich miteinander funktionell bewegen können. Von Bedeutung ist auch die Erfahrung, dass anatomisch vorgegebene Bewegungsmöglichkeiten Variationen erlauben, wenn alte Bewegungsmuster nicht mehr möglich sind. Die kinästhetischen Wahrnehmungen (Wahrnehmung der Bewegungsempfindung) sind Grundlage für koordinierte Bewegungen in der Alltagmotorik. Sie tragen bei zu Bewegungsgenauigkeit und Bewegungssicherheit.

Der Mensch hat einen Körper und ist gleichzeitig sein Körper. Sich selbst über seinen Körper zu erfahren, schafft Identität. Deshalb ist Förderung von Körperwahrnehmung und -erfahrung ein wichtiges Ziel, wenn umfassende Gesundheit durch Bewegung gefördert werden soll.

Schlüsselbegriffe:

Körperschema:

Der Körper, wie er ist und gemalt werden kann. Hierbei handelt es sich um die schematische Vorstellung vom eigenen Körper, die der Mensch durch Rückmeldung der inneren und äußeren Wahrnehmungsreize erwirbt. Diese neuro-physiologische Sicht erzeugt einen „Vergleichsmaßstab" im Gehirn für alle Körperpositionen und Körperbewegungen, die man im Alltag braucht.

Körperbild:

Der Körper, wie er gefühlt wird. Dieser Begriff beinhaltet das bewusste Wahrnehmen und Erleben des Körpers (Empfindungen). Alle erworbenen Erfahrungen mit dem eigenen Körper sind Bestandteile des Selbstbildes. Sie schaffen persönliche Identität.

Körpererfahrung:

Dies bezeichnet einen **Teil** der Erfahrung, den der Mensch als Selbsterfahrung im Gedächtnis abgespeichert hat. Sie bezieht sich auf den Wissensstand über den eigenen Körper. Selbsterfahrung bezieht sich auf den Bestand der gespeicherten Information über die gesamte Person. Dieses komplexe Erfahrungsfeld ermöglicht z. B.

- im sensorischen Bereich:
  - unterschiedliche Körperpositionen (= Haltungen) wahrzunehmen
  - räumliche Entfernungen zu erfassen
  - Anspannungen und Entspannungen der Muskeln zu registrieren
  - auf verschiedenartige Wahrnehmungen schnell und angemessen zu reagieren
- im motorischen Bereich:
  - einen Bewegungsrhythmus zu erkennen und aufzunehmen
  - wahrgenommene Bewegungen nachzuvollziehen
  - die Gleichgewichtsfähigkeit besser einschätzen zu können
- im sozialen und emotionalen Bereich:
  - Freude an gemeinsamer Bewegung und Bewegungsgestaltung zu erleben und
  - „Körpersprache" als Kommunikationsmedium bewusst zu nutzen.

Inhaltsbereich „Erfahrung der dinglichen Umwelt"

Der Umgang mit Material fördert differenzierte **Wahrnehmungen** durch die Sinne, bildet und verfeinert Bewegungsmuster und erweitert das Repertoire an Bewegungserfahrung. Unterschiedliches Material bietet Reize an, den eigenen Körper zu spüren im Umgang mit dem Material und seinen Eigenschaften. Die Bewegungen werden angepasst und ökonomisch eingesetzt.

Material wird nicht nur „zweckgebunden" eingesetzt, sondern auch nach eigenen Ideen bewegt, erprobt und kreativ verändert. Ein sicheres Umgehen mit verschiedenen Materialien stärkt das Selbstbewusstsein. Der Zusammenhang von Greifen und Begreifen wird im Suchen nach Bewegungsvariationen und alternativen Gebrauchsmöglichkeiten verständlich.

Mit Material können Gefühle ausgedrückt und Wünsche und Träume gestaltet werden. Es verhilft zum konkreten Erleben innerer Vorgänge. Material bietet einen unverfänglichen und indirekten

Kontakt zu anderen Menschen, es ist ein Hilfsmittel bei Interaktionen und Kooperationen.

Inhaltsbereich „Erfahrung der sozialen Umwelt"

Soziale Kontakte im Rahmen von Bewegungsangeboten kommen in der Regel dem menschlichen Bedürfnis nach Gemeinschaft und Sicherheit durch Gemeinschaft entgegen. Sie bieten die belebende Möglichkeit zur Auseinandersetzung mit anderen Personen und ihren Meinungen. Hier kann Akzeptanz und Ablehnung erfahren werden ebenso wie die Freude, miteinander etwas zu tun, zu „leisten und zu scheitern" und gemeinsam darüber lachen zu können. Humor ist dabei ein geselliger Begleiter und ein kostengünstiger heilsamer Faktor.

Schwerpunkte für die praktische Arbeit sind:

- kommunizieren können
- sich miteinander bewegen und etwas gestalten sowie
- miteinander erleben.

2.2.4 Didaktische und methodische Aspekte

Prinzipien der Motogeragogik (Philippi-Eisenburger 1990)

1. Bewegung ist untrennbar mit Wahrnehmung verbunden. Bewegungsförderung ist mehr als eine körperliche Beweglichkeitsübung.
2. Bewegung ist Bestandteil jeder Handlung und somit Teil der Persönlichkeit. Wenn man Bewegung beeinflusst, nimmt man somit immer auch Einfluss auf die Persönlichkeit.
3. In der Bewegung erreicht man den Menschen als Ganzes, also nicht nur seinen Körper, sondern auch die psychische, geistige und soziale Ebene im Zusammenspiel.
4. Der Mensch entwickelt sich in allen Lebensphasen in Abhängigkeit von seiner Lebenswelt. Je mehr Bewegungsangebote diese jeweilige Lebenswelt bereithält, desto mehr Chancen bestehen, die Handlungsmöglichkeiten des Menschen zu erproben und zu erweitern.

5. Lernen ist vielfältig möglich. Lernen durch Erfahrung ist eine besonders intensive Lernform, die den Menschen auf allen Ebenen anspricht.
6. Erproben und erkunden, experimentieren und eigene, persönliche Formen finden sind wichtige Elemente der persönlichen Entwicklung.
7. Nach dem biologischen Gesetz der Anpassung verkümmern Funktionen, die nicht gebraucht werden. Bewegungsmuster werden gelernt, indem sie möglichst vielfältig in unterschiedlichsten Situationen angewandt werden. Bewegungsmuster bleiben erhalten, wenn sie in Übung bleiben. Sie bilden sich zurück, wenn sie nicht geübt/gebraucht werden.
8. Der Lebenskontext und die Biografie der Teilnehmerinnen fließen in die Planung und Durchführung der Bewegungsstunden ein. Die Anforderungen des Lebenszusammenhangs, in dem die Teilnehmerinnen gerade stehen, und die Anforderungen des Alltags werden Bezugspunkt für die motogeragogische Bewegungsarbeit.

In der Motogeragogik gibt es keinen verbindlichen Katalog von Übungsformen, keinen Lehrplan. **Vielfältigkeit** und **Abwechslung in Inhalten und Methoden** sind die Basis dafür, möglichst viele Teilnehmende ansprechen zu können.

Abwechslung und Variation sollten berücksichtigt werden:

- in den ausgewählten Stunden-Themen
- in den Lernsituationen und den darin eingebetteten Bewegungsaufgaben (nachmachen vorgegebener Bewegungsabläufe, individuelle Lösungen für vorgegebene Aufgaben, bei nötigen Korrekturen)
- in den Lern- und Übungsformen (erproben, erkunden, experimentieren, improvisieren)
- in den Sozialformen (einzeln, Partner, Kleingruppe, Großgruppe)
- in den angebotenen Materialien und Geräten (vor allem auch unkonventionelles Übungsmaterial) und
- in den Musikangeboten (Art, Funktion und Dauer).

Es gibt nie nur einen richtigen Weg für die Gestaltung von Bewegungsangeboten. So verschieden wie die an Bewegungsstunden teilnehmenden Personen sind, so verschieden sind auch ihre Bedürfnisse.

2.3 Netzwerk-Konzepte

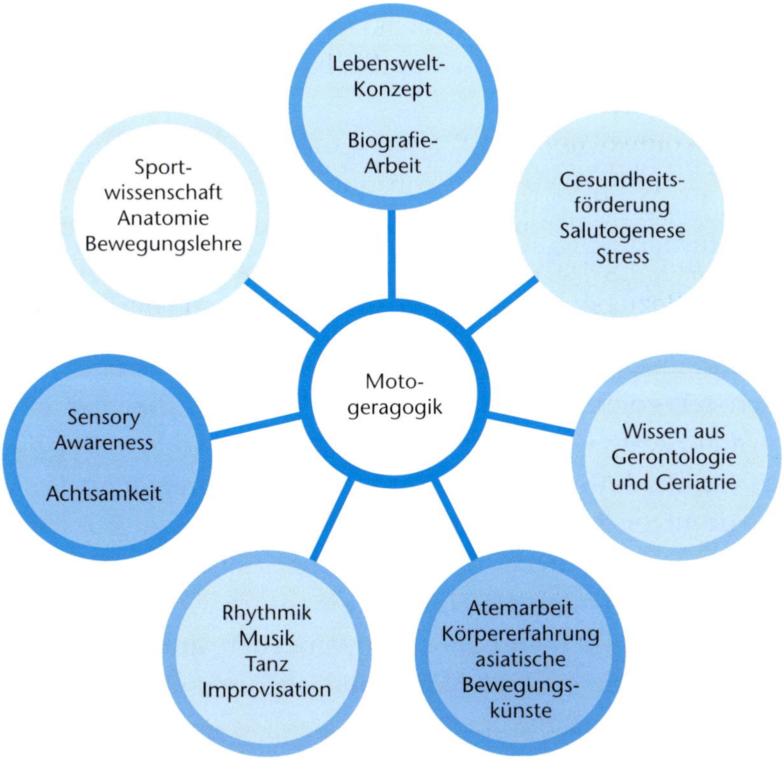

Abb. 2.5 Diese Konzepte bilden ein Netzwerk als Grundlage für gesundheitsfördernde Bewegungsangebote.

2.3.1 Gesundheitsförderung

In Modellen der Gesundheitsförderung haben das salutogenetische Konzept und Stress-Konzepte einen festen Platz (Bengel 1998). Salutogenese schärft den Blick dafür, wie Menschen gestärkt werden, um ihre Gesundheit zu erhalten. Das pathologische Konzept reagiert auf Krankheit und ihre Behandlung. Die Ausgangsfrage in der **Salutogenese** lautet: „Was erhält Menschen trotz hoher Belastungen gesund?" Diese Frage lässt sich weiterspinnen und auf die Situation alter Menschen im Heim übertragen:

- Was stärkt sie in ihrem Lebenswillen?
- Was ist das Besondere an Menschen, die trotz hoher Belastungen nicht krank werden?
- Wie schaffen sie es, sich von Belastungen zu erholen?
- Wie haben sie es gelernt, mit Lebenskrisen umzugehen?
- Verstellen sie sich durch ihre Einstellungen den Blick auf die Schätze ihres Lebens?

Im salutogenetischen Gesundheitsmodell ist der **Kohärenzsinn** ein Schlüsselbegriff. Der Kohärenzsinn ist ein Gefühl des Vertrauens, dass man Anforderungen aufgrund der inneren und äußeren Erfahrungswelt gewachsen ist. Das trifft vor allem zu, wenn sie vorhersagbar und verständlich sind, wenn geeignete persönliche Kräfte verfügbar sind und wenn man einen Sinn darin sehen kann.

Personen mit solchem (Selbst-)Vertrauen können flexibler und angemessen auf Anforderungen reagieren. Personen mit wenig Zutrauen werden auf Anforderungen starr und rigide reagieren, da sie weniger Ressourcen haben oder wahrnehmen. Vertrauen mobilisiert vorhandene Ressourcen, die Spannungen mindern und indirekt auf die Körpersysteme der Stressverarbeitung wirken. Die Psychoneuroimmunologie bestätigt, dass Vertrauen und Zutrauen Auswirkungen auf die eigenen Kräfte und die des sozialen Umfeldes als Gesundheitsbasis haben.

Anforderungen (Stressoren) sind zunächst neutral. Sie können sehr motivierend und fördernd für den Selbstwert sein, aber auch zu Belastungen werden, wenn Menschen sich über- oder unterfordert fühlen oder nicht genügend Handlungs- und Entscheidungsspielraum haben. Ob die Anforderung zur Belastung wird, hängt davon ab, wie sie bewertet wird und ob man überzeugt ist, über genügend persönliche und soziale Ressourcen zur Lösung der Situation zu verfügen.

Anforderungen können sehr stimulierend und aufbauend wirken:

- Eine neue Bewohnerin hat nach dem Umzug ins Heim schnell Bekannte gefunden

Sie können aber auch zu Belastungen werden, wenn die Anspannungen zu lange andauern:

- Eine Bewohnerin fühlt sich nicht wohl im Heim und kann oder will sich nicht einleben in die neue Umgebung

Veränderungen können als Bedrohung oder als Herausforderung betrachtet und erlebt werden.

- Nicht selten ist nach dem Umzug ins Heim ein rasanter Abbau im körperlichen, geistigen und psychischen Bereich festzustellen
- Alleinstehende alte Menschen blühen förmlich auf, wenn sie sich sicher und in guter Gesellschaft im Heim fühlen.

Vorübergehende Belastungen schaden der Gesundheit wenig. Erst wenn sie andauern und wenig Entlastung und Veränderung möglich ist, können sie zu Unzufriedenheit und Krankheiten führen.

> **!** Erfolgreiche geeignete Bewältigungsstrategien werden als gesundheitliche Ressourcen betrachtet, da sie eine verbesserte Anpassung an Lebensumstände ermöglichen. Sie wirken sich förderlich aus auf Wohlbefinden und Gesundheit.

Bedeutung für die Planung von Bewegungsstunden im Heim

Diese Konzepte fließen in die praktische Arbeit ein, wenn die Übungsleiterin

- eine Vertrauensbasis schafft durch die Gruppenatmosphäre und möglichst wenig Stress in den Bewegungsrunden spürbar wird
- Vertrauen schafft, indem die noch vorhandenen Kräfte der Teilnehmerinnen eingesetzt werden, ohne die Defizite des Alters zu verdrängen

- Vertrauen in die eigenen Kräfte vermittelt, indem Bewegungsaufgaben gelöst werden können
- Vertrauen und Zutrauen in den alten Körper stärkt, damit er handlungsfähig bleibt und das Leben als lebenswert betrachtet werden kann
- Lebensgeschichte und Lebenswelt der Teilnehmerinnen berücksichtigt. Die individuelle Geschichte einer Person ist deshalb wichtig, weil sich nur in Kenntnis vieler Lebensaspekte einer Person Kräfte auffinden und fördern lassen, die zur Stabilität der Person beitragen können (☞ 2.3.7 Biografiearbeit).

2.3.2 Sensory Awareness – Achtsamkeit

Nach dem amerikanischen Psychotherapeuten Jon Kabat-Zinn ist Achtsamkeit oder Aufmerksamkeit „die Fähigkeit, jeden Augenblick bewusst zu erfassen“ (☞ 4.3). Es ist ein Bewusstseinszustand, der dadurch entwickelt wird, dass man seine Aufmerksamkeit ganz bewusst auf alle jene Dinge richtet, über die man für gewöhnlich nie nachdenkt. Diese Fähigkeit muss systematisch entwickelt werden – sie ist im Grunde eine Form der Meditation, ein Weg zu innerer Ruhe und Stärke.

Mit der Kunst der Achtsamkeit können oft übersehene und unterschätzte innere Ressourcen nutzbar gemacht werden („Wir können ja mehr als wir glaubten.“).

Basisübungen aus Sensory Awareness und Achtsamkeit führen zu einer Haltung, die das Leben im Jetzt betonen. Die Aufmerksamkeit ist bei der übenden Person und ihrem Körpererleben und nicht bei der Optimierung von Bewegungsabläufen. Es geht weniger um die Inhalte der Übungen, sondern um die Art und Weise, wie geübt (und angeleitet) wird.

Inhalte von Sensory Awareness

- „Ich lerne meinen Körper kennen“
- „Ich staune, wie er funktioniert“
- „Ich werde dankbar und „demütig“, weil noch so vieles möglich ist“

- „Ich gehe achtsam mit mir, meinen Mitmenschen und den Dingen meiner Lebenswelt um."

Bei dieser Zentrierung auf sich selbst geht es nicht darum, in hypochondrischer Weise jeden Tag neue Krankheiten zu entdecken, sondern zu registrieren, was immer noch geht, was sich verändert, was schmerzt. Achtsam sein beinhaltet auch die Sorge dafür, dass es dem Körper durch unterstützende Pflege, angepasste Bewegungsabläufe und ein verringertes Lebenstempo besser ergehen kann.

Wahrnehmungszentrierung ist eine wesentliche Methode auch in anderen Konzepten der Körpererfahrung. Ziel ist ein Sichbewegen, bei dem Wohlbefinden eine wesentliche Rolle spielt und Zusammenhänge zur Gesundheit aufgedeckt werden, z. B. über die Wiederentdeckung der Sinne oder der Bedeutung von Bewegung in Natur, Licht und Luft („am eigenen Leib" verspüren).

Tu, was du tust!
Ein zentraler Gedanke zu Gelassenheit als eine der wichtigsten Prinzipien im Umgang mit Stress ist der Zen-Gedanke: „Tu, was du tust".
Ein Zen-Mönch wurde von seinem Schüler gefragt, warum er trotz seiner vielen Beschäftigungen immer so gesammelt sei. Er sagte: „Wenn ich stehe, dann stehe ich, wenn ich gehe, dann gehe ich, wenn ich sitze, dann sitze ich, wenn ich esse, dann esse ich, wenn ich spreche, dann spreche ich."
Der Schüler fiel ihm ins Wort und sagte: „Das tu ich doch auch, aber was machst du darüber hinaus?" Der Zen-Mönch wiederholte, was er gesagt hatte. Wieder sagte der Schüler: „Das tu ich doch auch."
Der Zen-Mönch aber sagte zu ihm: „Nein, wenn du sitzt, dann stehst du schon, wenn du stehst, dann läufst du schon, wenn du läufst, dann bist du schon am Ziel."

2.3.3 Sportwissenschaft

Die Sportwissenschaft (☞ 3.3) ist eine unentbehrliche Grundlage für die Motogeragogik und verstärkt die wissenschaftliche Fundierung dieses Konzepts. Ihre Erkenntnisse beruhen auf beobachtbaren und nachprüfbaren Fakten. Sie stellt Regeln und Grundprinzipien bereit, die unter gesundheitlichen Aspekten nicht umgangen werden sollten.

Inhalte der Sportwissenschaft

- Die Sportwissenschaft stellt Wissen bereit aus der Anatomie, Physiologie und Pathophysiologie
- Sie liefert Informationen über die motorischen Grundfähigkeiten Koordination, Beweglichkeit und Kondition, die nicht nur für sportliche Leistungen wichtig sind, sondern auch in der Alltagsmotorik
- Sie gibt Auskunft über den komplexen Aufbau des menschlichen Bewegungsapparats und wie er (optimaler) genutzt werden kann
- Sie macht Aussagen zu sportlichen Möglichkeiten bei Behinderungen oder Beeinträchtigungen durch Krankheiten
- Die Bewegungs- und Trainingslehre bietet mit ihren Inhalten gute Grundlagen für didaktische und methodische Entscheidungen.

Trainingsprinzipien

- Für ein gutes Ergebnis sind regelmäßige und auf Dauer durchgeführte Trainingseinheiten mit Übungen nötig, die bestimmte Körperfunktionen stärken
- Von „Training" kann man dann reden, wenn an bzw. über einer Leistungsschwelle trainiert wird; der Körper versucht immer wieder, eine Homöostase (Gleichgewicht physiologischer Körperfunktionen) herzustellen; wenn er einen Reiz erhält, der ihn aus dem Gleichgewicht bringt, versucht er sich anzupassen; dadurch stärkt und wappnet er sich für neue stärkere Reize
- Belastung und Erholung sollen in einem vernünftigen Verhältnis stehen, wobei Belastungen allmählich gesteigert werden sollten; das Ausmaß des Trainings soll die durch Altersveränderungen betroffenen Fähigkeiten berücksichtigen
- Die Übungsleiterin achtet auf eine „optimale" Grundhaltung (Körperhaltungen, Körperachsen) zu Beginn und im Verlauf des

Trainings; beim Üben werden beide Körperhälften und die jeweiligen Muskel-Gegenspieler einbezogen
- Wiederholungen der Bewegungen in Bündeln und Serien sind ein wesentliches Merkmal von Training
- Training sollte nie nur auf den Aufbau von physischer Fitness gerichtet sein, sondern die Möglichkeit für Spiel, Spaß, Kreativität und sozialen Kontakt einbeziehen.

Sportwissenschaft ist eine bedeutende Quelle für jede Person, die auf der Grundlage der Motogeragogik fundierte Bewegungsangebote machen will.

2.3.4 Rhythmik

„Rhythmik" (☞ 4.7) basiert als Konzept auf den Ideen von Emile Jaques-Dalcroze (1865–1950). Er betrachtete Musik und Bewegung als geeignetes Mittel zur Erziehung. So entstand die „rhythmische Gymnastik".

Inhalte der Rhythmik

- Grundsätzlich für die rhythmische Arbeitsweise ist die Erkenntnis, dass die Wurzel allen Lernens im Körper und in der Bewegung liegt; Rhythmik fördert ein ganzheitliches Lernen mit allen Sinnen, die sich über das spezielle Aufgabenangebot miteinander vernetzen und letztendlich über die Bewegung ihren Ausdruck findet
- Ziel ist die Unterstützung in der Entwicklung zur Selbstständigkeit mit Initiative und Verantwortungsbewusstsein in der Gesellschaft; das gelingt umso mehr, wenn sich der Mensch in Freiheit und Harmonie entfalten kann; die Rhythmik räumt der Bewegung eine Vorrangstellung auf dem Entwicklungsweg ein
- Musik und anregende Materialien sind zwei weitere Unterstützer
- Typisch für Rhythmikstunden ist die Ausrichtung an einem Thema, das in einem Wechsel von verschiedenen Experimentierangeboten verschiedene Erfahrungsmöglichkeiten eröffnet;

durch Wiederholungen und Variationen verankern sich die Inhalte besser im Gehirn und bilden wiederum die Grundlage für erweiterte Bewegungsausführungen; in der Sicherheit der Wiederholung lernt der Mensch am besten; dieses Thema wird mit Liedern und Reimen, in Grob- und Feinmotorik, Sprachspielen, Bewegungsspielen und Fortbewegungsarten umgesetzt

- Instrumentalspiel auf einfachen Instrumenten, Improvisations- und Experimentierphasen, Tänze, Wahrnehmungsspiele, Entspannungsphasen und darstellendes Spiel bereichern das Thema.

Die Übungsgruppen in der Rhythmik

- Ordnungsübungen (ein Orientierungsempfinden entwickeln)
- Sinnesübungen (differenzierte Sichtweisen zu den eigenen Sinnen aufbauen)
- Soziale Übungen (anpassen, führen, folgen, ein gutes Maß an Miteinander, lösen von Schwierigkeiten in sich selbst und in der Gruppe)
- Begriffsbildende Übungen (vom Greifen über das Ergreifen zum Begreifen; vom Erleben über das Erkennen zum Verstehen und Begreifen)
- Phantasieübungen (körperliche und gestalterische Ausdruckskraft fördern, schöpferische Kräfte wecken, zu Selbstvertrauen führen).

!

Rhythmik: eine die Persönlichkeit entwickelnde Erziehung durch Bewegung. Bewegung wird unterstützt durch Musik, Stimme und Percussion. Der Bewegungsausdruck wird unterstützt durch Materialien. Bewegung wird als Mittel der Kommunikation verstanden.
Rhythmus: ein dynamisches Geschehen, das in Zusammenhang mit Zeit, Raum, Kraft und Form steht; Spannung und Entspannung, Bewegung und Ruhe lösen sich ab. Zeitordnung von Tönen, umgesetzt in Bewegung (Schrittfolgen, Gesten); verbindet Sprache, Musik und Bewegung.

Rhythmus kann man sehen (Spiel der Wellen), hören (Ticken der Uhr), spüren (Vibrieren von Geräten) und fühlen (Pulsschlag).

Im alten Griechenland beschäftigte sich die Heilkunst mit den Kräften von Rhythmus, Musik und Bewegung auf Menschen, die „aus dem Gleichgewicht" geraten waren. Man betrachtete diese Quellen aber auch als stabilisierende Faktoren für ein „Leben im Gleichgewicht". In einer „fließenden Homöostase" (Gleichgewicht) zu leben, bedeutete gesund zu sein an Leib, Seele und Geist.

Dies macht „Rhythmus" auch interessant für gesundheitsfördernde Angebote im Blick auf alte und vor allem demente Menschen.

Rhythmus ist Ordnung in der Bewegung. (Platon)

Rhythmus ist Ordnung von sinnlich wahrnehmbaren Teilen, die die Zeit in Abschnitte gliedert.
Rhythmus entsteht nur dann, wenn die Teile in ein ordentliches Verhältnis gebracht werden. (Aristoxenes)

Wie wirkt Rhythmus auf Menschen?

Rhythmus bildet sich durch Ordnungen und Gliederungen, Wiederholungen und Variationen, Regelmäßigkeit und Akzentuierungen. Rhythmus kann je nach „Bauweise" belebende, erheiternde oder dämpfende und beruhigende Wirkungen entfalten. Das wird besonders im Zusammenhang mit Musik deutlich.

Überraschenderweise stößt man bei der Beschäftigung mit dem Thema „Rhythmus" auf den Gleichgewichtssinn. Er ist für die Koordination aller Bewegungen und aller Sinneseindrücke zuständig. Beim Gehen pendeln z. B. die Arme automatisch im Rhythmus gegengleich zu den Beinen und halten so das Gleichgewicht. Beim so genannten Passgang pendeln die Arme seitengleich und stabilisieren den Körper nicht in gleicher Weise.

☞ „Da das Gleichgewichtssystem Rhythmen wahrnimmt und auf Strukturinformation reagiert, kann es durch deutlich gegliederte Musik und Tätigkeiten unterstützt werden. Es kann sogar durch akustische Reize die Bewegung stimuliert und unterstützt werden. Es ist also eine physiologische Notwendigkeit, dass eine motorische Musik „in die Beine geht".
Aus diesem Grund sind übrigens auch Bewegungen wie Schunkeln, Schaukeln, Wiegen, Wippen wertvolle Bewegungselemente, die durch Sitzelemente wie Bälle oder Schaukelstühle unterstützt werden können". (Techau 1996)

2.3.5 Anregungen aus der Musik

Musik (☞ 4.8) ist Bewegung, die in Klänge und Töne umgesetzt ist. Sie löst spontane Bewegungen aus, unterstützt Bewegungsausführungen und steigert das Erleben. Aufgrund ihrer Wesensmerkmale hat sie einen führenden und ordnenden Einfluss auf Menschen und ist Begleiterin auf dem Weg zu innerer Ordnung und Selbständigkeit.

Singen, Stimme, Sprache, Klänge, Laute und Geräusche bilden mit instrumentaler Musik eine unterstützende Funktion. „Rhythmus" ist hierbei ein wesentliches Element. Übungen aus dem Bereich der Rhythmik und der Musik sind deshalb ein sinnvoller Beitrag in den Bewegungsangeboten für (alte) Menschen, die ihre Orientierungen verloren haben.

Übungsleiterinnen, die Bewegungsanreize mit musikalischen Mitteln setzen wollen, sollten über ein grundlegendes Wissen (Bau und Wirkung von Musik auf Menschen) verfügen. Vorbereitet sein sollte eine Übungsleiterin auch darauf, dass Musik Erinnerungen weckt, die Gefühle auslösen können.

Wie kann Musik aktiv gestaltet und erlebt werden?

- Musik kann aktiv durch das Spielen eines Instruments ausgeübt werden. Die Spielfertigkeiten und -möglichkeiten sind im Alter jedoch häufig reduziert, weil z. B.:
  - die Finger nicht mehr beweglich genug sind oder gar schmerzen oder weil über Jahre hinweg kaum Gelegenheit war zum Üben,
  - zu Hause oder im Heim kein Instrument mehr zur Verfügung steht oder das Spielen durch die Umgebung als unpassend und störend empfunden wird oder
  - der eigene Anspruch an die Qualität nicht mehr zufrieden stellt.
- Musik kann aktiv durch Körperbewegungen in Gymnastik und Tanz umgesetzt werden; sie lässt sich gut an die körperlichen Gegebenheiten anpassen
- Musik kann durch Bewegung, Farben und Formen, z. B. beim Musik malen, sichtbar gemacht werden
- Musik kann „passiv" durch Zuhören erlebt werden; auf diese Weise kann „Zeit mit sich und seinen Gedanken" eine sehr erholsame Angelegenheit sein, vorausgesetzt man kann seine bevorzugte Musik hören; sie kann aber auch zur Qual werden, wenn man ihr ausgesetzt ist.

Wie kann Musik wirken?

Die akustischen Reize der Musik werden vom menschlichen Körper in körperliche Bewegungen oder in inneres Bewegtsein umgesetzt.

- **Äußerlich sichtbare und hörbare Bewegungen:** schreiten, gehen, hüpfen, tanzen, springen, singen, schreien, klatschen, stampfen, wiegen, (Arme) schwingen
- **Innerliche unsichtbare Bewegungen, Gemütsbewegungen:** Freude, Trauer, Wachheit, Erregung, Gerührtsein, Entspanntsein, Gespanntsein, Ausgelassenheit, Wut, Ärger.

Wenn Musik auf Aktivität und Leistung ausgerichtet ist, muss sie stimulierend, mitreißend, anfeuernd, Kräfte weckend sein. Früher wurden z. B. bei körperlich schwerer oder eintöniger Arbeit Lieder gesungen.

Will man Gefühle von Ruhe und Erholung erzielen, ist ruhig fließende, nicht abgehackt klingende, harmonisch wirkende Musik vorzuziehen.

> **!**
>
> **Das „Wundermittel" Musik kann:**
> - die Atmung, den Herzschlag, die Pulsfrequenz und den Blutdruck beeinflussen
> - Gehirnwellen verlangsamen und dadurch beruhigen
> - körperliche und seelische Spannungen reduzieren
> - Bewegungsanreiz sein
> - Kraft vermitteln, inspirierend sein, Ausdauer fördern
> - Lern- und Merkfähigkeit steigern
> - Gefühlsausbrüche unterstützen oder abbauen
> - Ruhe und Geborgenheit vermitteln
> - Gefühle der Isolierung mindern
> - in Trauer versetzen oder Trauer vertreiben sowie
> - Freude und Lebensmut vermitteln.

Art und Tempo von Bewegung: das Wissen um die Wirkung der Musik ist sehr nützlich, wenn sie bewusst zu Bewegungsfolgen und Tänzen eingesetzt werden soll:

- Langsame Musik veranlasst langsame Körperbewegungen
- Schnelle Musik verleitet zu schnellen Körperbewegungen
- Laute Musik bringt kräftige Körperbewegungen hervor
- Leise Musik bewirkt leichte, zarte Körperbewegungen
- Aufsteigende Töne regen den Körper an, sich zu strecken
- Fallende Töne können den Körper nach unten ziehen.

Rhythmische Muster der Musik prägen die Körperbewegung, z. B.:

- $\frac{3}{4}$- oder $\frac{6}{8}$-Takte regen den Körper zum Schaukeln, Wiegen und Drehen an
- $\frac{2}{4}$- oder $\frac{4}{4}$-Takt lösen Schritte und Schrittfolgen aus

- Verzögerte oder verlängerte Noten lassen Spring-, Hüpf- oder Hopsbewegungen entstehen
- Viele kurze, gleichmäßig schnelle Töne regen zum Trippeln an
- Sehr lebhafte Musikmuster „verführen" zu übermütigen, fast waghalsigen Bewegungen.
- Langsame Musik, möglichst mit einem führenden Melodieinstrument eignet sich für Bewegungen in Zeitlupe.

Ist die Musik bekannt und vertraut und gehört sie zu den eigenen „Lieblingsstücken", reagieren die Hörenden meist mit unwillkürlichen Körperbewegungen.

Auch die **Musikinstrumente** beeinflussen die Körperbewegungen, z. B. lösen Trommeln meist intensive Bein- und Fußbewegungen oder auch Hand- oder Fingerbewegungen aus. Geigen und Holzblasinstrumente animieren häufig zum Dirigieren in schwingenden Formen.

2.3.6 Anregungen aus dem Bereich Tanz

Tanzen (☞ 4.8) verbindet in idealer Weise Musik und Bewegung und die ihnen eigenen Qualitäten.

In der Hirnforschung konnte interessanterweise beobachtet werden, dass Bewegung das stärkste Reizmittel ist, das es zum Erhalt der Neuronen und der sie verbindenden Synapsen sowie zur Neubildung von Nervenzellen gibt. Das Zentrale Nervensystem (ZNS) und die Muskulatur arbeiten zusammen innerhalb eines Bewegungsablaufs. Musik hat einen zusätzlichen stimulierenden Einfluss ganz spezifischer Art auf das Gehirn.

Tanzen und Rhythmus gehören in doppelter Weise zusammen. Die Musik ist in Rhythmen geordnet und Bewegungen laufen ebenfalls in Rhythmen ab.

Die Neigung zu rhythmischen Bewegungen scheint ein natürliches Bedürfnis des Menschen zu sein. Bei Kindern ist das gut zu beobachten. Bei Erwachsenen wird dieses Bedürfnis verlagert in Tanzveranstaltungen verschiedenster Art.

> **!** Gerontologen verweisen in Bezug auf Demenzentwicklungen auf die Bedeutung von körperlicher und geistiger Bewegung und die dadurch mögliche Pflege des neuronalen Netzes. Die Bedeutung von rhythmischen Bewegungen für Demenzkranke wird zunehmend erkannt.

Anregungen aus der Überlieferung von Tänzen aus aller Welt für das Tanzen im Sitzen

- Bei welchen Anlässen wurde getanzt? Welche Rhythmen, Musik und Bewegungen gehörten dazu?
- Gab es spezielle Kleidung, Kopfschmuck oder Schuhe?
- Gab es/gibt es Accessoires, die zum Charakter eines Tanzes gehören?
- Werden begleitend Rhythmusinstrumente von den Tanzenden benutzt (z. B. Kastagnetten oder Tamburin)?
- Werden die Schuhe als Rhythmusinstrument eingesetzt?
- Welche Tanzrhythmen wirken aktivierend, beruhigend, feierlich-festlich?
- Wie sind die Tanzschritte der Fortbewegung am Platz tanzbar?
- Wie können Arm- und Handbewegungen übernommen werden (z. B. beim Flamenco)?
- Welche Körperhaltungen lassen sich übertragen?
- Tanzen immer alle gleichzeitig oder gibt es Vortänzer und Gruppe?
- Wird beim Tanzen gesungen? Wird eine Geschichte erzählt oder werden Bewegungsabläufe vermittelt?

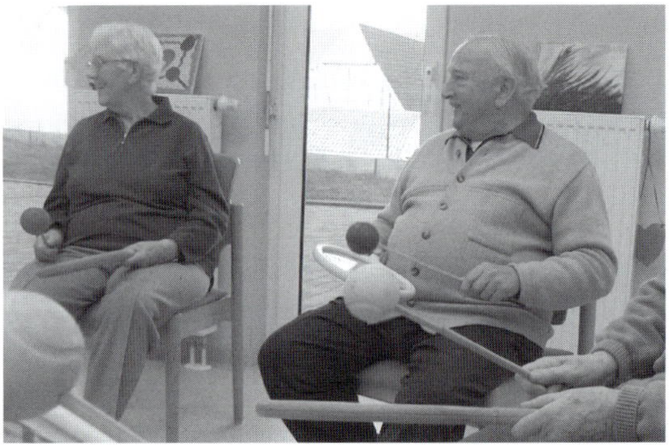

Abb. 2.6 Aus überlieferten Tänzen lassen sich Bewegungsfolgen und Rhythmen für Sitztänze ableiten.

☞ Die Lektüre von Tanzbüchern über die Geschichte des Tanzens und Tanzbeschreibungen von deutschen Volkstänzen und internationalen Folkloretänzen können der Übungsleiterin Handwerkszeug für die Gestaltung eigener Tänze sein.
Selbstverständlich ersetzt das Lesen in Fachbüchern nicht die Tanzerfahrung. Übungsleiterinnen sollten sich im Tanzen üben, alleine und mit anderen. Beides kann die Lust am Tanzen wecken und vertiefen. Teilnehmerin bei Tanzseminaren zu sein, ist auch eine Chance, Methoden der Anleitung kennen zu lernen und das Verhalten von Tanzleiterinnen zu studieren. Tanzen können heißt leider nicht automatisch, auch andere gut anleiten zu können.

Wie beeinflusst Tanzen Lebensqualität und Wohlbefinden?

Tanzen in der Fortbewegung ist eine der besten Präventionsformen für ein Altern mit Lebensqualitäten. Es verbindet in ausgezeichneter Weise Körper, Geist und Psyche mit sozialen Bedürfnissen.

- Tanzen hat viel mit Bewegung zu tun; es kann uns beweglich halten, die Kondition stärken, Reaktionsvermögen und Koordination wacher halten und damit die Alltagsbeweglichkeit fördern
- Tanzen hält die grauen Zellen wach, z. B. durch die Anforderungen der dreidimensionalen Raumorientierung oder durch das Erfassen und Behalten von Schrittfolgen und Tanzfiguren
- Tanzen unterstützt ein besseres Körperbewusstsein
- Tanzen ermöglicht Kontakte mit anderen Menschen, seien es Tanz- und Bewegungsspiele, einfache Kreistänze oder Arrangements mit Paaren oder in Kleingruppen
- Tanzen spricht den emotionalen Bereich an; es kann sowohl Gefühle hervorrufen, aber auch Ausdruck für Stimmungen und Gefühle werden
- Tanzen kann sehr viel Spaß und Freude machen und Kreativität beim Neuerfinden wecken
- Beim Tanzen spielt der Rhythmus eine wichtige Rolle; er animiert zu Eigenbewegungen und gibt gleichzeitig die Möglichkeit, in einer Gruppe im gleichen Rhythmus zu schwingen; das

Gemeinschaftserleben bei Kreistänzen oder anderen Tänzen in der Gruppe schafft über die Motion (Bewegung) „E-Motionen" (Gefühle).

Im Tanzbereich wurden im Laufe der letzten Jahre Tanzformen für Menschen entwickelt, die aus verschiedenen Gründen in ihrer Beweglichkeit beeinträchtigt sind. Aufmerksamen und kreativen Menschen aus den Bereichen der Behindertenarbeit, des Seniorentanzes oder der Psychomotorik sind die Anregungen zu Sitztänzen, zu Mischtänzen für Sitzende (auch im Rollstuhl) und Gehfähige zu verdanken.

Diese Tanzformen nehmen Rücksicht darauf, dass Menschen, die nicht mehr „gut zu Fuß" sind, krankheitsbedingt im Rollstuhl sitzen oder gar dementes Verhalten zeigen, dennoch gut und anregend miteinander in Bewegung sein können.

So muss also eine Behinderung gleich welcher Form kein Hindernis sein, seine Lebensqualität im Altern durch Tanzen aktiv mitzugestalten.

M. Argyl, der schottische „Glücksforscher", schwört auf Tanzen als wirksamste Betätigung – nicht nur im Alter. Es vereine in hervorragender Weise körperliche Aktivität mit Musik, trage bei zum Aufbau von guter Stimmung und sozialen Kontakten.

2.3.7 Biografiearbeit

„Das Kennenlernen der Lebensgeschichten hilft Mitarbeitenden alte Menschen besser zu verstehen. Wir können Verständnis entwickeln für ihre Eigenarten und ihren Eigen-Sinn, neue Gesichter und Fähigkeiten an ihnen entdecken – und sie (wieder) als ganze Person erleben." (Ertl 1989)

Lebensgeschichten von Menschen entstehen im Laufe ihres Lebens in verschiedenen Lebenswelten. Schule, Elternhaus, Berufs- und Familienwelt waren/sind eingebettet in gesellschaftliche Bedingungen. Überall mussten und konnten Erfahrungen gemacht werden. In diesen Lebenswelten gab es Musik und Lieder, sportliche Betätigungen, Arbeit und vielleicht auch Freizeit.

Lebensgeschichten wachsen mit den Jahreszahlen. Sie erzählen von Freude und Leid, vom Können und vom Versagen. Sie prägen die Persönlichkeit. Alte Menschen, die zu Bewegungsstunden kommen, bringen ihre Geschichte mit. Sie kann Verständigungsbrücke oder ein fast undurchdringlicher Schutzwall sein. Gut, wenn die Übungsleiterin einiges weiß über die politischen und kulturellen Hintergründe der Lebenswelten ihrer Teilnehmerinnen (☞ Abb. 2.6).

Sinn der Biografiearbeit für die Bewegungsangebote

- Übungsleiterinnen erfahren etwas über die sportlichen oder musikalischen Erfahrungen, Vorlieben und Gewohnheiten und können sie bei der Planung von Bewegungsstunden berücksichtigen
- Sie können besser Ressourcen aus der Lebensgeschichte als Stütze für die Qualität des aktuellen Lebens fruchtbar machen
- Sie erhalten evtl. Hinweise auf spezielles Können von Teilnehmerinnen, das sich in den Bewegungsstunden einbauen lässt (z. B ein Musikinstrument spielen, alte Gedichte, Reime vortragen können, jonglieren oder kleine Zauberkunststücke vorführen)

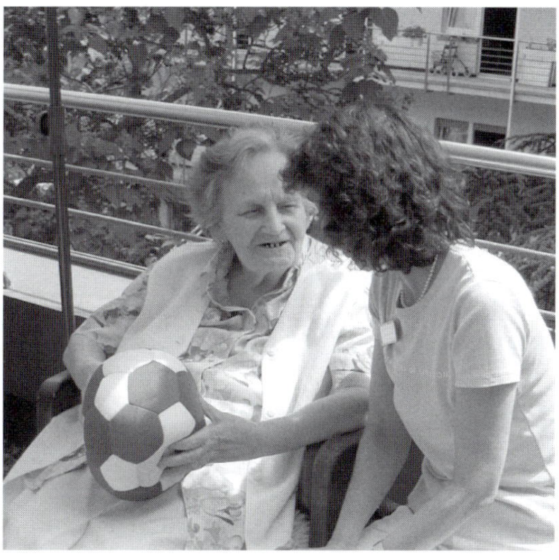

Abb. 2.7 Im Gespräch kann die Übungsleiterin wichtige Informationen zur Biografie alter Menschen einholen.

- Sie erfahren etwas über die Düfte, Geschmäcker, Fühlerlebnisse ihrer Teilnehmerinnen, die Türen öffnen können vor allem zu den Personen, die im Begriffe sind „nach innen zu emigrieren“ („Wie schön dufteten die Rosen im Garten! Schokoladenpudding und Rosinen, das waren himmlische Genüsse in der Kindheit. Kleine Stallhasen zu streicheln – eine Wonne!“). Der Lederriemen als Strafmittel ist dagegen keine angenehme Erinnerung
- Übungsleiterinnen gewinnen eine differenzierte Sicht zu den einzelnen Persönlichkeiten und können ihr eigenes Verhalten besser darauf abstimmen; sie müssen sich nicht angegriffen fühlen, wenn eine Teilnehmerin z. B. barsch ablehnt, Partnermassagen mit dem Igelball mitzumachen
- Die Übungsleiterinnen können Wertschätzung durch ihr Interesse an den persönlichen Lebensläufen ihrer Teilnehmerinnen vermitteln und damit zu einem zufriedenen Lebensgefühl beitragen.

Informationen aus der Biografiearbeit sollten dann auch in der Alltagsgestaltung für die Bewohnerinnen genutzt werden.

Eine Lebensgeschichte ist etwas sehr Persönliches. Für die Übungsleiterin stellt sich deshalb die Frage, wo zum eigenen Schutz oder dem der Teilnehmerinnen Grenzen respektiert oder wo Grenzen gezogen werden müssen.

Informationsquellen

Die Übungsleiterin kann um Einsicht der Dokumentation bitten, die beim Einzug der Bewohnerin ins Heim erstellt wurde. Gespräche mit den Teilnehmerinnen können Aufschluss geben. Manchmal sind es die Angehörigen, die Informationen liefern. Alle diese Informationsquellen sollten unbedingt verbunden werden mit eigenen Wahrnehmungen zum Verhalten der Teilnehmerinnen.

Stolpersteine in der Biografiearbeit

Sich erinnern heißt, das eigene Leben neu zu bewerten. Das ist ein „normales“ menschliches Verhalten. Die verschiedenen Fassungen eines Lebensberichts führen aber häufig zu irritierenden Reaktionen. Was stimmt denn nun? Lügt die Person? Ist sie einfach nur desorientiert? Was kann man ihr wirklich glauben?

Erinnerungen haben nicht nur rosige Seiten. Sie können sehr schmerzhaft sein und traumatische Ereignisse (Krieg, Vergewaltigung, Tod) wachrufen. Ein sensibler Umgang mit biografischen Themen ist nötig. Gesellschaftliche Lebensbedingungen in den früheren Lebensphasen der Teilnehmerinnen sollten im Wissensspeicher von Übungsleiterinnen vorhanden sein. Dann kann eine Übungsleiterin mit Themen und Reaktionen, die unvermutet aufkommen, besser umgehen.

Biografie-orientierte Themen, die Erfahrungen im Nationalsozialismus berühren, erfordern von jüngeren Übungsleiterinnen nicht nur Wissen um diese Zeit, sondern auch eine eigene emotionale Auseinandersetzung mit der deutschen Vergangenheit.

Künftig wird hinzukommen, dass Menschen verschiedener Nationalitäten nicht nur als Pflegende im Heim sind, sondern auch als Bewohnerinnen. Ihre Lebensgeschichten sind von anderen Kulturen, Religionen, Lebensweisen und Bräuchen geprägt. Wie werden sie sich arrangieren können mit den Bewegungs- und Musikstunden im Heim oder in der Tagespflege? Wie können Übungsleiter sich darauf einstellen?

Was das Verstehen leichter macht

„Bevor du urteilst über mich,
gehe einen Tag lang in meinen Mokassins,
damit du mich verstehen kannst.
(Indianische Weisheit, sinngemäß zitiert)

3 Bewegungsangebote planen und gestalten

Planen heißt darüber nachdenken, wie ein Ziel gut vorbereitet und erreicht werden kann. Durch Planen wird eine Aufgabe fassbarer und klarer und kann deshalb besser bewältigt werden. Man kann im Vorfeld schon auf Stolperfallen aufmerksam werden und rechtzeitig überlegen, wie man diese geschickt umgehen kann.

Zum systematischen Nachdenken gehört es, Fragen zu stellen und diese Fragen dann eine nach der anderen zu beantworten.

WIE geübt wird, steht für alte Menschen vermutlich im Vordergrund. Für die Übungsleiterin ist das **WAS** und **WOZU** zunächst wichtiger:

- Wie gelingt es, die alten Menschen so anzusprechen und zu interessieren, dass sie sich gerne mitbewegen?
- Wie gelingt es, die alten Menschen mitzunehmen auf die Entdeckungsreise zu ihrem alten Körper?
- Wie gelingt es, Zufriedenheit zu vermitteln durch die Lösung von Bewegungsaufgaben und kreative Bewegungsgestaltungen?

Letztlich muss die Übungsleiterin beide Sichtweisen zusammenbringen. Die Bedürfnisse der Teilnehmerinnen haben Vorrang vor der Sache. Es ist die Aufgabe der Übungsleiterin, den Personen die Sache so näher zu bringen, dass sie sich damit anfreunden können.

3.1 Zielgruppe alte Menschen

Unter Zielgruppe versteht man die Personen, die:

- bestimmte gleiche/ähnliche „Merkmale" haben
- bestimmte gleiche/ähnliche Bedürfnisse oder Wünsche haben
- bestimmte gleiche/ähnliche Ziele haben oder
- in bestimmten gleichen/ähnlichen Situationen leben.

3.1.1 Alte Menschen im Heim

Für welche Menschen sollen Angebote gemacht werden?

Bewegungsangebote sollten hochaltrige Menschen erhalten, die sich nicht mehr selbstständig versorgen können und teilweise oder vollständig immobil geworden sind. Sie sind in verschiedenen Institutionen der Altenpflege anzutreffen, z. B. Menschen, die:

- im Betreuten Wohnen leben
- im Heim leben, aber noch selbstständig zu den Bewegungsstunden kommen
- im Heim leben, aber immobil sind und zur Bewegungsstunde gebracht werden
- in die Tagespflege kommen oder
- in betreuten Wohngemeinschaften leben.

Was bedeutet diese Eingrenzung für Übungsleiterinnen?

Die grundsätzlich möglichen Übungsangebote müssen für jede Gruppe aufgrund ihrer Zusammensetzung immer aufs Neue überprüft und ausgewählt werden. Es ist unangemessen, wenn Übungsleiterinnen von vornherein Übungsziele, Übungsinhalte und Übungsformen auf minimale Anforderungen ausrichten. Erfreulicherweise gibt es immer wieder Überraschungen, wenn die Übungen bei den Teilnehmerinnen „ankommen" und sie sich in der Gruppe und bei der Übungsleiterin wohl fühlen.

> Für gewöhnlich sieht der Mensch nur das Stoppelfeld der Vergänglichkeit. Was er übersieht, sind die vollen Scheunen des Vergangenen. (Viktor Frankl)

Hochaltrige Menschen sind von ihrer Lebensgeschichte geprägte Individuen. Es ist deshalb schwierig, von „den alten Menschen" zu sprechen. Manche Menschen sind noch überraschend körperlich fit und geistig rege. Andere zeigen deutliche Abbauprozesse im körperlichen Bereich und können deshalb vieles nicht mehr selbstständig für sich regeln. Wieder andere scheinen wenig körperliche Einbußen erlitten zu haben, dafür sind aber hirnorganisch bedingte Auswirkungen bei ihnen zu beobachten. Darüber hinaus kann man auf Menschen treffen, die die gesamten Veränderungen, die ihr Alter mit sich bringt, nicht mehr verkraften können und deutliche Spuren psychischer Krankheiten zeigen. Altersveränderungen, Alterskrankheiten und Lebensgewohnheiten bestimmen das Bild.

☞ Die Übungsleiterin kann sich in Gesprächen mit den Pflegenden über Alterskrankheiten informieren, Einsicht in die Dokumentation nehmen oder bei der Übergabe nach dem Gesundheitsstand der Teilnehmerin fragen.

Bewegungsgruppen im Heim sind eine sehr bunt gemischte Ansammlung von Menschen mit den verschiedensten Einschränkungen. Das macht die Planung und Durchführung von Bewegungsstunden und den Umgang mit diesen Menschen nicht gerade einfach. Es erfordert Kompetenzen aus fachlichem und methodischem Wissen sowie soziale Kompetenz. Die Übungsleiterin muss die Zusammensetzung und Größe von Übungsgruppen sorgsam bedenken und entsprechend die Zahl der Begleitpersonen während der Übungsstunden regeln (☞ Abb. 3.1).

☞ **Nützliches Wissen für die Übungsleiterin:**

- Was war der Anlass zum Umzug ins Heim oder zur Teilnahme an der Tagespflege?
- Was benötigen die Bewohnerinnen in den Bewegungsstunden?
- Was können sie (noch) körperlich und geistig?
- Was wollen sie (noch) gerne erleben in den Bewegungsstunden?

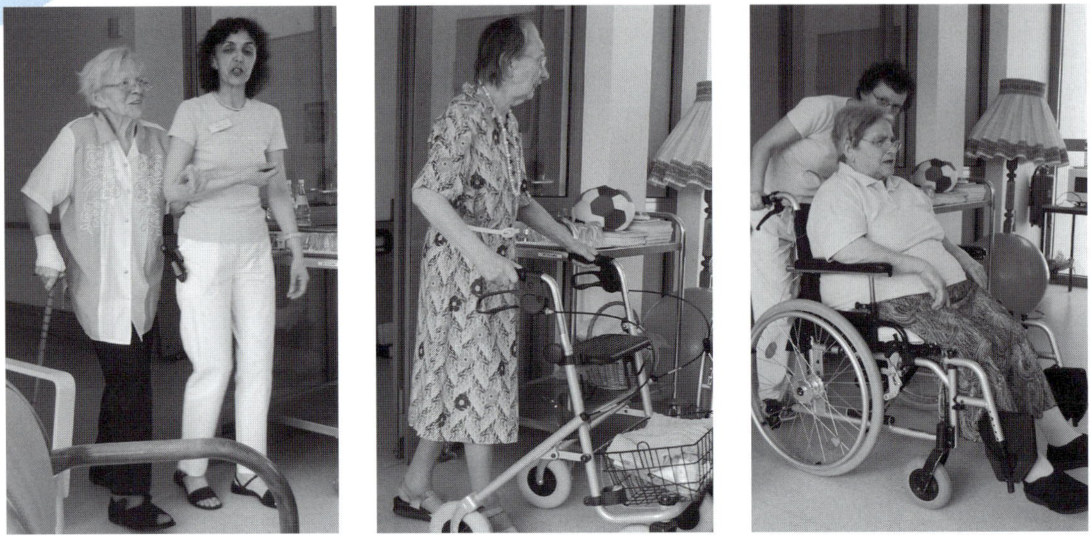

Abb. 3.1 Die Teilnehmerinnen einer Bewegungsstunde bringen oft sehr unterschiedliche Voraussetzungen mit.

3.1.2 Motivation der Teilnehmerinnen

Warum kommen nicht alle Bewohnerinnen und Bewohner des Heimes aus eigenem Antrieb zu den Bewegungsstunden?

Warum müssen die Übungsleiterinnen oder die Pflegekräfte mit Engelszungen zur Teilnahme an den Angeboten des Heimes einladen und das oft ohne Erfolg?

Warum gelingt es oft mit viel Geduld und zahlreichen persönlichen Einladungen dann doch, die eine oder andere Person zur dauernden Teilnahme zu verlocken?

Hinderliche Gründe

- Wer sich abgeschoben fühlt, wird sich schwerer tun oder länger dafür brauchen, am Heimleben aktiv teilzunehmen
- Manchmal ist es der „gefühlte" Gesundheitszustand, der Einladungen ablehnen lässt, manchmal aber auch eine Art Scham, dass man so abgebaut hat und „so alt aussieht"
- Jahrzehntelang war ein inaktiver Lebensstil bestimmend
- Ein verinnerlichtes Altersbild, das von einem Vorsichtsverhalten

geprägt ist (man muss sich im Alter schonen, kürzer treten), wirkt wenig ermutigend; körperliche Aktivitäten wurden oder werden als mühevoll, riskant oder lästig erlebt
- Frühere Erfahrungen von Misserfolgen bei der Teilnahme an sportlichen Aktivitäten (Schule, Verein, Kurse) wirken nach
- In allen Lebensphasen und auch außerhalb des Heimes gibt es Menschen, die sich „bitten lassen", etwas zu tun; deshalb braucht es manchmal eine „beharrliche Freundlichkeit" der Einladenden
- Der Wunsch nach Rückzug, nach weniger Betriebsamkeit ist stärker als der Wunsch nach Zusammensein mit anderen.

Motivierende Gründe

- Menschen, die trotz aller Veränderungen noch einen Sinn in ihrem Leben sehen, werden ansprechbar sein für Angebote, die ihre Tage strukturieren und angenehm gestalten
- Wer bislang ein „Gemeinschaftsmensch" war, sucht wahrscheinlich eher Anschluss an eine Gruppe im Heim; unterstützend kann wirken, wenn sich neue Bekanntschaften mit Menschen ergeben, die bereits an Gruppenangeboten teilnehmen
- Der bisherige Lebensstil mit seinen Gewohnheiten kann eine Teilnahme fördern oder behindern; wer sich z. B. sein Leben lang sportlich betätigt hat, wird sich eher für die Bewegungsstunden im Heim interessieren
- „Die Chemie muss stimmen" zwischen Übungsleiterin und den einzelnen Teilnehmerinnen, aber auch in der Gruppe; entscheidend wird sein, ob man dazu gehören will und ob man gerne zu solchen Angeboten geht.

☞ Es bietet sich an, im Rahmen biografischer Arbeit im Heim/in der Tagespflege mit den Bewohnerinnen Gruppengespräche zu führen zum Thema „Sport und Bewegung in Ihrem Leben". Dies kann in Tischrunden geschehen und nimmt erstmal den Druck, sofort Bewegungen mitmachen zu müssen.
In einer zweiten Stufe können dann einfache, anregende Bewegungsangebote eingebaut werden zum „Schnuppern".

Wird das zurückliegende Leben als nicht erfüllt und nicht zufriedenstellend bewertet, ist die Vergangenheit keine Ressource, mit der die aktuelle Situation bewältigt werden kann. Lebens- und Lerngeschichten, die im „biografischen Arbeiten" ihren Raum finden, können darüber Aufschluss geben. Aus ihnen lassen sich Anregungen zu einem angemessenen Umgang mit den Bewohnerinnen entnehmen.

„Kritische Lebensereignisse" führen häufig zunächst zu einem Sinnverlust. Der Tod hat Familienangehörige und Freunde weggenommen. Eine selbstständige Lebensführung in der eigenen Wohnung ist fast nicht mehr möglich und der Umzug ins Heim steht bevor oder ist schon vorgenommen. Hinzu kommen oft enttäuschte Erwartungshaltungen den Kindern gegenüber. Wozu noch leben? Ein Trauerprozess ist im Gange.

Bewegungserlebnisse in der Gemeinschaft können einen stärkenden Effekt bekommen. Hier kann auch etwas innerlich in Bewegung kommen, weil man andere kennen lernt, die ähnlich betroffen sind. Die verschiedenen gelebten Muster, mit (unangenehmen) Herausforderungen umzugehen, können zur Nachahmung verlocken oder der Abschreckung dienen.

☞ Eine gute Antwort auf die resignierende Frage nach dem Sinn kann sein: „Gestalten Sie Ihre Zeit, die Ihnen bleibt, so angenehm und interessant wie möglich" oder „Geben Sie den Tagen Leben bis zum Lebensende."

3.1.3 Sag mir, wo die Männer sind

☞ Wenn Sie ein alter Mann wären – würden Sie gerne in der Gymnastikstunde mit einem Chiffontuch schwingen? Würden Sie sich angesprochen fühlen durch die Übungsauswahl?

Es ist immer wieder auffällig, dass bei Bewegungsrunden in Heimen oder auch außerhalb meist wesentlich mehr Frauen anzutreffen sind als Männer. Dafür gibt es sicher mehrere Erklärungen. In Fortbildungsseminaren wird diese Frage diskutiert und nach guten Anregungen gesucht. Nicht immer ist das Ergebnis, dass Übungsleiterinnen unbedingt versuchen müssten, diesen Zustand zu ändern.

☞ **Empathie-Übung**

Setzen Sie sich in Gedanken auf den Stuhl eines fiktiven männlichen Teilnehmers.

- Welche Tätigkeiten haben dieses Leben bestimmt?
- Welche Bewegungsabläufe sind gewohnt?
- Welche sportlichen Bewegungen gehören zu dieser Lebensgeschichte?
- Welche Bewegungen wurden als „männlich" oder als „weiblich" empfunden?
- Was bedeutet das für die männliche Identität jetzt bei den Bewegungsstunden?
- Was wird vielleicht deshalb als „Zumutung" empfunden (Gefahr der Lächerlichkeit)?
- Was wären reizvolle Bewegungsaufgaben für Männer (die auch Frauen mitmachen)?
- Welche Materialien sind vermutlich für Frauen und Männer gleichermaßen akzeptabel und anregend?

Warum kommen so wenige Männer zu den Übungsstunden?

- Es leben weniger Männer in den Heimen als Frauen. In Gruppen der Tagespflege ist der Männeranteil manchmal größer
- Männer können nach außen häufig weniger Hilfe zulassen. Es gehört zum männlichen Selbstbild, dass man keine Unterstützung braucht
- Die inhaltlichen Angebote, die Männer kennen oder zu kennen meinen, entsprechen nicht ihren Interessen

- Gymnastik war in der Wahrnehmung von Männern häufig etwas, das nicht viel mit „richtigem" Sport zu tun hatte. Gymnastik war von den Anforderungen her etwas für Frauen
- Einzelne Männer fühlen sich in einer „Schar von Frauen" nicht unbedingt wohl, vor allem dann, wenn sie sich ihrer Altersveränderungen sehr bewusst sind
- Meist sind Frauen auch die Übungsleiterinnen. Dies muss kein Problem darstellen, kann aber auch eine Quelle für das Fernbleiben von Männern sein
- Vielleicht trifft die Art und Weise der Anleitung und des Ablaufs nicht die Vorstellungen der Männer.

Wie kann man Männer zu den Übungsstunden „locken"?

Unter den Aspekten von Gesundheitsförderung ist es natürlich sinnvoll, auch Männer immer wieder zu Bewegungsstunden einzuladen.

Ein Gespräch zwischen Heimleitung, Stationsleitungen und den Übungsleiterinnen über Sinn und Zweck einer besonderen Bemühung um Männer als Teilnehmer an Übungsstunden kann hier weiterführen. Ob Männer zu den Übungsstunden kommen würden, muss auch in direkter Ansprache nachgefragt werden.

Falls bislang keine Männer bei den Übungsstunden anwesend waren, ist es ein Gedanke wert, mal eine „Männer-Bewegungsstunde" anzubieten mit entsprechenden Inhalten und Materialien, damit sie „auf den Geschmack kommen". Vielleicht kann auch ein männlicher Übungsleiter für dieses Versuchsangebot gewonnen werden.

Materialien und Übungsformen, die normalerweise gut bei Männern ankommen:

- Bälle jeder Art
- Stäbe aus Karton, Zeitungspapier, Isolierrohre
- Kraftgeräte wie Hanteln, Gewichtsflaschen, kleinere Schraubzwingen, Xtra-Gummis
- Übungen für Krafterhalt, Geschicklichkeit, Reaktion (z. B. Zielübungen)

- Rhythmische Muster mit Klanggesten oder Materialien, Bewegungsmuster, die viel Koordination erfordern
- Große Zimmermanns-Taschentücher (anstatt Chiffontücher)
- Große Planen für Gruppenspiele, Spielplane aus einem Spannbetttuch mit Torlöchern. (☞ 4.5.1)

Da vermutlich im Voraus nie geklärt ist, wer wirklich an der Bewegungsstunde teilnehmen wird, sollte die Übungsleiterin bei ihrer Planung berücksichtigen:
- Welche Materialien passen für Männer und Frauen?
- Welche entsprechenden Übungen habe ich bereits vorgesehen?
- Was ist besonders zu beachten (z. B. Anstrengung, zu heftige Reaktionen beim Ballspielen)?
- Bedarf es anderer Anleitungsformen?

Wenn die Teilnehmer spüren, dass eine sorgfältige Vorbereitung auch im Blick auf gemischt-geschlechtliche Gruppen erfolgt, kann dies die Achtung gegenüber der Übungsleiterin und das Vertrauen in sie und ihr Können stärken.

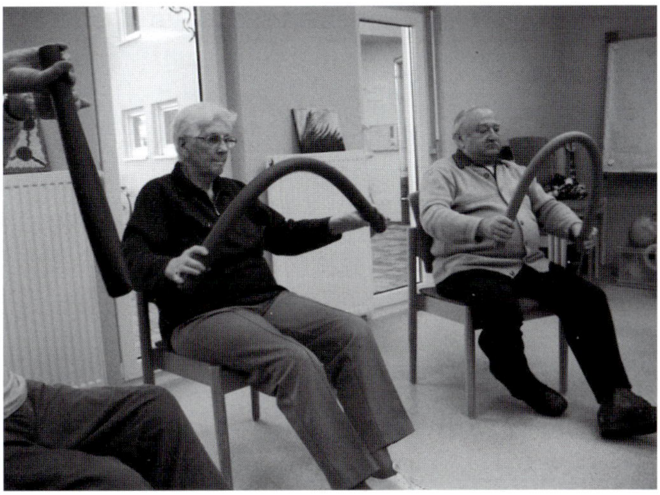

Abb. 3.2 Männer sind eher an Stunden interessiert, in denen interessante Materialien eingesetzt werden und wenn es um Kraft oder Technik geht.

3.1.4 Gruppenzusammensetzung für Übungsstunden

Die Gruppenzusammensetzung ist abhängig vom Ziel der jeweiligen Angebote. Soll es insgesamt mehr um zielorientierte „Gesundheitsförderung und Lebensqualität" gehen, sind kleinere Gruppen nötig, denn dann kann eher gewährleistet werden, dass die einzelnen Teilnehmerinnen mit ihren speziellen Bewegungsbedürfnissen Beachtung finden.

- Bei zielorientierten Bewegungsangeboten können 12–15 Personen verkraftet werden
- Bei einer Häufung von Menschen mit Demenzen oder solchen, die im Rollstuhl sitzen, sollten es dagegen höchstens 6–10 Personen sein
- Geht es eher um unterhaltende Themen, die Bewegung als Gemeinschaftserlebnis vermitteln und damit einen sinnvollen Akzent im Tagesablauf setzen, sind auch größere Gruppen von 20–30 Personen möglich.

Grundsätzlich sollten zusätzliche Begleitpersonen eingesetzt und Rufbereitschaft vereinbart werden, um z. B. Rollstühle in Sitzrunden zu integrieren, Rollstuhlfahrer evtl. auf Stühle umzusetzen, Toilettengänge zu begleiten, „Wegläufer" zu begleiten oder zurückzuholen oder Hilfestellungen beim Setzen und Aufstehen zu leisten.

Selbstverständlich sollte sein, dass die Bewohnerinnen zum Bewegungsraum gebracht und abgeholt werden. Die Übungsleiterin ist verantwortlich für das, was im Bewegungsraum geschieht. Sie kann nicht gleichzeitig an mehreren Orten zugleich sein.

Angebotsformen für Zielgruppen

- Offene Angebote für alle Interessierte
- Gezielte Auswahl des Teilnehmerkreises, z. B.:
  - Bewohnerinnen, die eine sportliche Vergangenheit haben und deshalb auch noch fordernde Übungsweisen suchen
  - Bewohnerinnen mit starken Altersveränderungen oder Alterskrankheiten, die eine sensiblere achtsame Anleitung brauchen

- Bewohnerinnen mit Demenz, damit sie sich wohler fühlen können in einer kleinen Gruppe und die Übungsleiterin den Verlauf eines Bewegungsangebots mehr als bei anderen Gruppen an die aktuelle Situation anpassen kann
- Bewohnerinnen, denen durch ein Sturzpräventions-Training mehr Gehsicherheit und Mobilität vermittelt werden soll.

Aufgrund des biografischen Wissens durch die Dokumentation oder Gespräche weiß die Übungsleiterin, wie viele Personen eine „sportlich geprägte Lebensgeschichte" mitbringen. Jede besitzt Erwartungen an Inhalte und die Art und Weise, wie geübt wird. Menschen mit weniger Bewegungserfahrung werden sicher zugänglich sein für Angebote, in denen nicht „Leistung" und Bewertungen (richtig – falsch) ein Thema sind, sondern das Experimentieren und Üben nach verschiedenen Methoden und mit unkonventionellen Materialien.

☞ **Angebote in der „zugehenden Aktivierung"**
Menschen, die fast nur noch im Bett liegen oder im Rollstuhl sitzen, sind am meisten benachteiligt und brauchen besondere Beachtung. Anreizsituationen werden immer geringer für sie. Ihr wichtigstes Wahrnehmungsorgan ist die Haut, die wichtigsten Kanäle zur Orientierung sind Berührungen, Schwingungen und Vibrationen. Sie sind die Mitte ihrer Welt, alles muss an sie herangetragen werden. Sie könnten für Bewegungsaktivitäten im Zimmer aufgesucht werden (☞ 4.6).

3.2 Ziele und Inhaltsbereiche

Bevor Bewegungsprogramme erstellt werden, sollten Übungsleiterinnen mit einer Analyse der aktuellen Lebenswelt der alten Menschen beginnen, um Aufschluss darüber zu bekommen:

- welche Bedürfnisse nach Bewegung überhaupt bestehen
- welche Notwendigkeiten zur Erhaltung der Kräfte bestehen

- an welchen Aktivitäten die Bewohnerinnen bisher teilgenommen haben und
- an welchen Aktivitäten sie noch werden teilnehmen können.

3.2.1 Ziele auswählen

Das Leitziel der Motogeragogik heißt „Persönlichkeitsförderung durch Bewegung“. Die Anliegen motogeragogischer Arbeit werden in der Fachliteratur so beschrieben (☞ 2.2.2):

- Die Selbstständigkeit im Alltag soll so lange wie möglich durch die körperliche Beweglichkeit unterstützt werden; Bewegungssicherheit soll deshalb durch entsprechendes Bewegungstraining gefördert werden
- Dabei werden Hirnleistungen trainiert, die das neuronale Netz nicht nur besser erhalten, sondern auch erweitern; eine geistige Beweglichkeit kann so wach gehalten werden
- Über das Erleben von Bewegung wird die Psyche gestärkt, die Selbstachtung bleibt länger erhalten; die Übenden können den Sinn des Lebens neu bestimmen und sich dadurch Wohlbefinden verschaffen
- Beweglichkeit ermöglicht Teilnahme am sozialen Leben; miteinander Sprechen und gemeinsames Tun stärken die Möglichkeit, die verbleibende Lebenszeit aktiv zu gestalten.

Aspekte für die Ziel-Auswahl

1. Die Teilnehmerinnen und ihre Bedürfnisse stehen im Blickfeld

WAS braucht WER WOZU (☞ Abb. 3.3)?

- **Alltagsmotorische Handlungen:** Automatisierte Bewegungen registrieren, Bewegungsmuster bewusst machen, Umlernen von Bewegungsmustern, Anregungen zur Selbsttätigkeit
- **Beweglichkeit und Kraft erhalten:** Stehen und Gehen können ohne Stürze, körperliche Entlastungen durch Bewegung, Bewegungen besser koordinieren können
- **Sich in den Veränderungen annehmen können:** Körperwahr-

nehmung, innere Haltung durch äußere Haltung unterstützen, seelisches Befinden durch Bewegung beeinflussen können
- **Kontaktfähig bleiben:** Sprechsituationen nicht aus dem Wege gehen, Gemeinschaft erleben, Zeit angenehm verbringen.

2. Gesundheitliche Erwägungen

Angewöhnte Bequemlichkeit, Angst vor nachfolgenden Schmerzen oder vor Versagen sowie ein gestörtes Verhältnis zum alten Körper können die Bereitschaft zur Teilnahme an Bewegungsstunden verhindern. Der eigene Beitrag zur Gesundheit wird damit reduziert.

Wissen und Erleben als Ziele:
- Basisübungen zum Aufbau eines positiven Bezugs zum eigenen Körper
- Basisübungen zum Erleben eines positiven Trainingseffektes
- Informationen über die Wirkung von körperlichen Aktivitäten
- Freude an eigener Bewegung und mit anderen vermitteln.

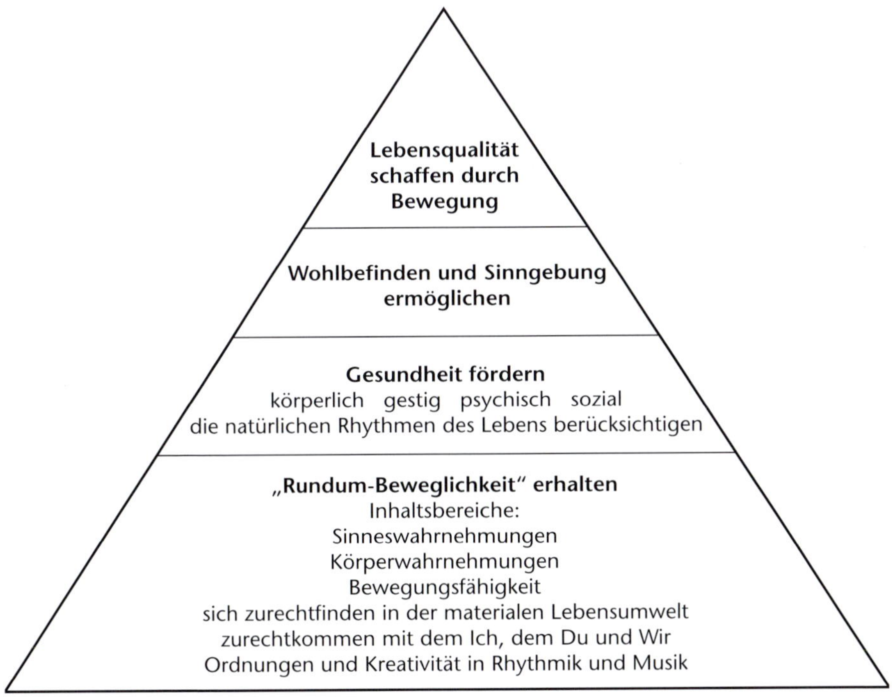

Abb. 3.3 Die Zielpyramide zeigt, wie ausgewählte Ziele in den Zusammenhang eingeordnet werden können.

Konkrete gesundheitliche Aspekte als Ziele:

- Natürliche und bewusste Atmung
- Anregung des Blutkreislaufs
- Stärkung der Muskelkraft
- Gleichgewicht/Koordination
- (Körper-)Wahrnehmung und Körpererfahrung
- Entspannen können.

3. Motorische Grundfähigkeiten

„Bewegung" ist vielschichtig organisiert. Immer sind mehrere organische Ebenen und Grundfähigkeiten miteinander verquickt, auch bei kleinsten Bewegungen. Entsprechend gibt es auch keine „reinen" Übungsziele, immer sind verschiedene Ebenen angesprochen. Mal ist der eine Aspekt im Vordergrund, mal der andere.

Ein Muskel allein kann sich nicht bewegen, er setzt immer eine Kettenreaktion in Gang. In der Formulierung des Ziels **„Muskel stärkende Übungen"** sind „versteckte" Ziele impliziert:

- Beweglich sein können (Gelenke)
- Sicherer stehen und gehen oder besser greifen, halten, heben können
- Mit unterstützenden Übungsgeräten oder Materialien üben
- Achtsam sein auf den Körper und Empfindungen wahrnehmen.

Die ausgewählten Ziele können sich auf Teile (Übungen und Übungsreihen) einer Bewegungsstunde beziehen oder auf das gesamte Programm.

☞ **Krafttraining:**

- kann zur Gesundheit beitragen, indem Standsicherheit und Gehfähigkeit die Gefahr von Stürzen mindern
- kann dazu beitragen, dass Stufensteigen und das Tragen von Lasten weniger mühsam ist; das Gefühl der Selbstständigkeit ist ein wesentlicher Baustein der psychischen Gesundheit
- mit Geräten oder an Maschinen erfordert eine Bereitschaft, Neues auszuprobieren; dies stärkt die Vernetzungskapazitäten im Gehirn.

4. Ziele nach Körperregionen auswählen

- Extremitäten
  - Hände für Alltagstauglichkeit
  - Füße/Beine für die eigenständige Fortbewegung
- Kopf/Gesicht mit den Sinnesorganen
  - Kontakte aufnehmen, kommunizieren, durch die Sinne orientieren
- Rumpf für die Aufrichtung und Haltung.

☞ Übliche Empfehlungen sollten anhand der Ziele überprüft werden: alle Körperteile sollen in einer Stunde bewegt werden; von oben nach unten üben oder von unten nach oben üben? Diese Vorgehensweisen sind möglich, aber nicht zwingend und manchmal einfach unpassend.

5. Ziele nach Inhaltsbereichen auswählen:

- Mit allen Sinnen wahrnehmen
- „Mein Körper und ich gehören zusammen"
- Körperliche Bewegungsmöglichkeiten erhalten
- Den natürlichen Rhythmen des Lebens bewusster Raum geben
- „Ich in meiner materialen Lebensumwelt"
- „Ich und Du und Wir".

6. Ziele für Bewegungsstunden

Für eine größere Zeiteinheit können mehrere Ziele berücksichtigt werden. Die Übungsleiterin kann:

- entweder die gesamte Zeit einem inhaltlichen Schwerpunkt widmen,
- verschiedene Ziele so arrangieren, dass sie sich gut ergänzen, oder
- ein Thema als das eigentliche Ziel gestalten; die einzelnen Elemente können verschiedene Ziele haben.

3.2.2 Wissen, Erfahrung, Reflexion

Wissen, Erfahrung und zunehmende, reflektierte Erfahrung erleichtern der Übungsleiterin eine klare Zielauswahl. Eine Entscheidungsfalle kann darin bestehen, dass Übungsleiterinnen vorrangig das auswählen, was sie gerne machen oder wobei sie sich am sichersten fühlen. Dies ist für den Einstieg in die Tätigkeit als Übungsleiterin zu akzeptieren, aber auch immer ein Grund dafür, dass Teilnehmerinnen sich durch die Angebote in der Bewegungsstunde nicht angenommen fühlen.

Mangelnde Grundkenntnisse können ein Stolperstein dafür sein, nicht genügend fachlich beurteilen zu können, welche Übungen aus Büchern z. B. den Zielen der geplanten Bewegungsstunden entsprechen.

Wissen und Erfahrung sind ein Entwicklungsweg auch für Übungsleiterinnen. Wichtig ist, dass sie ihre Lücken wahrnehmen, neugierig werden und den Wunsch nach „mehr Wissen und mehr Erfahrung" durch Fortbildungen und offenen kollegialen Austausch umsetzen (☞ 3.6).

> ☞ Etwas abgewandelt gilt hier der Satz aus der Gruppenpädagogik:
> Hole die Menschen da ab, wo sie stehen **und** setze dich mit ihnen in Bewegung.

3.3 Bewegen – Üben – Trainieren

Im Blick auf die Effektivität von Bewegung auf das gesundheitliche Befinden kann man zwischen körperlicher Aktivität und Training unterscheiden.

- **Körperliche Aktivität:** Unter körperlicher Aktivität ist die alltägliche Bewegung zu verstehen, die durch die Skelettmuskulatur erbracht wird und die den Energieverbrauch substanziell ansteigen lässt. Die Aktivitäten werden willentlich vorgenommen, um eine **Wirkung** (z. B. Beweglichkeit erhalten) zu erzielen. Sie können aber auch einem bestimmten **Zweck** (z. B. berufs-, haushalts-, freizeitbezogen) zugeordnet sein (☞ 4.2–4.8)

- **Körperliches Training zur Verbesserung der Leistungsfähigkeit:** Hierbei handelt es sich um Aktivitäten, die geplant, strukturiert und regelmäßig wiederholt werden. Sie haben entweder eine gesamtkörperliche Fitness zum Ziel oder wollen eine spezielle Fähigkeit aufbauen, verbessern oder halten (☞ 4.4–4.8).

Die Entscheidung für „Aktivität" oder „Training" orientiert sich immer daran, wie die jeweiligen Ziele am besten erreicht werden können (☞ 3.2).

Körperliche Aktivität kann in Bewegungsstunden auch als „Körpererlebnis" vermittelt werden. Dann geht es nicht um einen Fitnesszuwachs, sondern um Körperwissen und Körperempfinden (☞ 4.2 und 4.3).

3.3.1 Bewegungsaktivitäten

Körperliche Bewegungsaktivitäten sind zunächst alle Bewegungen, die im Verlauf eines Tages ganz natürlich anfallen, z. B. aufstehen, anziehen, waschen, frühstücken. Bei diesen Tätigkeiten werden schon mehrere Körpersysteme angekurbelt, Sinnesorgane genutzt, Muskeln und Gelenke bewegt und Hirnleistungen abgerufen.
Bewegungen können unterteilt werden in:

- automatisierte Bewegungen, die so „nebenbei" ablaufen; sie werden meist gar nicht als „Bewegung" registriert, weil sie „einfach normal" sind
- tägliche bewusste Bewegungseinheiten, z. B. Spazieren gehen im Haus, im Garten, im nahen Umfeld oder kürzere Treppeneinheiten zu Fuß bewältigen, oder
- angeleitete Bewegungsaktivitäten, z. B. miteinander tanzen, Bewegungsspiele, Bewegungsgeschichten, Material erkunden oder rhythmisches Bewegen.

Bewegungsaktivitäten in ihren verschiedenen Formen sind sehr ernst zu nehmende Beiträge, um Gesundheit zu erhalten und Lebensfreude zu schaffen.

Bei diesen Aktivitäten können auch körperliche Reaktionen erforderlich sein, die besondere Fähigkeiten abrufen, etwa wenn man auf dem Flur entgegenkommenden Personen ausweichen muss, der Gartenweg uneben ist und leichtes Stolpern aufgefangen werden muss.

Wenn die Körpersysteme noch funktionieren, ist das alles kein Problem. Aber dafür, dass sie funktionieren, brauchen sie tägliche Übung.

Und hier setzt oft ein Teufelskreis ein: Menschen, die bislang wenig darauf geachtet haben, bewegungsfähig zu bleiben, erleben jetzt die Einbußen durch Inaktivität und Alterungsprozesse. Sie können nicht mehr angemessen reagieren. Das macht sie unsicher und vielleicht sogar ängstlich. Deshalb reduzieren sie ihren Bewegungsspielraum noch mehr. Sie machen sich selbst immobil.

Dieses Alltagsverhalten sollte in den Blickpunkt von Bewegungsangeboten im Heim rücken.

Lernen für Bewegungssituationen im Alltag

Über die komplexe Form von Bewegungsabläufen im Alltag machen sich wenig Menschen Gedanken. Sie sind erstaunt darüber, was der Körper alles automatisch zu leisten im Stande ist. Das hat er gelernt und sich in vielen wiederholten Bewegungen „eingespurt", damit er in entsprechenden Situationen ohne Nachzudenken funktioniert. Das sind Leistungen, die besonders die Koordination betreffen.

Das Bedauern und Klagen beginnt dann, wenn nicht mehr alles wie gewohnt abläuft, aber die „Wartung und Pflege" der beteiligten Körpersysteme vielleicht bislang kein Thema war.

Beispiel-Situation

Frau M. geht im Heim einen Flur entlang. Da verengen Materialwagen den Durchgang. Außerdem kommen zwei andere Personen entgegen.

Was läuft jetzt in ihrem Kopf ab?

- Reize gehen über das Auge ans Gehirn, gemeldet werden dort „enge Raumsituation, mehrere Personen wollen den gleichen Weg zu gleicher Zeit nutzen“
- In Windeseile erfolgt eine Überprüfung durch einen emotionalen Filter, Abgleich der neuen mit vorhandenen Informationen, Entscheidung, wie die Situation einzuschätzen und was zu tun ist
- Entsprechender Befehl geht ans motorische Zentrum, das den Bewegungsapparat zu passenden Bewegungen veranlasst. Gleichzeitig werden andere vorbereitende oder begleitende körperliche Reaktionen ausgelöst: Veränderung von Herzfrequenz, Blutdruck, Atmung
- In ständiger Beobachtung des Geschehens werden Alternativreaktionen geplant und „durchgefunkt“.

Lösungen aus Sicht von Frau M.

- Frau M. bleibt einfach stehen und wartet, bis die anderen Personen vorbei sind
- Sie beschleunigt ihre Schritte, damit sie als erste durch den Engpass kommt
- Sie geht einfach weiter und dreht sich um 90 Grad mit dem Rücken zur Flurwand an der engen Stelle, bis die anderen Personen sie passiert haben.

Voraussetzungen für das Zustandekommen der Lösungen

- Frau M. sieht noch klar genug und kann die Information ans Gehirn weiterleiten
- Sie hat genügend Kraft in den Muskeln, ihre Schritte zu beschleunigen oder abzustoppen
- Sie kann den Rumpf oder den ganzen Körper drehen ohne Gleichgewichtsprobleme.

Diese Entscheidungen werden auch davon beeinflusst, ob Frau M. die Situation lösen will oder ob sie denkt, die anderen tun das oder hätten das zu tun. Wenn ihr die Personen bekannt und sympathisch sind, fällt ihre Wahl anders aus als bei Antipathie. Oder sie ist erbost darüber, dass überhaupt Wagen auf dem Flur stehen und den Durchgang behindern.

Nach Bewertung der Situation folgt die Wahl der Lösung

- Nach erfolgter Aktivität wird registriert: „Situation gemeistert/nicht gemeistert“
- Rückkoppelung ans psychische System, indem der Körper „Erfolgsgefühl-Stoffe“ ausschüttet bei gelungener oder „Misserfolgs-Gefühle“ bei nicht gelungener Aktivität
- Stimmung steigt, Selbstwert ist bestätigt, wenig Sorge vor neuen Anforderungen. Wenn das erhoffte Gelingen nicht eingetreten ist kommt es zu Ärger, Versagensgefühlen und evtl. Rückzugsgedanken: „Das schaffe ich nicht mehr!“

Aus der Beobachtung alltäglicher Situationen kann die Übungsleiterin dazu benötigte Fähigkeiten zum Übungsgegenstand machen (Alltagsmotorik fördern).

Lebensqualität fördern

Dazu passen bestens „Aktivitäten“, die die normale alltägliche Beweglichkeit fördern, damit die Bewohnerinnen möglichst mobil und selbsttätig bleiben können. Ein Erfolgserlebnis bei körperlichen Aktionen nicht nur in Übungsstunden stärkt das Vertrauen in die eigenen Fähigkeiten. Deshalb sollten sie so ausgewählt werden, dass die Übenden erleben, was alles noch (gut) funktioniert, und nicht nur darauf achten, was nicht mehr geht.

Mit den vorhandenen Stärken arbeiten, heißt auch das **Selbstwertgefühl stärken.**

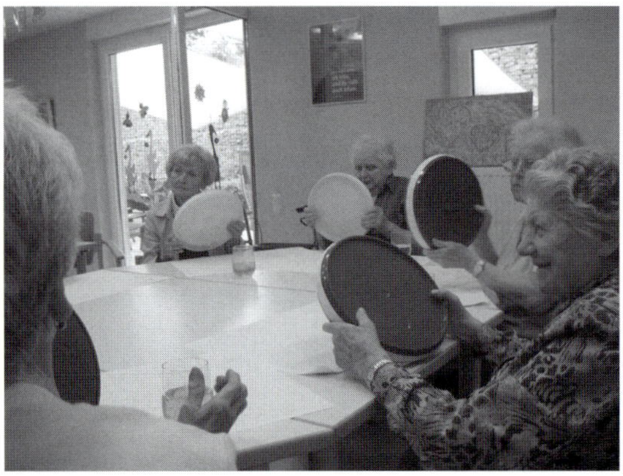

Abb. 3.4 Über Bewegung können alte Menschen erfahren, welche Fähigkeiten sie besitzen. Das stärkt das Selbstwertgefühl.

☞ Die Übungsleiterin kann ein Bewegungsangebot aus verschiedenen Formen körperlicher Bewegungsaktivitäten zusammenstellen:

1. Miteinander bilanzieren, wie das tägliche „normale" Bewegen gelingt
2. „10-Punkte-Aktivitäten-Liste" miteinander erstellen: „Wie kann ich Fähigkeiten erhalten oder gar verbessern (☞ 4.4.3)?"
3. Vielfältige Bewegungsaktivitäten in der Gruppe anleiten
4. Einzelne Bewegungsabläufe zum Erhalt bestimmter Bewegungsmuster üben
5. Bewegungskombinationen mit Variationen erproben
6. Bewohnerinnen zu eigenständigen Aktivitäten ermutigen.

Bewegungsaktivität oder Körpertraining?

Das Ziel entscheidet darüber, ob Bewegungsaktivitäten oder ein Körpertraining durchgeführt werden. In Heimangeboten werden meist die **Aktivitäten** im Vordergrund stehen.

Je nach Zusammensetzung der Gruppe, nach Zielsetzung und Kompetenzen der Übungsleiterin können Bewegungsaktivitäten oder Körpertraining sich sehr positiv auf die körperliche und seelische Verfassung der Bewohnerin auswirken. Dies wiederum kann die Teilnehmerinnen verstärkt zur Teilnahme motivieren.

Das bedeutet nicht, dass alle Bewegungsstunden jetzt nach Trainingsgrundsätzen aufgebaut sein müssten. Aber es macht aus gesundheitsförderlicher Sicht durchaus Sinn, dass Trainingseinheiten häufig und regelmäßig eingebaut werden. Leichtigkeit und Spaß müssen deshalb nicht zu kurz kommen.

3.3.2 Üben und Trainieren

Was ist Training?

Training hat immer ein spezifisches Ziel: es ist zielorientiert, geplant und strukturiert. Ein besonderes Kennzeichen sind die Wieder-

holungen der Bewegungsabläufe in verschiedenen Variationen und die Erhöhung der Reizschwellen. Ziel eines Trainings kann Prävention oder Rehabilitation sein.
Im Rahmen der Prävention geht es darum:

- Folgen von Bewegungsmangel entgegen zu wirken
- eine allgemeine körperliche Fitness zu halten oder zu verbessern, oder
- spezielle Fähigkeiten zu erhalten oder zu verbessern, z. B. Sturzprävention.

Ein altersbedingter „Leistungsabfall" kann damit hinausgeschoben und verlangsamt werden.

Im Rahmen der Rehabilitation arbeiten Fachkräfte mit dem Ziel der Wiederherstellung von Bewegungsfähigkeiten. Hier kann die Übungsleiterin nur in Absprache mit der Fachkraft flankierend in den Bewegungsstunden Angebote machen.

Die Zielsetzung eines „Trainings" wird allerdings enorm von der Leistungsfähigkeit der Teilnehmerinnen und deren eventuellen Krankheitsbildern beeinflusst.

Die Begriffe Üben und Trainieren werden häufig undifferenziert benutzt. In den Bewegungsstunden in den Heimen wird „geübt", wenn das Merkmal „ Bewegungen mehrfach wiederholen" berücksichtigt wird. Der Unterschied zum Training zeigt sich dann in den weiteren Ausprägungen.

Brauchen alte Menschen „Training"?

Ein gesunder älterer Mensch verliert pro Jahr ca. 3–4 % seiner Muskelkraft. Leistungsverluste können durch Körperaktivitäten nicht gestoppt oder gar verbessert werden. Dazu ist ein Training erforderlich.

Was ist zu beachten bei der Zusammenstellung von Übungen oder Trainingseinheiten?

1. Belastungsintensität:

- Was darf wie stark belastet werden?
- Mit welcher **Kraftdosierung** werden Bewegungen ausgeführt?

2. Wiederholungszahl:

- Wie viele Wiederholungen von einzelnen Bewegungsabläufen sind nötig für gesundheitliche Effekte?

3. Pausenlänge:

- Wie viel Erholung brauchen die bewegten Körperteile nach Belastungen, bevor der nächste Reiz gesetzt wird?

4. Zahl der Serien:

- Wie viel Serien können verkraftet werden oder sind erforderlich für Veränderungen (z. B. zum Aufbau von Muskelkraft)?

5. Trainingshäufigkeit:

- Wie oft und in welchen Abständen soll trainiert werden (☞ 2.3.3 Trainingsprinzipien)?

> ☞ Wer sich für „Training" fit machen möchte, sollte zumindest in Anatomiebüchern, auf CD oder im Internet den menschlichen Körper (Anatomie) und seine Bewegungsmöglichkeiten studieren. Zusätzliche eigene Trainingserfahrungen sind die beste Grundlage für die Anleitung von Trainingseinheiten.

Tipps für die Übungsleiterin

- Normale alltägliche Bewegungen anregen
- Gezielte Bewegungen fördern: 3 mal 30 Minuten pro Woche sind sinnvoll und wirksam
- Bewegungstraining gezielt, strukturiert und wiederholend: z. B. je Bewegung mindestens 16 Ausführungen, alle Bewegungsbündel mindestens 5 mal wiederholen (Serie)
- Übungsweg: von einfachen zu schwierigeren Übungen
- Wechsel zwischen kleinen und großen Bewegungen (fein- und grobmotorisch)
- **PAUSEN** zwischen den Bewegungsbündeln beachten
- Fehlerkorrekturen beim Üben und Trainieren: beobachtete problematische Ausführungen sollte die Übungsleiterin für alle in

der Runde klären („Ich möchte die Übung noch einmal zeigen ...")
- Abmachungen treffen: z.B. Handzeichen für laut–leise, langsam–schnell, hoch–tief, „Alle mal herschauen".

Was ist auf körperlicher Ebene trainierbar im Alter?

Die motorischen Grundfähigkeiten Kondition (Kraft, Ausdauer, Schnelligkeit), Koordination (Gewandtheit) und Beweglichkeit (Geschicklichkeit) sind Bestandteile jeglicher Bewegung und deshalb Inhalte von Bewegungsaktivitäten, Übungen und Training (☞ 2.2. und 3.4).

Betroffen vom Abbau im Alter sind besonders:
- Koordination, speziell die Reaktionsfähigkeit
- Knochenqualität
- Kraft und Beweglichkeit (besonders Schnelligkeit)
- Widerstandsfähigkeit gegen Kurzzeitbelastungen oberhalb der Belastungsgrenze.

1. Koordination

Schneller Abbau von Koordinationsfähigkeiten kann durch Übungen und Training verzögert werden.

2. Knochenqualität

Für Knochen sind Druck und Zug eine wichtige Form der „Ernährung". Da Muskeln mit den Knochen verbunden sind, entsteht Zug durch Bewegung. Die Wirkung der Schwerkraft beim Stehen und Tragen erzeugt ebenfalls Zug auf die Knochen.

☞ Die Übungsleiterin sollte deshalb immer wieder zum Stehen tagsüber oder beim Üben animieren. Auch wohldosierte und in der Körperachse ausgerichtete Biege- und Scherbelastungen sollten immer wieder auf den Knochen einwirken und durch Bewegungen provoziert werden. Ein Muskel stärkendes Krafttraining ist auch für die Knochen sinnvoll.

3. Kraft und Beweglichkeit können durch Übung und Training verbessert werden. Der Muskelabbau kann verzögert oder gar verhindert werden durch konstantes Üben und Trainieren und durch Zufuhr von genügend Eiweiß in der Nahrung. **Schnelligkeit** wäre zwar in manchen Alltagssituationen von Vorteil (Straße überqueren), kann aber nicht mehr durch Training verändert werden.

4. Belastungen oberhalb der Belastungsgrenze ist für die genannten Zielgruppen nicht ratsam.

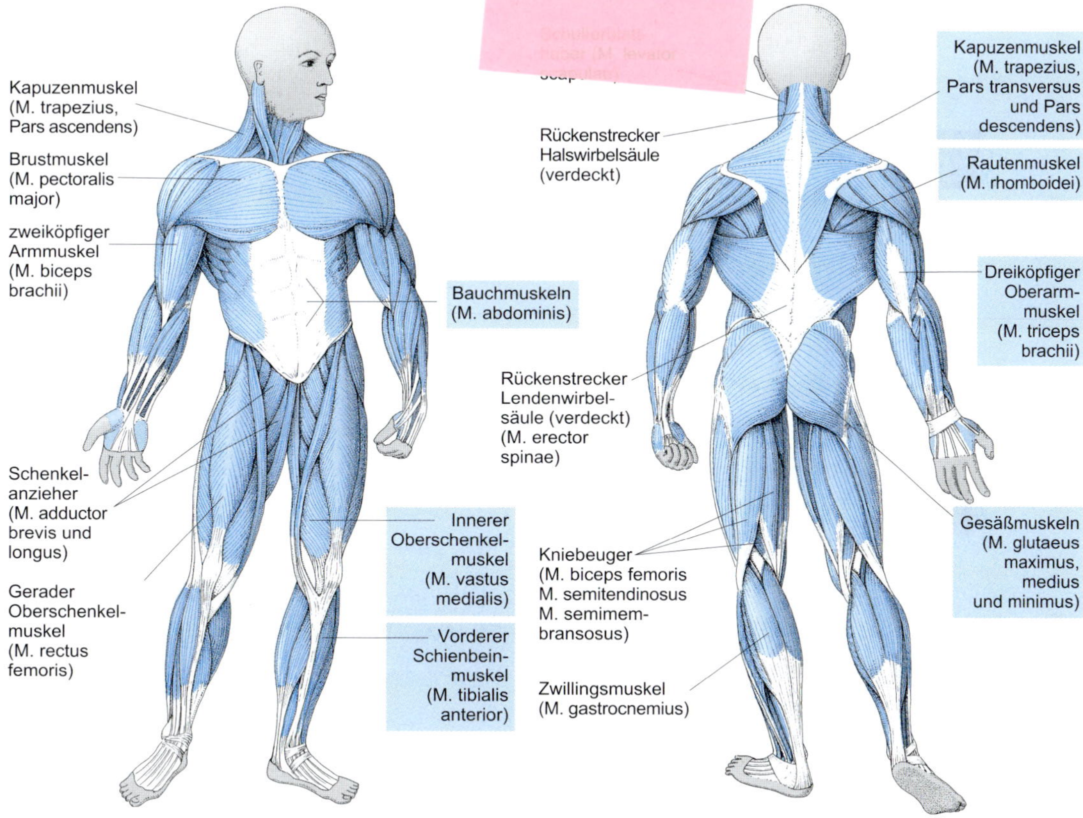

Abb. 3.5 Muskelgruppen, die leicht zur Verkürzung neigen und Muskelgruppen, die leicht zur Abschwächung neigen (blau gekennzeichnet).

Für den Ablauf von Übungsstunden ist auch von Bedeutung, mit **welchen geistigen und psychischen Fähigkeiten** die Übungsleiterin noch rechnen kann oder inwieweit diese vom Altersabbau betroffen sind.

Wenn keine Krankheitseinflüsse hinzukommen, bleiben ziemlich **konstant**:

- das Allgemeinwissen
- die Fähigkeit zur Informationsaufnahme und -verarbeitung
- die Lernfähigkeit, etwas Neues lernen ist also möglich
- das Langzeitgedächtnis
- bedingt die Konzentrationsfähigkeit und
- die Widerstandsfähigkeit bei kurzer psychischer Belastung.

Betroffen vom Abbau ist die **Geschwindigkeit**, in der Informationen aufgenommen und verarbeitet werden. Das Tempo beim Anleiten und Üben muss deshalb aufmerksam angepasst werden. Das **Abstraktionsvermögen** lässt ebenfalls nach. Von längeren Übungserklärungen ist deshalb abzuraten. Üben mit Vorstellungsbilder ist die geeignetere Methode.

Mit dem **Kurzzeitgedächtnis** darf nicht mehr verlässlich gerechnet werden. Die Übungsleiterin sollte sich darauf einstellen, dass Erklärungen und Übungen aus vorherigen Stunden nicht von allen Teilnehmerinnen erinnert werden.

Die geistige Beweglichkeit bzw. **Umstellungsfähigkeit** wird träger. Das wird deutlich, wenn alte Bewegungs- oder Verhaltensmuster nicht mehr funktionieren und „Ersatzmuster" gelernt werden sollten. Hier sind willentliche Anstrengungen nötig, um Bewegungsfähigkeit auf andere Art zu schaffen wie z. B. nach einem Schlaganfall.

> Bei hochbetagten Menschen ist ein wachsendes „**Aufmerksamkeits-Defizit**" festzustellen. Das kann ein allgemein veränderter Aufmerksamkeitsgrad sein oder eine verschlechterte Aufmerksamkeit bei parallel verlaufenden Tätigkeiten. Das hat eine Leistungseinbuße in einer der beiden Tätigkeiten zur Folge oder gar bei beiden.
> Das ist besonders gut zu beobachten, wenn eine „Aufgabe" gelöst werden soll im Stehen oder im Gehen. Beim gleichzeitigen Gehen ist die Qualität der zu lösenden Aufgabe deutlich gemindert.
> Die mangelnde Aufmerksamkeit wirkt sich auf die koordinativen Fähigkeiten aus. Sie sind von Bedeutung für die Bewegungen des Alltags, die noch nicht oder nicht mehr automatisiert ablaufen.

Konsequenzen für das Üben und Anleiten

- Übungen im Bereich Koordination anbieten, damit die komplexen alltäglichen Bewegungsabläufe nicht zu schnell verloren gehen
- Übungen mit koordinativen Inhalten möglichst in die erste Hälfte der Übungsstunde rücken: Sie können dann kräftemäßig besser und konzentrierter durchgeführt werden
- Nach dem Prinzip der Achtsamkeit üben und dadurch das Gegenwärtige und Mögliche in den Blickpunkt rücken. Dadurch **kann** Stress durch die Übungsanforderungen oder Alltagsbelastungen im Heim reduziert werden
- Bewegungen verstärkt anleiten in Vorstellungsbildern und Situationsbeschreibungen; das ist für die Teilnehmerinnen einsichtiger als Übungserklärungen
- Übungsphasen nicht zu lange gestalten, Pausen einbauen zwischen Übungen auch zum Auftanken von Aufmerksamkeit
- Nicht zu viele Übungsteile auf einmal ansagen.

3.3.3 Bewegungsangebote im Heim

Gradmesser für die Bedeutung von Bewegungsangeboten ist die Benennung („Beschäftigung"), die Einbettung in das Heimleben, die personelle Ausstattung und die Häufigkeit.

Wenn es erklärter Wille eines Heimträgers ist, Bewegungsstunden als wichtigen Beitrag zur Lebensqualität anzubieten, werden die Übungsleiterinnen hoffentlich jegliche Unterstützung für diese psychosoziale Arbeit finden (Pflege-Charta 2007, Bundesministerium für Familie, Senioren, Frauen und Jugend; SGB XI, §§ 11 und 28, regelt die aktivierende Pflege und Betreuung).

Studien zeigen mehrfach, dass die durch Bewegungsaktivitäten verbesserte Befindlichkeit der Bewohnerinnen deren Mitarbeit bei den pflegerischen Grundtätigkeiten unterstützt.

Auswahl für eine differenzierte Programmstruktur

- Allgemeine Bewegungsaktivitäten, auch Spiel und Tanz, mindestens wöchentlich, sie können zwischen 45–60 Minuten dauern
- Thematische Kurzangebote (20 Minuten) am Morgen, mehrmals in der Woche
- Spezielles Bewegungstraining (z. B. Sturzprävention), 30 Minuten mehrmals wöchentlich
- Hirnleistungstraining durch Bewegung, ca. 45 Minuten wöchentlich
- Bewegungsangebote mit hohem Aufforderungscharakter für Heimbewohnerinnen mit geringen Übungserfahrungen
- Angebote vormittags oder nachmittags oder abwechselnd.

Wenn Bewegungsstunden unter gesundheitlichen Aspekten angeboten werden, ist es sinnvoll, kontinuierlich und mehrfach wöchentlich Zeiten festzulegen; Übungs- und Trainingseffekte zur Verbesserung der körperlichen Befindlichkeit können nur so erzielt werden. Die positiven Auswirkungen des körperlichen Trainings auf die psychische und geistige Situation von Bewohnerinnen sollte im Blick auf die täglichen Pflegehandlungen nicht unterschätzt werden.

Bedenkenswert ist, ob die Bewegungsstunden nicht unter einem anregenden Namen angekündigt werden können. Das würde die Bewohnerinnen wahrscheinlich neugieriger machen als die Bezeichnung „Gymnastik" oder „Sitztanz" oder „Gedächtnistraining". Solche Namen könnten lauten: „Bewegung für die Grauen Zellen", „Hallo-Wach-Gymnastik" oder „Wie geht's, wie steht's?" Diese Ankündigungen können unter einem fixen Oberbegriff mit wöchentlich wechselnden Titeln ausgehängt werden, z. B.:

> ☞ Bewegungsrunde am Dienstag, den ...
> **„Mit Händen und Füßen sehen"**
> Neugierig geworden? – Wir laden herzlich ein zum gemeinsamen Üben.
> (Ein passendes Foto, eine Zeichnung oder eine Karikatur verlocken zum Hinsehen.)

Überlegungen zu räumlichen Bedingungen

- Können die Angebote in einem geeigneten Gruppenraum stattfinden?
- Können/sollen Angebote auch auf dem Wohnbereich gemacht werden?
- Sollen Angebote für bettlägerige Bewohnerinnen erarbeitet werden? Selbst im Sitzen oder Liegen können z. B. Kräftigungsübungen durchgeführt werden.

Es ist äußerst wünschenswert, dass die Bewegungsangebote in einem geschützten Rahmen stattfinden können. Ein Flur oder der Speisesaal sind nicht störungsfrei. Nebengeräusche beeinträchtigen die Aufmerksamkeit und stören ebenso wie vorbeilaufende Personen die Konzentration beim Üben. Außerdem ist zu beachten, dass Fenster für Licht und zum Lüften vorhanden sind sowie für einen Blick nach draußen. Kellerräume sind selten geeignet als motivierender Übungsraum (☞ Abb. 3.5).

Eine insgesamt bewegungsfreundlich gestaltete Heimatmosphäre

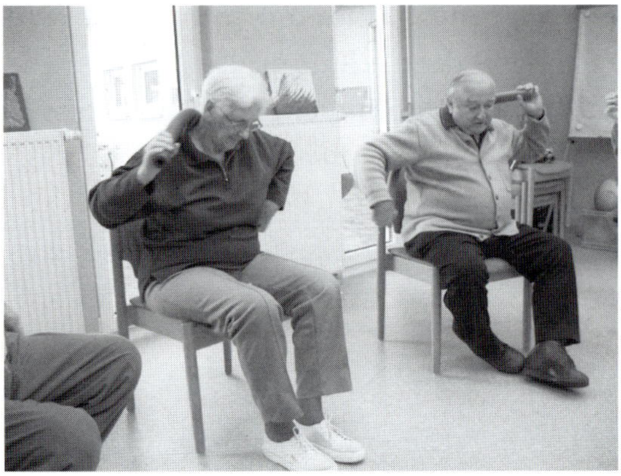

Abb. 3.6 Dieser Raum lädt durch seine freundliche Atmosphäre zu Bewegungsstunden ein.

unterstützt Lust auf individuelle Bewegungsaktivitäten. Sie ist besonders bei ungünstigen Witterungen von großer Bedeutung. Bei günstiger Witterung sollten Übungen auch im Freien (Sonnenlicht) stattfinden. Große Terrassen oder Gartenwege ermöglichen Bewegungen in Luft, Licht und Duft.

☞ Menschen, die im Heim leben, haben häufig das Problem, dass sie sich abgeschoben vorkommen. Deshalb ist es besonders wichtig, für Gruppenangebote einen speziellen angenehmen Raum als „Heimat der Gruppe" bereitzustellen.

Überlegungen zum Übungsmaterial

Die Übungsstunden verlaufen interessanter für die Teilnehmerinnen, wenn immer wieder neues Material eingesetzt wird (☞ 4.6). Deshalb sollten im Übungsraum auch Regale vorgesehen sein dafür. Eine Alternativlösung können Materialwagen sein, die so bestückt werden, dass man auf Wohnbereiche damit gehen und dort üben kann.

Selbstverständlich ist auch ein Etat erforderlich, der Anschaffungen von Geräten, Material und Musik-CDs ermöglicht.

Welches Material sollte zur Verfügung stehen?

Für motogeragogisch orientierte Bewegungsarbeit sind sowohl gekaufte Gegenstände als auch viele Alltags- und Einwegmaterialien brauchbar. Außerdem finden sich in der Natur zu verschiedenen Jahreszeiten anregende Objekte.

Bei diesen Materialien halten sich die finanziellen Aufwendungen in Grenzen. Es muss allerdings Beschaffungs- und Herstellungszeit bei der Zeitbemessung für Übungsleiterinnen berücksichtigt werden.

Minimal-Ausstattung

- Verschieden große Bälle aus verschiedenem Material
- Tücher in verschiedener Größe und verschiedenem Material
- Einfache Rhythmusinstrumente
- Verschiedenste Papiere
- Alltagsmaterial, wie Dosen, Becher, Pappteller
- Einwegmaterial, wie Papprollen, Pappkartons, Plastiktüten, Verpackungen.

Materialwagen mit akustischen Signalen

Ein Servierwagen wird mit Materialien/Instrumenten und einem CD-Player bestückt. Mit diesem Wagen kann man in die Wohnbereiche fahren und dort oder in einzelnen Zimmern Bewegungsangebote verschiedenster Art machen.

Der Wagen kann mit Glöckchen behängt werden oder mit einer Fahrradklingel mit einem angenehmen Ton ausgestattet werden. Es soll unüberhörbar sein, dass „die Frau für Bewegungsaktivitäten" im Anmarsch ist. Diese Klänge sind ein Signal und laden zum Mitmachen ein. Ein großer Korb kann ähnliche Dienste leisten wie der Wagen.

Auf dem Materialwagen können auch **„Überraschungsschachteln"** sein.

In großen Schuhkartons können thematisch angeordnete Materialien gesammelt werden, die sich für anregendes Üben mit einer oder mehreren Personen eignen, z. B.:

- Materialien für Massagen
- „Erinnerungsstücke", wie Taschentücher, Schals, Stopfeier, Strickliesel, Häkelnadeln
- Rechteckige und spitze Papiertüten, Plastiktüten, Stofftaschen, die zum Verpacken oder beim Einkaufen benutzt wurden

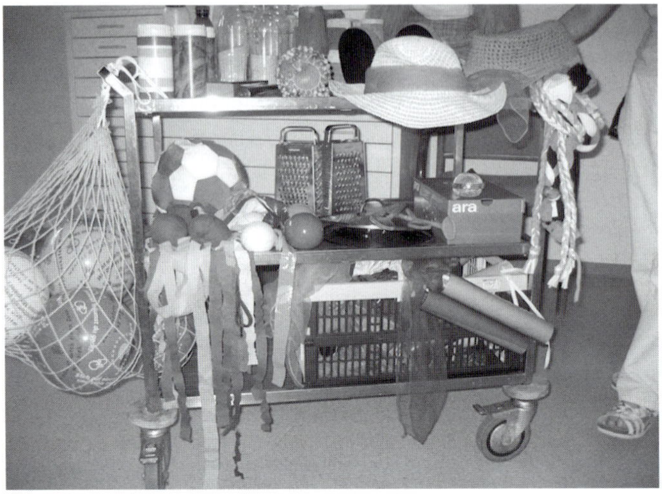

Abb. 3.7
Materialwagen

- Bunte gemischte Gegenstände, z.B. Seifenblasen, Trinkhalme, Pappbecher, kleine Styroporbällchen oder Tischtennisbällchen, Federn, kleine Musikwalzen, Schütteleier oder Schütteldosen.

3.4 Übungen zusammenstellen

Übungsleiterinnen (in Altenheimen) haben häufig wenig Basis-Wissen aus der Sportwissenschaft und/oder dem didaktisch – methodischen Bereich. Sie sind hoch motiviert und suchen zunächst interessante Übungen aus Büchern und von Kolleginnen. Dies erlaubt einen guten Einstieg in die Arbeit. Zu diesem Zeitpunkt können die Vorlagen aufgrund fehlender Grundlagen nicht immer auf ihre Tauglichkeit hin genügend hinterfragt werden.

Der nächste Schritt ist dann, sich Handwerkszeug anzueignen, mit dem eigenständig für die jeweilige Zielgruppe passende Übungen erarbeitet werden können.

Das Zusammenstellen sinnvoller Übungsangebote soll deshalb für Interessierte erleichtert werden durch ein Baukasten-System. (Dieses System wurde entwickelt von Jan und Traudel Theune für die motogeragogisch orientierte Baustein-Ausbildung „Bewegung-Rhythmik-Musik" im Hohenwart Forum, Pforzheim)

Vorgehensweise:

Ziele klären → Inhaltsbereiche zuordnen → entscheiden für Bewegungsaktivität oder Training → eine Bewegungs-Grundform beschreiben → Variationen dazu mit Baukasten-Elementen zusammenstellen → evtl. Bewegungsfolgen bilden.

Baukasten-Elemente

Mit diesen Elementen kann eine Ausgangsbewegung auf viele Weisen variiert werden und durch die vielen gleichen oder variierten Wiederholungen Trainingseffekte bekommen.

1. Beweglichkeit der Körperteile
2. Bewegungsformen
3. Bewegungsrichtungen
4. Bewegungsausführungen

(1) Körperteile:

- Welche Körperteile lassen sich (gut/schlecht) bewegen?
- Wie gut können sie sich in Kombinationen bewegen?
- Was kann man mit diesen Körperteilen bewegen?
- Welche Materialien können die Bewegung des Körperteils verstärken?
- Welche Tätigkeiten können Körperteile erfolgreicher mit Material erledigen?

(2) Bewegungsformen (Auswahl)

- Wie lassen sich Kopf, Nacken, Schulter bewegen?
- Wie lassen sich Arme, Hände, Finger bewegen?
- Wie lässt sich der Rumpf bewegen?
- Wie lassen sich Beine, Füße, Zehen bewegen?

Bewegungsverben

strecken	fangen	laufen	schwingen	stampfen
beugen	greifen	gehen	wiegen	schleichen
drehen	reiben	schlurfen	schlagen	

(3) Bewegungs-Richtungen:

- (nach) vorne – (nach) hinten
- (nach) oben – (nach) unten
- (nach) links – (nach) rechts
- gerade – überkreuzt
- einseitig rechts oder links
- beidseitig parallel/gegengleich
- körpernah – körperfern

(4) Bewegungs-Ausführungen

■ gebeugt	gestreckt
■ locker	mit Spannung
■ gleich bleibend	verändernd
■ ansteigend	absteigend
■ langsam	schnell
■ mit Druck	ohne Druck
■ kleine Bewegung	große Bewegung
■ *mit Material*	*ohne Material*
■ *mit Musik*	*ohne Musik*

„Rhythmus" ergibt sich bei den Bewegungsausführungen durch ein Wechselspiel zwischen mehreren Elementen der Bewegungsqualitäten, z. B.

- anspannen – entspannen
- strecken – beugen
- betont – unbetont
- körpernah – körperfern
- Basisübung – Variation

(5) Bewegungsqualitäten Übersicht

Bewegungs-Baukasten

Körperteile	alle, die sich bewegen lassen!
Richtung	vorne/hinten rechts/links oben/unten gerade/überkreuzt körpernah/körperfern
Tempo	schnell – langsam gleichbleibend – variierend
Dynamik	explosiv – schleppend, zögerlich
Form	parallel – gegengleich einseitig – beidseitig gerade – rotierend
Rhythmus	im Takt (z. B. im 4/4-Takt im ¾-Takt) – freie Gestaltung Bewegung und Pausen Basisübung und Variationen Wiederholungen in Bündeln und Serien
Frequenz	gleiche Wiederholungsanzahl – abwechselnde Anzahl hohe Anzahl/niedrige Anzahl
Kraft	statisch oder dynamische Bewegungsausführung mit Druck – ohne Druck – mit wechselndem Druck
Sozialform	allein mit Partner Gruppe Mannschaft
Materialien	Gymnastikgeräte, Gewichte, Alltagsgegenstände Wasser, Farben, Licht
Musik	Instrumente, Medien

Abb.3.8 **Bewegungs-Baukasten.** „Stein auf Stein, Stein auf Stein, die Übungen werden bald fertig sein".

Ist man erstmal vertraut mit den verschiedenen Bausteinen der Bewegungsqualitäten, lassen sich schnell mit wenig Aufwand ganze Bewegungsfolgen zusammenstellen.

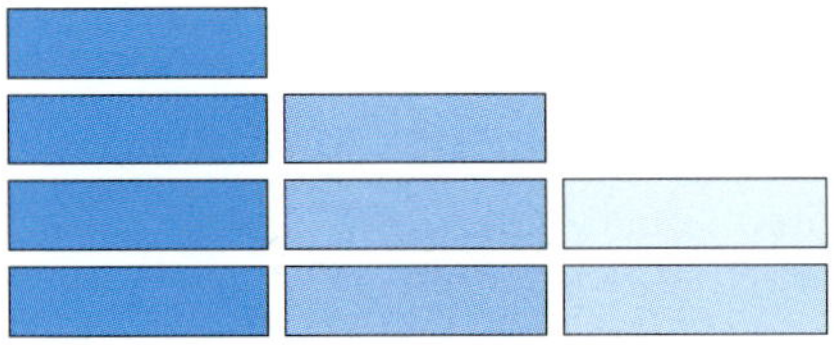

Abb. 3.9 Beispiel: Eine Basisübung wird ausgewählt und variiert durch Hinzufügen oder Austauschen von Baukasten-Elementen.

Ein Trainingseffekt kann entstehen, wenn

- Basisübungen und Variationen je bis zu 16 mal am Stück („Bündel") wiederholt werden
- jedes 16-er Bündel nach kurzen Pausen mehrmals wiederholt (Serie) oder mit anderen Bündeln zu Bewegungsfolgen geordnet wird.

> ☞ Diese Art zu planen stellt eine große Anzahl von Bewegungsmöglichkeiten zusammen.
> Sie müssen aber keineswegs alle hintereinander und in einer Bewegungsrunde durchgeführt werden. Es sind Schatzkisten, aus denen nach Bedarf Elemente herausgeholt werden.

Übungsbeispiel 1 (ausführliche Version)

Zielgruppe	alte Menschen mit Verschleißerscheinungen in den Schultergelenken
Ziel der Übung	eine bessere Beweglichkeit der Schultergelenke erreichen. Ein größeres Bewegungsausmaß führt zu einer größeren Selbständigkeit bei Alltagsbewegungen (anziehen, waschen. essen) und in der Regel zu einer Schmerzlinderung bei Belastung.
Räumlichkeiten	angemessen für Übungsstunden
Übungsformen	sollten Raum und Sitzanordnung angepasst sein
Material	je 2 Tennisbälle pro Person
Sozialform	Die Teilnehmerinnen sitzen im Kreis auf einem Stuhl, Hocker oder Rollstuhl
Körperteil	**Hände** rollen die Bälle auf den Oberschenkeln
Richtungen	verschiedene Möglichkeiten
Frequenz	mindestens zehn Wiederholungen, es dürfen aber auch mehr sein.
Tempo	langsame Bewegungsausführung in Achtsamkeit

Basisübung: Bälle mit **beiden Händen parallel** auf den **Oberschenkeln rollen**

Variation 1: **Richtung** vor und zurück, **Form** gegengleich

Variation 2: **Richtung** vor und zurück, **Form** gegengleich, **Kraft** mit Druck

Variation 3: **Richtung** vor und zurück, **Form** parallel, **Tempo** zügig

Variation 4: …

Übungsbeispiel 2 (verkürzt beschrieben)

Zielgruppe und Ziele s. o.

Basisübung: **Arme pendeln** (im Sitzen/Stehen/Fortbewegung)
Variation 1: vorwärts – rückwärts, gegengleich, locker, gemäßigtes Tempo
Variation 2: vorwärts – rückwärts, parallel, mit Schwung, gemäßigtes Tempo
Variation 3: vorwärts – rückwärts, überkreuzend, gemäßigtes Tempo
Variation 4: vw – rw, parallel, vorne körperfern eine Papprolle von einer Hand in die andere übergeben
Variation 5: …

Nach jeder Variationseinheit wird eine kurze Pause zum Nachspüren eingelegt.

Aus der Basisübung und einzelnen Variationen können verschiedene Bewegungsfolgen zusammengebaut werden, vor allem wenn auch Musik und Material einbezogen werden.

Bewegungsfolgen sind eine gute Nahrung für die Hirnleistungen. Sie unterstützen durch die Bewegungen den Kreislauf und damit eine bessere Durchblutung des Gehirns als Organ.

Je nach Übungsauswahl und Übungsanleitung berücksichtigen sie motorische Grundfähigkeiten und betreiben auch dadurch aktive neuronale „Netzwerkpflege“. Damit die Einzelteile im Ablauf aktuell erinnert werden, ist Konzentration nötig.

Bewegungsfolgen stellen die Übungen in Zusammenhänge. Sie wirken dadurch auf dieTeilnehmerinnen interessanter und tragen so zur Motivation bei.

Die Übungsleiterin sollte allerdings daran denken, dass auch beim Üben mit Bewegungsfolgen für einzelne Teilnehmerinnen Stress entstehen könnte durch die Anforderungen an die geistige und körperliche Leistungsfähigkeit. Sie kann das regulieren, indem sie eine gute Gruppen-Atmosphäre schafft, sich in einer humorvollen, zugewandte Übungsanleitung übt und rhythmisches Üben und evtl. Musikbegleitung einbezieht.

3.5 Übungsstunden planen

3.5.1 Planen

Bewegungsaktivitäten angemessen zusammenzustellen, ist eine komplexe Angelegenheit und erfordert immer wieder neues Wissen und reflektierte Erfahrungen.

- Anlass des Zusammenseins ist „Lebensqualität schaffen durch Bewegung"; dazu werden Ziele und Inhalte ausgewählt
- Bei der Auswahl der Übungsformen orientiert sich die Übungsleiterin an den Inhalten und an den Menschen, die sich bewegen sollen
- Die Bewegungsstunde führt dieses Zusammenspiel weiter und muss zusätzlich noch eine „Dramaturgie" im Ablauf berücksichtigen
- Für die Übungsleiterin heißt es zudem, sich auf den Umgang mit den verschiedenen Persönlichkeiten einzustellen
- Aktuelle Rahmenbedingungen, wie Räume, Zeit, Hausprogramm oder besondere Anlässe, etwa Geburtstage oder Todesfälle, müssen bedacht werden, damit die beste Planung nicht deshalb durcheinander gerät.

☞ Für Menschen, die sich noch nicht sicher sind im Planen oder auch im sinnvollen Dokumentieren von Stundenbildern, empfiehlt es sich, Formblätter zu entwickeln. Dabei ist es hilfreich, die formale Darstellung von Übungsvorschlägen in Büchern zu studieren und allmählich eine eigene passende Weise zu finden.

Schriftliches Planen hat viele Vorzüge:

- Aufschreiben entlastet den Kopf, man kann sich auf anderes konzentrieren
- Man braucht keine Angst zu haben, etwas zu vergessen
- Dadurch entsteht weniger Hektik und Stress
- Aufgeschriebene Pläne können für ähnliche Aufgaben wieder

verwendet werden; sie müssen nicht völlig neu sein, sondern nur für die neue Situation angepasst

- Die eigene Arbeit ist besser organisiert
- Vorbereitungen erfordern zunehmend weniger Aufwand.

CHECKLISTE „Hab ich an alles gedacht?"
zu 3.5 Schriftliches Planen

Thema: ....
Datum: ....

- Tageszeit/Liegt Besonderes an im Heim an diesem Tag?
  ....
  ....
- Raumbelegung gesichert?/Sitzordnung vorbereiten
  ....
  ....
- Begleitpersonen informieren/Absprachen treffen
  ....
  ....
- Materialien/Geräte/Instrumente
  ....
  ....
- CD-Player und CDs
  ....
- zusätzliche Unterlagen vorbereiten (Geburtstag/Todesfall)
  ....
- Trinkpausen vorbereiten
  ....
- Krankmeldungen von TN?
  ....
- Sonstiges ....
  ....

Abb. 3.10 Checklisten sind eine gute organisatorische Unterstützung beim Planen.

☞ Ein Formblatt kann im PC als Datei angelegt und bei Bedarf ausgedruckt werden. Die Formblätter zu Stundenentwürfen können dann in Ordnern gesammelt werden.
Eine andere kleinere Version sind Karteikarten in verschiedener Farbe, die z. B. nach Inhalten, nach Körperteilen oder nach Themen in einem passenden Karton geordnet werden. Der ist im Übungsraum für alle Fälle schnell zugänglich.

3.5.2 Didaktische Aspekte

Didaktik ist die Kunst des Auswählens aus einer Menge von Möglichkeiten, die für bestimmte Zielgruppen zu einem bestimmten Zweck sinnvoll sind.

Didaktische Leitlinien

- **Anschaulichkeit**
  Die Inhalte sollen in Bezug zur Lebenswelt ausgewählt und zum Üben möglichst in bekannte Situationen verpackt werden. Begleitmaterial wie Fotos oder Körpermodelle können unterstützend eingesetzt werden
- **Ganzheitlichkeit**
  Das Medium „Bewegung" ist bestens geeignet dafür, verschiedene Ebenen des Menschen anzusprechen. Bewegung geschieht nie nur auf der Körperebene, immer ist sie verknüpft mit Sinneswahrnehmungen, Hirnleistungen und Emotionen
- **Differenzierung**
  Wo Menschen in Gruppen zusammen sind, gibt es immer Unterschiede: in den Interessen, den Bedürfnissen, dem Gesundheitszustand. Insofern kann bereits bei der Planung das Angebot inhaltlich und methodisch vielfältig vorbereitet werden. „Jedem das Seine" – so gut dies eben möglich ist
- **Individualität**
  Bewegungsausführungen und Bewegungslösungen sollen nach individuellem Vermögen erfolgen und von der Übungsleiterin

akzeptiert werden. Es sei denn, sie beobachtet Bewegung, die der jeweiligen Teilnehmerin schaden würden. Dann ist eine sensible Korrektur angebracht.

In der Physiotherapie oder bei sportlichen Disziplinen steht die „richtige" Bewegungsausführung im Vordergrund

- **Bewusstheit**
  Beim Üben soll die Aufmerksamkeit der Teilnehmerinnen auf sich selbst und ihren Körper gelenkt werden. Nicht die Übung an sich ist wichtig, sondern das, was dadurch ausgelöst wird und was man spüren kann beim Üben und danach. Körpergefühl entwickeln ist ein guter Weg, sich sicherer in seiner Lebensumwelt zu bewegen
- **Selbsttätigkeit**
  Bei der Auswahl der Übungsformen ist darauf zu achten, dass die Teilnehmerinnen zu eigenen Entscheidungen und zu eigenem Tun angeregt werden. Soweit es möglich ist, sollte die Übungsleiterin ihre Teilnehmer auch in minimale organisatorische Unterstützung beim Verteilen von Material oder auch zu gegenseitigen Hilfen einbinden. Die Übungsstunden sollten nicht von einem „Bedien-Charakter" geprägt sein
- **Vielseitigkeit**
  Die Übungsleiterin sollte sowohl in der Auswahl der Inhalte als auch der Übungsformen Wert darauf legen, das Interesse der Teilnehmerinnen durch ein interessantes Angebot zu wecken und zu erhalten. Vielseitigkeit bedeutet auch, dass nicht einzelne Körperbereiche einseitig belastet werden, sondern möglichst viele im Verlauf der gesamten Bewegungsstunde ins Spiel kommen

W-Fragen

Das **W-Fragen-Raster** ist ein äußerst brauchbares Hilfsmittel für die Vorbereitung von Bewegungsstunden.

Checkliste: Vorbereitung einer Bewegungsstunde

WER	nimmt an den Angeboten teil? Für wen wird geplant?	■ Einschränkungen durch Zustand/Krankheitsbilder ■ Bemerkungen zum Verhalten einzelner Personen ■ Wer soll dabei sein? ■ Wie viele Personen kommen regelmäßig? ■ Werden sie gebracht, muss man sich kümmern? ■ Gibt es eine Begleitperson während des Angebotes? Wer ist schnell erreichbar?
WAS	ist das heutige Ziel des Angebotes?	■ Zeit strukturieren, dem Tag Sinn geben ■ Gemeinsamkeit erleben ■ Soziales Verhalten ■ Erinnerungen wachrufen, Gedächtnis ansprechen ■ Übungen zur körperlichen Beweglichkeit ■ Krafttraining, Alltagsbeweglichkeit, Geschicklichkeit, Feinmotorik ■ Atemübungen, Entspannungsübungen, Spiele, Rhythmik
WO/WANN	ist genügend Raum für das Vorhaben/eine günstige Zeit?	■ Draußen, drinnen, Tageslicht, Fenster zum Öffnen ■ Bestuhlung, Raumatmosphäre ■ Vormittags, nachmittags, wöchentlich mehrmals ■ Wie lange?
WIE	soll das Angebot gestalten werden?	Hier geben die Methoden Anregungen
WOMIT	soll das Angebot gestaltet werden?	■ Materialien, Geräte, Verbrauchsmaterial, Musik ■ Was ist vorzubereiten? ■ Wie soll der Ablauf sein?

Wozu planen? Es kommt doch anders!

Ein häufiger Einwand gegen das Planen ist, dass letztlich dann doch alles anders kommt. Das stimmt in vielen Fällen, aber das ist kein Argument gegen das Planen an sich. Es zeigt nur, dass es wichtig ist, einen Plan flexibel zu halten und ihn während der Umsetzung immer wieder an die sich verändernde Situation anzupassen. Es macht außerdem viel Sinn, immer einen „Plan B" in der Tasche zu haben.

3.5.3 Methoden und Übungsformen

Methoden sind die Wege und Formen, in denen gelernt oder gehandelt werden kann, um ein Ziel zu erreichen. Sie sollen der Sache und den Teilnehmerinnen angemessen sein. Viele dieser methodischen Formen sind im Praxisteil in Kapitel 4 umgesetzt.

Methodische Formen in Bewegungsangeboten

Bewegungsfolgen: Einzelne Bewegungen werden zu „Bündeln" geordnet und mehrfach hintereinander durchgeführt.
Bewegungsdomino: Eine Teilnehmerin beginnt mit ihrer Bewegung die Runde und jede weitere Teilnehmerin fügt ihre Bewegung hinzu. Hier ist Reaktion gefragt und nicht Merkfähigkeit.
Variation: Vier Teilnehmerinnen gelten als Einheit. Die erste macht eine Bewegung, alle anderen machen sie nach. Jede weitere Teilnehmerin wiederholt die vorangehenden Bewegungen und fügt eine neue hinzu. Dann beginnt eine neue Vierergruppe. Hier ist mehr Aufmerksamkeit für die gerade Handelnden und Merkfähigkeit gefordert.
Weitere methodische Formen:

- Bewegungsspiele und Bewegungsgeschichten (☞ 4.5)
- Rhythmische Muster, in Rhythmen üben (☞ 4.7)
- Erkunden und Experimentieren (in den Praxiskapiteln zu finden)
- Bewegen ohne und mit Geräten oder Material (☞ 4.6)
- Bewegen ohne/mit Musik, Tänze (☞ 4.8)
- Spiele in der Tischrunde (☞ 4.5)

- Körper-Landkarten erstellen (☞ 4.3)
- Gemeinsame Produkte erstellen
- Mit inneren Vorstellungsbildern üben (☞ 4.1 und 4.3)

Imagination: damit soll die Art und Weise der Bewegungsausführung unterstützt werden („Stellen Sie sich vor, an Ihren Ellenbogengelenken wird je ein Luftballon befestigt und bewegt die Arme nach oben …")

Mentales Üben: Der Bewegungsablauf wird zunächst in der Vorstellung vorweg genommen. Dabei werden alle Muskeln und Gelenke angesprochen, die diese Bewegung ausführen. Das Gehirn setzt eine Bewegungsschranke ein, damit die Bewegung nicht tatsächlich stattfindet. Dies ist ein Energiespareffekt, weil beim mentalen Üben noch nicht soviel Energie verbraucht wird. Diese Art des Übens hat ihre Vorteile bei Menschen, die durch Krankheit oder Unfall in ihrer Beweglichkeit gehandicapt sind. Nach Schlaganfall, bei Parkinson-Erkrankung oder nach Amputation können sie auf diese Weise in Übungsrunden einbezogen werden.

☞ Die Methoden und Anleitungen, die mit Vorstellungen und inneren Bildern arbeiten, sind **nicht geeignet** für Menschen, die an Demenz (in späteren Stadien) erkrankt sind. Bei ihnen sind psychische Störungen wie Wahn, Halluzinationen und Depression zu beobachten. Ebenso können Medikamente ähnliche Wirkungen erzeugen oder vorhandene Störungen verstärken. Mit **Imagination und mentalem Üben** würden unter Umständen die Desorientierung und Stimmungslabilität verstärkt werden.

Ausgehend von den Prinzipien der Motogeragogik spielen Abwechslung und Variation eine bedeutende Rolle für Planung und Durchführung von Bewegungsstunden.

Das bezieht sich natürlich nicht nur auf Ziele und Inhalte, sondern auch auf die methodischen Formen, die Materialien und Geräte sowie die Sozialformen.

Abwechslung und Variation bieten Wachstumschancen. Einerseits bedeutet Gewohntes und Bekanntes in den Übungsstunden, dass es durch die Wiederholungen zu Vertiefungen der Bewegungs- oder Verhaltensmuster kommt. Andrerseits werden durch neue Übungsformen oder Variationen in den einzelnen Bewegungsausführungen oder in Übungsreihen immer wieder Anpassungsreaktionen im Hirn gefordert.

3.5.4 Eine Bewegungsstunde zusammenstellen

Vorbereitung: den Raum „auf Empfang" vorbereiten
Lüften, Wärme regulieren, Ordnung im Raum herstellen, evtl. kleines Arrangement für die Sinne je nach Jahreszeit, Sitzgelegenheiten richten, Material und CD-Player, CDs bereitstellen, Getränke für die Trinkpause richten (☞ Abb. 3.10).
Einstiegsphase: die ankommenden Menschen wahrnehmen und begrüßen

Ein Anfangsritual schaffen (Lied, Musik, Tanz, Bewegung), organisatorische Mitteilungen, Thema/Schwerpunkte der Bewegungsstunde bekannt geben, Bewegung zum Aufwärmen (z. B. „Den Körper begrüßen")

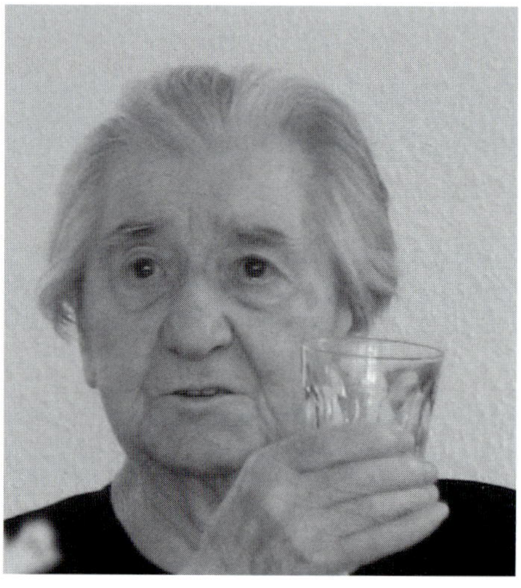

Abb. 3.11 Trinkpause nicht vergessen!

Hauptphase: etwas Bekanntes, Vertrautes wiederholen, **neues** Thema, **neue** Übungen und Informationen, Erarbeiten, Üben, ggf. Kraft- oder Koordinationsübungen, Trinkpause nicht vergessen, Vertiefen durch Wiederholen, Bezug zum Alltag herstellen, Überleiten zum Ende
Schlussphase: anregend oder beruhigend, je nach Tageszeit und Stimmung in der Gruppe ein Tanz, ein Spiel, eine Abschiedsmusik, verabschieden
Danach: Beobachtungen zu Übungen und zu Teilnehmerinnen oder Ideen notieren; Aufräumen.

☞ Manche Planungen geraten auch deshalb durcheinander, weil die Zeiteinschätzungen für einzelne Übungen nicht stimmen. Dies ist eine Sache der Erfahrung.
Vorschlag: Eine Bewegungsstunde so zusammenstellen, dass Übungen wegfallen können. Was möchte ich auf jeden Fall mit den Teilnehmerinnen üben (Minimallösung)? Was habe ich noch passend vorbereitet, um die Zeit gut zu nützen (Maximallösung)? Das aktuelle Geschehen hat Vorrang vor der Planung.

60 Minuten	**Aufbau-Schema für Bewegungsangebote**
10–15 Minuten	**Einstiegsphase** ***Anfangs-Ritual*** **„Aufwärm-Übungen"**
30 Minuten Trinkpause	**Hauptphase** *Anknüpfen an Bekanntes, Wiederholungen* *Neue Angebote einführen und üben* *Zeit für Wunsch-Übungen* *Reflexion* (Wozu machen wir das?) *Wiederholungen*
15 Minuten	***Spielerischer Ausklang*** ***Schluss-Ritual***

Abb. 3.12
Zeit-Schema für Stundenaufbau.

3.5.5 Von Zielen über Ideen zu Übungsstunden

Thema: Meine Hände – unverzichtbare Alltagsbegleiter
Ziel: die Hände gebrauchen können als Voraussetzung für selbstständiges Handeln; Stärkung des Selbstwertgefühls
Die Übungsleiterin sammelt Ideen und macht sich Notizen:

- Alltagstätigkeiten: Wozu brauchen wir die Hände?
- anatomische Kenntnisse: Was wissen wir über den Bau der Hände?
- eigene (und fremde) Hände betrachten und ertasten
- Handumrisse auf ein weißes Papier malen; Gelenke, Nägel, und Besonderheiten einzeichnen,
- Gipsabdrücke von Händen anfertigen
- Fotos sammeln, auf denen Tätigkeiten mit Händen zu sehen sind
- Was können Hände alles machen? (Tätigkeiten ergeben Übungsmöglichkeiten)
- Bewegungsmuster (Hände falten, Arme verschränken, links-rechts-Gewohnheiten …)
- Gesten (mit den Händen sprechen) und Redensarten.
- alte Fingerspiele, Abzählreime, Gedichte, Geschichten.
- „Hände-Gedichte" selbst machen.

1. Eine Idee wird zur Bewegungsübung: Was können Hände alles machen?

Bewegungen sammeln

kratzen, kneifen, tasten, schnipsen, greifen, heben, streicheln, fühlen, wärmen, Faust machen oder ballen, Finger spreizen, Halt geben, sich stoßen, abwehren, klatschen, schreiben , essen, boxen, schützen, Schmerzen lindern, begrüßen, Hände reichen, Hand-in-Hand, eine Hand wäscht die andere, mit den Händen reden, kommunizieren, Gebärdensprache.

Bewegungsfolge zusammenbauen (s. Bewegungsbaukasten, ☞ Abb. 3.7)

kneifen	4 mal mit der rechten Hand in den linken Oberarm (Arm aufwärts) und umgekehrt
schnipsen	4 mal mit der rechten Hand in Schulterhöhe, dann 4 mal mit der linken Hand
greifen	4 mal Leitersprossen greifen nach oben und zurück
winken	2 mal mit der rechten Hand, 2 mal mit der linken Hand und 4 mal mit beiden Händen
schieben	Hände abwinkeln, Handfläche nach vorne 4 mal mit der rechten Hand einen Gegenstand nach vorne schieben, dann 4 mal mit der linken Hand 4 mal mit beiden Händen parallel wegschieben, dann 4 mal gegengleich
ziehen	4 mal ein Tau ziehen mit der rechten, dann 4 mal mit der linken Hand 4 mal mit beiden Händen rechts am Körper vorbeiziehen, dann links
reiben	Hände aneinander legen und 8 mal reiben (auf- abwärts) 4 mal mit der rechten Hand über die linke Handoberfläche hin zum Unterarm, 4 mal umgekehrt, 8 mal dasselbe im Wechsel

Haben Sie schon einmal darüber nachgedacht, dass man nur mit offenen Händen Geschenke empfangen kann? Wer die Hände fest zu Fäusten ballt, kann nichts entgegennehmen.
Die inneren Einstellungen lassen uns oft die „Fäuste ballen" in der Abwehr oder Gegenwehr. Da ist es kein Wunder, dass Verkrampfungen entstehen. Die inneren Einstellungen verhindern oft, dass Menschen bereit sind, sich für neue Anregungen zu öffnen.
Wie schön, dass man in Bewegungsstunden üben kann, die Fäuste zu öffnen und zu spüren, wie sich manches verändert dadurch.

Material zum Thema

- Bällchenbad/warmes Körnerbad
- Material zum Kneten, Greifen, Rollen
- Schwämme, Bürsten, „Massage-Socken", Cremes, Öle
- Alltags-Fotos mit Händen und Tätigkeiten,
- Bilder aus der Kunstgeschichte (Handgesten, z.B. Gebets- oder Bitt-Haltung),
- Ausdrucksformen aus dem indischen Tanz,
- Fingerspiele und Mudras,
- Gedichte und Geschichten,
- Segenssprüche und Segensgesten; „heilende Hände" in Sprüchen.

3.6 Kompetenzen von Übungsleiterinnen

3.6.1 Grundkompetenzen: Planen – Durchführen – Auswerten

- „Was ist meine Motivation, diese Bewegungsangebote zu machen?"
- „Welche Ziele verfolge ich damit?"
- „Was sollte ich wissen? Was möchte ich können?"
- „Was sind meine Kompetenzen? Genügen sie für diese Aufgaben?"
- „Welches Menschenbild/welche Altersbilder prägen meine Einstellungen?"
- „Wie will ich mit den alten Menschen umgehen?"

Diese Überlegungen haben Auswirkungen auf die Planung und Durchführung von Übungsstunden:

- **An welchen Konzepten orientiere ich mich? Welche Inhalte wähle ich aus?** (Was für die Teilnehmerinnen stimmig ist oder was mir Spaß macht, was ich gut kann?)
- **Worauf will ich achten?** (Sollen alle alles mitmachen? Wer kann

was nicht mitmachen? Wie wichtig sind mir korrekte Bewegungen?)

- **Wie flexibel kann ich auf veränderte Situationen während der Bewegungsstunde reagieren?** (Zusammensetzung der Gruppe ist anders als sonst: neue Personen, mehr Personen mit problematischen Krankheitsbildern; jemand aus der Gruppe ist am Vortag verstorben).
- **Wie gehe ich mit den Menschen um?** (Mit welchem Respekt begegne ich ihnen auch in der Ansprache? Wie sehr bemühe ich mich um Rücksicht aufgrund von altersbedingten körperlichen Veränderungen wie schlechtes Sehen, Hören oder Lärmempfindlichkeit?)

Fachliches Wissen und Können

Personen, die alte Menschen zu Bewegungen anleiten wollen, sollten selbst keine Bewegungsmuffel sein. Je mehr Bewegungserfahrungen aus dem Berufsleben oder dem Freizeitbereich sie mitbringen, desto reichhaltiger können Programme werden. Erleichternd wirkt sich aus, wenn die Übungsleiterinnen zu ihrem Körper ein gutes Verhältnis haben und diesen Körper gut und verschieden zu bewegen wissen. Wie sollten sie sonst andere authentisch zum Bewegen animieren können?

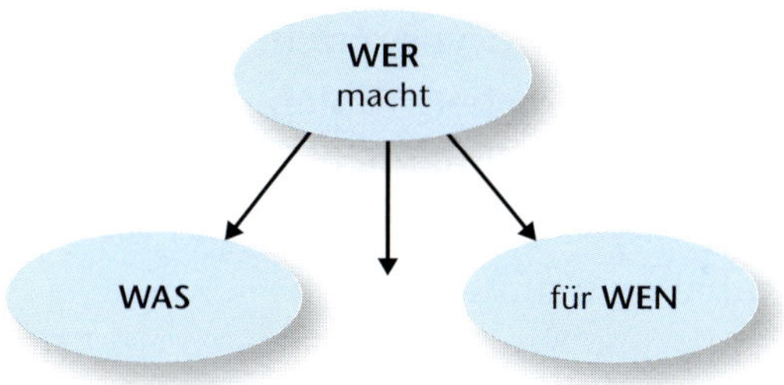

Abb. 3.13 Die Fähigkeiten der anleitenden Personen wirken sich auf das Interesse an Bewegungsstunden aus.

Kompetenzen der anleitenden Personen

- fachliches Wissen
- didaktisch-methodisches Wissen
- gruppenpädagogisches Wissen
- Persönlichkeit

Wissen über Bücher aneignen ist ein Weg, Erfahrungen beim Üben – unter Anleitung – machen, ist jedoch vielseitiger. Beides kann sich hervorragend ergänzen. Übungsleiterinnen sollten mit der Zeit in der Lage sein, Übungsanregungen aus der Fachliteratur bewusst auswählen zu können.

Kompetenzen von Übungsleiterinnen:

- Eigene (Bewegungs-)Erfahrungen (Gymnastik, Spiel, Tanz, Musik, rhythmisches Üben, ...)
- Grundkenntnisse in Anatomie und Physiologie, Trainings- und Bewegungslehre
- Gerontologisches und geriatrisches Wissen
- Grundkenntnisse in Lebensweltkonzepten/Biografiearbeit
- Planungs- und Methodenkompetenzen
- Gruppenpädagogik
- Kommunikationsfähigkeiten.

Kollegialer Austausch bei Fortbildungen ist eine gute Quelle für das eigene Wachsen im fachlichen Bereich. Deshalb sollte Bereitschaft zu Weiterbildungen und das Bemühen darum sowohl ein persönliches Anliegen sein als auch im Interesse des Heimträgers liegen.

Didaktik und Methodik

Fachliche Kenntnisse allein machen noch keine Übungsleiterin. Die Kunst im „Lehren und Anleiten" besteht darin, Inhalte angemessen auswählen und vermitteln zu können. Die Teilnehmerinnen sollen sich angesprochen fühlen, neugierig werden auf die Bewegungsrunden und allmählich Zusammenhänge verstehen lernen. Wenn dabei noch Zufriedenheit und Freude bei allen zu spüren ist, ist das Vorhaben gelungen.

Hierbei handelt es sich um die **didaktische** („WAS gezielt auswählen?") und die **methodisch**e („WIE biete ich die Inhalte an?") **Kompetenz**. Dazu gehört auch, Einheiten zielorientiert und teilnehmerbezogen **planen** zu können (☞ 3.5). Wenn die Übungsleiterin im Laufe ihrer Arbeit viele Möglichkeiten im methodischen Vorgehen kennen lernt und einsetzt, steigen die Chancen, verschiedenen

Persönlichkeiten in der Runde etwas anbieten zu können. Eine umfangreiche „Methodenkiste“ ist unverzichtbar.

Die Übungsleiterin wird selbst daran wachsen und Freude haben, wenn sie spürt, dass sie dieser Aufgabe „Bewegungsstunden mit alten Menschen“ immer besser gewachsen ist.

Gruppenpädagogik

Die Gruppenpädagogik befasst sich mit den Beziehungen von Menschen in Gruppen und mit der Art und Weise, wie sie sich zueinander verhalten. Sie beschreibt Entwicklungen im Gruppenleben und die Rollen, die von den Personen eingenommen und gespielt werden. Die Übungsleiterin kann daraus lernen, wie sie die Teilnehmerinnen miteinander „ins Spiel bringt“. Sie lernt verstehen, dass nicht immer Harmonie herrschen muss, dass Konflikte entstehen und wie sie ausgetragen werden können. Sie kann auch darauf auf-

☞ **Gruppenpädagogische Grundsätze:**

1. Hole die Gruppe da ab, wo sie steht **und** setze dich mit ihr in Bewegung.
2. Die Gruppe bestimmt das Tempo, nicht du.
3. Arbeite mit den Stärken der einzelnen Teilnehmerin.
4. Wo es geht, berücksichtige auch individuelle Bedürfnisse.
5. Wo es möglich ist, gib Raum zur Mitgestaltung der Bewegungsstunde.
6. Gib Raum für Entscheidungen.
7. Kooperation ist wichtiger als Konkurrenz.
8. Schaffe Motivations- und Lernhilfen durch Stundenaufbau und Programmgestaltung.
9. Mache dich als Übungsleiterin entbehrlich.

Zu diesem Thema gibt es im Buchhandel oder in Bibliotheken eine Vielzahl weiterführender interessanter Fachbücher. Z. B. von Barbara Langmaack: Wie die Gruppe laufen lernt. Anregungen zum Planen und Leiten von Gruppen. München 2000

merksam werden, welche Rolle sie hat und wie sie diese spielt und warum sie vielleicht manchmal Schwierigkeiten mit der Gruppe hat. Sie wird in der Beschäftigung mit dem Thema „Gruppen führen" darauf stoßen, dass ein interessantes Programm den Gruppenprozess fördern kann.

Persönlichkeit

Menschen, die andere anleiten, brauchen Boden unter den Füßen. Umso mehr, wenn es um alte Menschen geht, die in vielen Lebensjahren zu dem geworden sind, was sie aktuell sind. Dies sind Persönlichkeiten mit ihren Erfolgserlebnissen und ihren Narben aus Krisen. Sie haben meist feste Bewertungsmaßstäbe und Meinungen und sind nicht immer offen dafür, dass man die Welt auch anders betrachten könnte. Das macht den Umgang mit ihnen nicht einfach.

Die Übungsleiterinnen durchlaufen auf ihrem eigenen Entwicklungsweg ähnliche Prozesse. Unsicherheiten und mangelnder Selbstwert führen manchmal zu fragwürdigen Reaktionen im Umgang mit anderen. Nicht immer gehen Übungsleiterinnen souverän mit den Herausforderungen um, die sich bei der Anleitung von Be-

☞ Hilfreich ist es, immer wieder zu klären, warum man diese Arbeit überhaupt macht:

- „Stimmt meine Motivation noch für die Arbeit als Übungsleiterin?"
- „Wie ist mein Bild von „alten Menschen"? Was hat sich daran geändert?"
- „Liegen hier eventuell Gründe dafür, dass ich unsicher handle oder nicht „den richtigen Ton" treffe?"
- „Wenn ich frustriert bin in der Arbeit, was ist wirklich der Grund dafür – ich selbst, Menschen in der Gruppe oder die Rahmenbedingungen?"
- „Wie zufrieden bin ich mit meinem Leben? Färbt meine Zufriedenheit oder Unzufriedenheit ab auf mein Verhalten anderen Menschen gegenüber?"

wegungsstunden im Heim stellen. Je mehr fachliche und gruppenpädagogische Kompetenzen sich Übungsleiterinnen erwerben, desto souveräner werden sie mit den Anforderungen umgehen können. Wichtig, ist, dass sich Übungsleiterinnen bewusst sind, was ihre Stärken sind und wo deutlich ihre Grenzen liegen. Das bezieht sich auch auf ihre „Mitleidens-Fähigkeit" (☞ Abb. 3.13).

Souveränität der Führung beginnt mit der Fähigkeit, immer wieder das eigene Tun konstruktiv in Frage zu stellen.

3.6.2 Anleiten

Es geht beim Anleiten zum einen um die fachliche Seite der Aufgabe, zum anderen darum, wie die Übungsleiterin den Menschen begegnet. Wie sensibel geht sie vor? Ermutigt sie oder fordert sie (zuviel)? Wie sehr betont sie die Defizite anstatt das noch vorhanden Bewegungsvermögen?

Markierungspunkte auf dem Anleitungsweg

- Den Blick darauf lenken, was noch alles „geht", Ressourcen beim Üben in den Vordergrund rücken
- Sinn vermitteln beim Üben: „Wozu machen wir das?" Erklärungen anbieten zum Verständnis
- Übungen in Zusammenhänge stellen, Wissen weitergeben, anatomische und physiologische Hintergründe angemessen darstellen (eventuell auch mit Fotos)
- Erfahrungswissen ansprechen und einbeziehen, vor allem wenn Übungen in Bezug zu Kindheitserinnerungen stehen („Wir sind doch nicht im Kindergarten!")
- Ein Gruppenklima schaffen durch die Art und Weise des Anleitens, damit Teilnehmerinnen Lust bekommen, sich in der Gemeinschaft zu bewegen.

Ziele von Bewegungsstunden, Vorerfahrungen der Teilnehmer sowie ihr aktueller Gesundheitsstand bilden für die Übungsleiterin

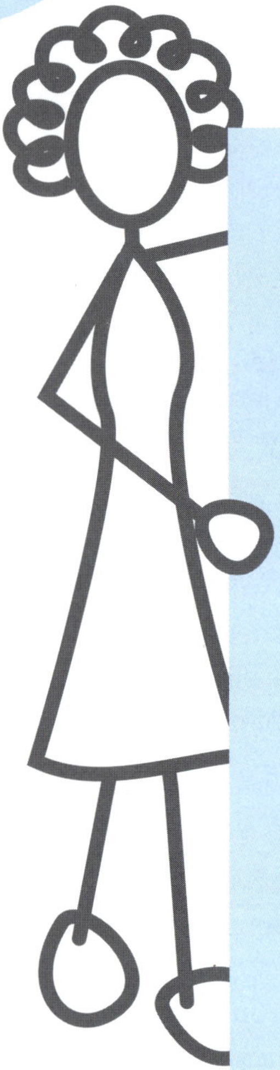

Die ideale Übungsleiterin

- Für sie ist es eine Aufgabe, alten Menschen in ihrer letzten Lebensphase durch Bewegung beglückende Erfahrungen zu ermöglichen.
- Sie hat sich ein grundlegendes Wissen über das Altern angeeignet. Sie beschäftigt sich mit dem Thema Gesundheit und Bewegung. Sie versteht außerdem einiges von Musik und Rhythmik. Und sie bewegt sich selbst viel und gerne.
- Sie möchte die Teilnehmenden zu Bewegung animieren, damit sie noch ein Stück Selbstständigkeit für sich erhalten können und ihr Selbstwert nicht zu schnell verschwindet.
- Sie kann ermutigen, aufbauen, begeistern, Kommunikation fördern und Kooperation einfordern.
- Sie baut selbst keinen Zeit-, Leistungs- und Gruppendruck auf. Sie wird ihn auch nicht akzeptieren, wenn das andere tun.
- Sie ist in der Lage,sinnvolle Übungen und Bewegungsaufgaben auszuwählen und in einem guten Rhythmus von Anspannung und Entspannung eine Bewegungsstunde interessant zusammen zu stellen.
- Sie beobachtet beim Üben das Verhalten und die sichtbare Befindlichkeit der Teilnehmerinnen, um bei Bedarf rechtzeitig reagieren zu können.
- Sie nimmt Ideen und Vorschläge auf, ist für Rückmeldungen empfänglich, nimmt aber nicht alles persönlich.
- Ist selbst „auf dem Weg" und weiß das auch. Sie kennt dadurch eigene Grenzen und Möglichkeiten.
- Sie bemüht sich um die Grundstimmung einer „heiteren Gelassenheit".

Abb. 3.14 Die „ideale" Übungsleiterin.

Entscheidungskriterien, für welche der Anleitungsmethoden sie sich entscheidet.

Anleiten in der deduktiven Methode

Diese Methode ist ausgerichtet auf die Anleitung durch die Übungsleiterin. Sie führt, indem sie erklärt, vormacht oder anweist. Hierbei handelt es sich um eine zielorientierte Übungsform, die mehr auf korrekte Bewegungsabläufe Wert legt als auf ein selbstständiges

Finden und Gestalten. Häufig geht es auch darum, Defizite in der Bewegungsfähigkeit durch Üben zu mindern.

Bei der Einführung von neuen Bewegungsmustern, die „richtig“ und relativ schnell gelernt werden sollen, kann das die passende Form sein.

Dieses Verhalten ist außerdem sinnvoll bei Personen, die nicht mehr gerne entscheiden oder es auch gar nicht mehr gut können (z. B. demente oder depressive Personen). Es kommt auch besser bei Personen an, die sich schon immer in dieser Weise sportlich betätigt haben.

Kennzeichen:

- Die Übungsleiterin beginnt die Übung, die Teilnehmerinnen machen fast zeitgleich mit
- Die Teilnehmerinnen schauen zunächst zu und machen die Bewegungen nach
- Die Übungsleiterin beschreibt die Bewegung, dann probieren die Teilnehmerinnen die Bewegung aus
- Die Übungsleiterin begleitet die Übungen durch rhythmisches Sprechen
- Die Übungsleiterin unterstützt z. B. durch ein Tamburin das Tempo der Bewegungen oder sie klatscht den Takt
- Übungsgeräte oder Material werden in vorbestimmter Weise eingesetzt.

Anleiten in der induktiven Methode

Bei dieser Methode steht eher das selbstständige Erkunden und Ausprobieren im Vordergrund. Auf dem Weg zu Lösungen können viele individuelle Erfahrungen gemacht werden. Es ist nicht nur eine Lösung „die richtige“, Variationen machen den Lerngewinn aus.

Bewegungsaufgaben mit individuellen Lösungen, kreativer Umgang mit Material und Übungsgeräten fördern das Selbstbewusstsein der Übenden. Die Bewegungsschätze der Übenden sind mehr gefragt als vorhandene Einschränkungen. Für die Übungsleiterin ist diese Art des Übens manchmal eine harte Bewährungsprobe: Wie freundlich und gelassen kann sie zulassen, dass es viele andere Bewegungslösungen gibt als ihre gedachte Weise?

Kennzeichen:

- Die Übungsleiterin gibt Situationen vor, in denen bestimmte Bewegungsabläufe gebraucht werden; die Teilnehmerinnen zeigen gewohnte Muster oder erkunden zusätzliche Möglichkeiten
- Sie veranlasst die Teilnehmerinnen, Körperstellen zu ertasten (z. B. Schultergelenk), um besser zu verstehen, wie Bewegungen überhaupt möglich sind; sie kann an einem Körpermodell Funktionsweisen von Körperteilen demonstrieren
- Sie leitet an, Bewegungen nachzuspüren, wie sich die geübten Bereiche anfühlen und wie sich das auf das Befinden auswirkt
- Die Übungsleiterin setzt Musik ein, um Bewegungsausführungen zu unterstützen
- Sie setzt Material als neuen Reiz für bekannte Bewegungen ein
- Die Übungsleiterin regt Vorstellungen (innere Bilder) als Unterstützung für das Sammeln von Einzelbewegungen an: „Stellen Sie sich vor, sie wollen einen Kuchen backen, was ist da alles zu tun?"

Rituale in der Gruppenarbeit:

Die Tanztherapeutin Marian Chase hat ein Ritual für ihre Gruppenarbeit geschaffen. Die Teilnehmerinnen stehen (sitzen) im Kreis, eventuell erklingt Musik, jede kann sich nach Belieben bewegen. Wer möchte, geht in den Innenkreis und bewegt sich so lange wie er möchte, die anderen im Außenkreis übernehmen ihre Bewegungen. Wenn sie wieder in den Außenkreis zurückkehrt, geht eine andere Teilnehmerin in die Mitte.

Eine Variante:

Die Übungsleiterin beobachtet die Teilnehmerinnen im Außenkreis und nimmt per Namen Bezug zu einer Teilnehmerin: „Frau X macht gerade so …, probieren wir das doch auch alle aus." Sie bezieht so immer wieder andere Teilnehmerinnen in diesen Ablauf ein. Jede Teilnehmerin bekommt so ihren Raum und ihre Bedeutung innerhalb der Gruppe. Die erhoffte Wirkung ist, dass sich dieses Erleben stärkend auf das Selbstbewusstsein auswirkt.

Viele interessante individuelle Ausdrucksformen kommen so in die Runde. Formalisiert ist diese Idee in den alten Tänzen wie „Siebensprung" (☞ 4.8).

Diese „Chase-Runde" ist gut zu übertragen auf einen Sitzkreis. Die Übungsleiterin braucht allerdings Übung im Beobachten und „Ins-Spiel-Bringen" der Teilnehmerinnen. Diese Anstrengung lohnt sich aber.

Im Verlauf einer Bewegungsstunde wird die Übungsleiterin normalerweise die beiden grundsätzlichen Anleitungsmethoden des induktiven und des deduktiven Übens abwechseln. So kann sie den Teilnehmerinnen und den angestrebten Zielen am ehesten gerecht werden. Wer ausschließlich mit deduktiven Methoden arbeitet, schafft keine Erfahrungsspielräume und individuelle Lösungen. Wer nur im induktiven Stil Übungen anbietet, schafft vielleicht ein Gefühl der Beliebigkeit.

Üben in dieser Methode braucht mehr Zeit. Das ist bei den Planungen von Stundenabläufen zu berücksichtigen.

> ☞ Demente Menschen brauchen zwar Führung, aber die Bewegungsausführungen sind häufig nicht „in der Norm". Die Übungsleiterin muss hier lernen, dass sie trotz Vormachen individuelle Lösungen akzeptieren muss.
> Mit „Erklären" von Übungen kann sie bei dieser Zielgruppe ebenfalls nichts ausrichten. Sie wird hier eigene Mischformen entwickeln müssen.

Anleiten in der Anfangsphase – Stunden beginnen

Wahrgenommen werden ist bedeutsam für das Wohlgefühl der Teilnehmerinnen in der Gruppe. Deshalb werden soweit wie möglich alle Teilnehmer persönlich und die Gruppe als Ganzes **begrüßt**. Wenn **Informationen** ausgetauscht werden müssten, wären die hier gut platziert.

Anfangsrituale sind ein gutes Mittel zur Identitätsbildung. Das Wiedererkennbare, das was allmählich vertraut ist, bietet Sicherheit und Heimat an. So kann die Übungsleiterin für den Beginn des Zusammenseins einen Text, ein Lied oder eine Musik auswählen. Sie wird darauf achten, was der Gruppe gefällt, und mit ihr festlegen, was „Tradition" werden kann. Es kann auch ein Tanz oder ein „Bewegungskurzprogramm" sein. Die Gruppe ändert sich auf natürliche Weise in ihrer Zusammensetzung. Deshalb darf auch ein Ritual neue Formen bekommen.

Anleiten zum Entwickeln täglicher Aktivitäten

Die Bewohnerinnen sollen angeregt werden, die Bewegungsmöglichkeiten in ihrem Heimalltag genauer zu registrieren und daraus ein kleines Bewegungsprogramm zusammen zu stellen (Organisation des Alltags und des Wartens ☞ 3.3.1 und 4.4). Einleuchtende Gründe dafür könnten sein: „Der Tag geht schneller rum. Ich tu was für mich. Ich werde noch gebraucht."

Die Übungsleiterin kann dies in einer Bewegungsstunde besprechen und mit den Teilnehmerinnen ausprobieren:

- Was kann noch alles selbst gemacht werden?
- Wie geht eine Bewegung anders, wenn sie nicht mehr wie üblich klappt?
- Welche Wege im Heim, nahe am Heim können gegangen werden?
- Welche kleinen Tätigkeiten können übernommen werden? Auch für andere?

Anleiten zum Einsatz von Material

Die Übungsleiterin kann die Neugier der Teilnehmerinnen durch Themen und Materialien erhalten: „Was hat sie sich bloß wieder für heute ausgedacht? Was hat sie heute wieder für Material dabei? Was man alles noch machen kann mit …"

Vertrauen in die Integrität der Übungsleiterin hilft den Teilnehmerinnen entscheidend dabei, auch Ungewohntes auszuprobieren. Sie setzt damit einen neuen Reiz für alte Bewegungen und kann eine Bewegungserweiterung durch Variationen schaffen.

Die Übungsleiterin kann diesen Übungsteil entsprechend mit Worten einleiten (☞ Leitfragen in 4.6.3):

- „Wir werden heute ein Material genauer erkunden, seine Eigenschaften, bekannte und unbekannte Verwendungsmöglichkeiten. Wie können wir damit förderliche Bewegungen machen?"

- „Wir werden heute bekannte Übungen mit neuen überraschenden Materialien ausprobieren. Vielleicht machen wir dabei ganz interessante Entdeckungen."
- „Heute machen wir mal eine Gymnastikstunde mit Isolierrohren. Ich bin gespannt, was uns dazu alles einfällt und was wir alles bewegt haben bis zum Ende der Stunde."

Wenn die Übungsleiterin vom Sinn der Übungen mit „Einwegmaterial" überzeugt ist, fällt es ihr leichter, ihre Gruppe für Experimente und Übungen zu erwärmen.

Anleiten bei Übungen zur Körperwahrnehmung

Die Teilnehmerinnen sollen „gefühltes Wissen" als Grundlage für Achtsamkeit und Bewusstsein erwerben (☞ 4.3). Eine Übungsleiterin lenkt immer vor den jeweiligen Übungen die Wahrnehmung auf das aktuelle Körpergefühl und räumt nach den Übungen Zeit für das Erspüren des „Danach-Zustands" und den Vergleich zum Befinden vorher ein.

Begleitfragen:

- „WIE funktioniert WAS?" Hierbei geht es um das Registrieren, wie Körperteile miteinander arbeiten.
- „WO spüre ich was WIE?" An welchen Körperteilen bewegt sich etwas, spüre ich etwas? Ist mir das angenehm/unangenehm?
- „Was geht mir gerade durch den Kopf (vor/nach der Übung)?"
- „Welche Gefühle stelle ich fest (beim Üben/nach dem Üben)?"
- „Gibt mein Körper irgendwelche Signale (Entspannung, Schmerzen)?"

Tipps für Übungsleiterinnen

- Ziel der Bewegungsangebote ist die Förderung der Selbstaktivität der Übenden
- Übe also durchaus auch mit Anweisungen und Regeln. Das kann Sicherheit vermitteln
- Mache einfache Übungen vor und lasse sie (fast) gleichzeitig mitmachen. Das schärft den Blick und die Wachheit

- Je nach Zusammensetzung der Gruppe mache komplexere Übungen vor, erkläre den Verlauf und den Sinn und lasse sie dann nachmachen. Dies fordert Merkfähigkeit und Konzentration
- Stelle eine Bewegungsaufgabe, die Partner oder Kleingruppen nach ihrer Weise lösen. Anschließend werden alle Bewegungslösungen gemeinsam erprobt
- Gib Übungsmaterial in die Gruppe und lasse Beschaffenheit und Gebrauch erkunden. Schaue aufmerksam zu und gib dann Gelegenheit, dass möglichst viele/alle ihre Beobachtungen und Übungsvorschläge einbringen zum gemeinsamen Üben
- Biete vielfältiges Material zum Üben an und nütze damit den „anreizenden" Charakter des jeweiligen Materials zu neuen Erfahrungen. Verlocke damit zu Ideen und Bewegungen
- Brauchbar sind die aus der Gymnastikstunde gebräuchlichen Materialien und Geräte. Oft lösen aber unkonventionelle Materialien mehr Bewegungs- und Gesprächsanreize aus
- Baue möglichst immer rhythmische Übungen ein, bei der die Körperinstrumente (☞ 4.7.3) eingesetzt werden. Das ist eine gute Stimulierung für den gesamten Menschen
- Plane Atemübungen ein, sie sind die Grundlage für Bewegung. Sie tragen zur Entspannung bei, erhöhen das Wohlbefinden und bilden ein gutes Gegengewicht zu kräftigenden und aktivierenden Übungen
- Versuche eine Balance in jeder Übungsstunde zwischen Anforderung und Entlastung herzustellen. Dazu kann Musik gehören, Stimmeneinsatz und auch mal ein „Gespräch zwischendurch"
- Bewegungsangebote können eingebettet sein in Themenreihen – auch unter biografischen Aspekten (z. B. „ein Küchenkonzert gestalten.")
- Gestalte den Übungsraum so, dass die Übenden gerne kommen und sich erwartet fühlen
- Lachen stärkt nicht nur die Muskeln, sondern auch die Psyche. Humor sei ein häufiger Begleiter der Übungsstunden!
- Gestalte bewusst einen Anfang und ein Ende.

3.6.3 Reflektieren

Auch Übungsleiterinnen sind Lernende. Bei jeder Begegnung mit Menschen, bei jeder Bewegungsstunde werden sie feststellen, dass man auch immer alles hätte anders machen können.

Das muss kein Grund zu Zerknirschung sein. Es gibt tatsächlich immer mehrere Möglichkeiten. Wichtig ist, Entscheidungen für eine Möglichkeit (Einzelübungen oder Bewegungsstunde) gut vorzubereiten und nach Ablauf einer Bewegungsstunde noch einmal zurück zu schauen.

Die Rückschau bezieht sich auf:

- **die Sache** (Ziele, Planung, Methoden)
  - „Welche Bereiche der Psychomotorik habe ich in der Auswahl berücksichtigt? Ist die Auswahl zu einseitig?"
  - „Welche Anregungen aus Konzepten (z. B. biografisches Arbeiten, Defizit-Theorie, Kompetenz-Theorie, Achtsamkeit) sind zu erkennen in meiner Planung? Inwiefern orientiere ich mich daran im Verlauf der Stunde?"
  - „Könnte ich die Übungsstunden sinnvoller gestalten, wenn ich mein Wissen über Verhaltensmuster, Altersveränderungen und Alterskrankheiten erweitere? Wäre ich dann zufriedener?"
  - „Werden meine Angebote langweilig, weil ich nicht genügend methodische Varianten zur Verfügung habe? Welche methodischen Prinzipien sind erkennbar in meinen Stunden?"
  - „Wie passend habe ich den Ablauf in Phasen geregelt? Was kam zu kurz? Was hat sich bewährt?"
  - „Wie kann ich das passender (für mich / für die Teilnehmerinnen) lösen?"
- **sich selbst als anleitende Person**
  - „Was möchte ich erreichen durch meine Bewegungsangebote? Wollte ich einfach eine „schöne Stunde" machen oder sollen Fähigkeiten geübt oder trainiert werden? Das bedingt eine andere Weise des Anleitens."
  - „Welches Verständnis habe ich von der Bedeutung von Bewegung? Ist meine Sicht eingeengt auf körperliche funktionelle Beweglichkeit?"

- „Wie korrekt muss alles sein beim Bewegen? Wie individuell dürfen die Ausführungen sein? Was kann ich zulassen bei der Erwartungshaltung, die sich bei mir im Laufe der Jahre angesammelt hat?“
- „Wie kann ich mit den Gefühlen der Teilnehmerinnen umgehen? Was blockierte mich eventuell im Verlauf der Stunde?“
- „Welche Stimmung bringe ich selbst mit in die Bewegungsstunden? Bin ich mir im Klaren über meine Gefühle zu einzelnen Teilnehmerinnen (Ablehnung, Groll, besondere Sympathien) und was das auslöst?“

■ **die teilnehmenden Personen**

- „Wurden die Übungen akzeptiert? Wo gab es Schwierigkeiten oder Ablehnung? Wobei waren deutlich erfreuliche Reaktionen zu beobachten? Gab es beim Üben besondere Auffälligkeiten?“
- „Achtete ich genügend auf das Gruppenklima, bemerke Schwankungen und suche nach möglichen Erklärungen? Was könnte ich anderes ausprobieren?“
- „Gelang es mir, viele Teilnehmerinnen zum Mitmachen in der Gruppe zu verlocken? Was waren die Gründe dafür, dass einige Teilnehmer recht unbeteiligt da saßen?“
- „Wie vermittle ich mein Verständnis für die Sorgen und Trauer der Teilnehmer über das, was durch Bewegungseinschränkungen verloren gegangen ist?“

☞ Schreiben Sie auch auf, was Sie im Rückblick erfreut oder bedrückt. Sie können nur daraus lernen und von dem profitieren, was Sie sich noch einmal durch den Kopf gehen lassen.
Dadurch werden Ihre Gedanken wieder frei!

4 Praktischer Teil

Die praktischen Anregungen sind zusammengestellt für Bewegungsstunden mit alten Menschen, die im Heim leben oder zu Tagespflegegruppen kommen.

Das Grundlagen-Netzwerk um das Thema „Motogeragogik" herum, bietet einen sehr breiten Rahmen für sinnvolle Übungsmöglichkeiten. Sie haben zum Ziel, Lust auf Bewegung zu machen, eine umfassende Beweglichkeit zu fördern, gute Laune, Wohlbefinden und Lebenswillen zu stärken. Leistung im herkömmlichen Sinn ist dabei kein Thema.

Die einzelnen Kapitel nehmen weitgehend die Inhaltsbereiche aus der Motogeragogik auf, variieren und ergänzen sie durch Anregungen aus dem Grundlagen-Netzwerk. Es werden weniger „backfertige Rezepte" vorgestellt, sondern sinnvolle Elemente, die immer wieder neu kombiniert werden können.

- Menschliches Leben verläuft in natürlichen Rhythmen. Diese finden sich in den Übungsinhalten wieder. Grundlage des Lebens ist der **Atem.** Er ist **der** Rhythmus, ohne den kein menschliches Leben möglich ist. Ein weiterer Grundrhythmus zeigt sich im Wechselspiel von **Anspannen und Entspannen.** Mit diesen Bereichen beginnen die praktischen Angebote (☞ 4.1).
- Der Mensch nimmt mit seinen **Sinnen** seine Lebenswelt differenziert wahr und reagiert motorisch entsprechend. Die Sinnesorgane müssen wie alle Organe ständig genutzt werden, damit sie sich auch im Alter auf veränderte Situationen einstellen können (☞ 4.2)
- Wahrnehmungen beziehen sich auch auf den eigenen **Körper.** Bei den Übungen geht es darum, achtsam zu erleben wie der Körper (noch) funktioniert, wie man ihn spüren und annehmen kann in seinen Veränderungen (☞ 4.3)
- Es geht in den Anregungen zum einen um die Bewegungen, die

im Alltag „automatisch" gebraucht werden – ohne dass man darüber viel nachdenkt. Zum anderen sollen bewusste körperliche Aktivitäten und das Üben der motorischen Grundfähigkeiten die **Beweglichkeit** insgesamt vor schnellem Abbau schützen (☞ 4.4)

- **Kreative Bewegungsaktivitäten** in der Gemeinschaft gestalten die Zeit für die Teilnehmerinnen trotz Einschränkungen und Behinderungen interessant (☞ 4.5)
- Andere Beispiele zeigen Möglichkeiten auf, sich mit Dingen und **Materialien** der aktuellen Lebenswelt zu beschäftigen, sie in gewohnter und in überraschender Weise zu nutzen und sich mit ihnen zu bewegen (☞ 4.6)
- **Rhythmus, Bewegung und Musik** haben einen großen Einfluss auf das menschliche Befinden. Diesem „Dreigestirn" ist deshalb viel Raum in den Übungsbeispielen gegeben (☞ 4.7 und 4.8)
- **Kurzprogramme** und **Anregungen für Übungsstunden** sollen die Vorbereitungen unterstützen und Übungsleiterinnen verlocken, eigene Übungen und Bewegungsstunden zusammen zu stellen.

Wenn du mich sättigen willst,
gib mir keinen Fisch zu essen,
sondern lehre mich fischen.

4.1 Die natürlichen Lebensrhythmen wahrnehmen

Die Bereiche „Atmen" und „Anspannen und Entspannen" sind eine reiche Quelle für Übungsmöglichkeiten mit alten Menschen.

- Viele Übungen können im Sitzen durchgeführt werden
- Sie erfordern nicht viel körperlichen Aufwand und sind deshalb geeignet auch für Teilnehmerinnen mit mehreren Beeinträchtigungen
- Sie nehmen Lebensrhythmen auf wie Aus- und Einatmen, An-

strengungen und Ruhepausen, sich entwickeln und aufbauen sowie abbauen und loslassen

- Alters- oder krankheitsbedingte körperliche und psychische Veränderungen können durch kontinuierliches Üben positiv beeinflusst werden.

4.1.1 Lebensrhythmus Atmen

> Der Atem begleitet uns durch das Leben vom ersten Schrei bis zum letzten Seufzer.

Der Atem ist tagaus, tagein einfach da, im Wachen und im Schlafen. Der Atem ist die treibende Kraft des Lebens. Wenn er den Menschen verlässt, „haucht" dieser sein Leben aus. In verschiedenen Kulturen und Religionen wird dem Atem eine besondere Bedeutung beigemessen. „Atem" gilt als Lebensenergie oder wird gleichgesetzt mit „Geist" und „Seele".

Der Körper braucht für alle Lebensleistungen Energie. Die bekommt er durch die Verbrennung von Sauerstoff – angeeignet durch Einatmen – für alle Organsysteme.

Zum Beispiel braucht man Energie:

- um Muskeln bewegen zu können
- damit Hormone hergestellt werden können
- um die Körpertemperatur auf 37 °C zu halten
- um die Systeme der Verdauung, des Kreislaufs, der Nerven, der Fortpflanzung
- und der Atmung betreiben zu können.

Sämtliche Körperfunktionen und damit Gesundheit und Wohlbefinden hängen von einer genügenden Sauerstoffversorgung ab.

☞ Übungsleiterinnen können über Atemerfahrungen mit den Teilnehmerinnen ins Gespräch kommen, indem sie mit ihnen **Redensarten** sammeln. Da kann jede mitreden. Etwa „den Atem anhalten", wenn man sich konzentriert, um einen Faden in ein kleines Nadelöhr einzufädeln. Wenn das geschafft ist, kommt ein Seufzer (ausatmen). Andere Redensarten lauten: „Mir stockt der Atem" oder „Mir bleibt die Luft weg" oder „Das verschlägt mir den Atem."

4.1.2 Den Atemapparat kennen, nutzen und pflegen

Körperwissen

Das **Atemzentrum** (Zentrales Nervensystem, ZNS) befindet sich zwischen Rückenmark und Gehirn an der Gehirnbasis. Es steuert die Atembewegungen autonom, auch im Schlaf. Das Sauerstoff-Kohlendioxid-Verhältnis balanciert die Atembewegungen. Im Atemzentrum laufen viele Informationen aus allen Körperregionen zusammen. Sie werden dort „bearbeitet". Auch die Psyche schickt ihre Gefühlsbotschaften („Eine Nachricht schnürt mir den Hals zu"). Das ZNS veranlasst dann angemessene Atemreaktionen.

Luft kommt durch das Einatmen über die Luftwege (Nase, Rachen und Luftröhre) zu den Bronchien und verteilt sich dann in den Lungenflügel in die Lungenbläschen. Wenn der **Gasaustausch** dort stattgefunden hat, verlässt sie auf dem umgekehrten Weg wieder den Körper (☞ Abb. 4.1).

Lungenflügel und Lungenbläschen

Die Luft verteilt sich in den Lungen über Äste (Bronchien) und Zweige (Bronchiolen) bis hin in die Lungenbläschen. Hier findet der Austausch der Gase statt. Eingeatmeter Sauerstoff tritt in den Lungenbläschen in Blutbahnen ein. Umgekehrt wandert Kohlendioxid von den Blutgefäßen in die Lungen und wird ausgeatmet.

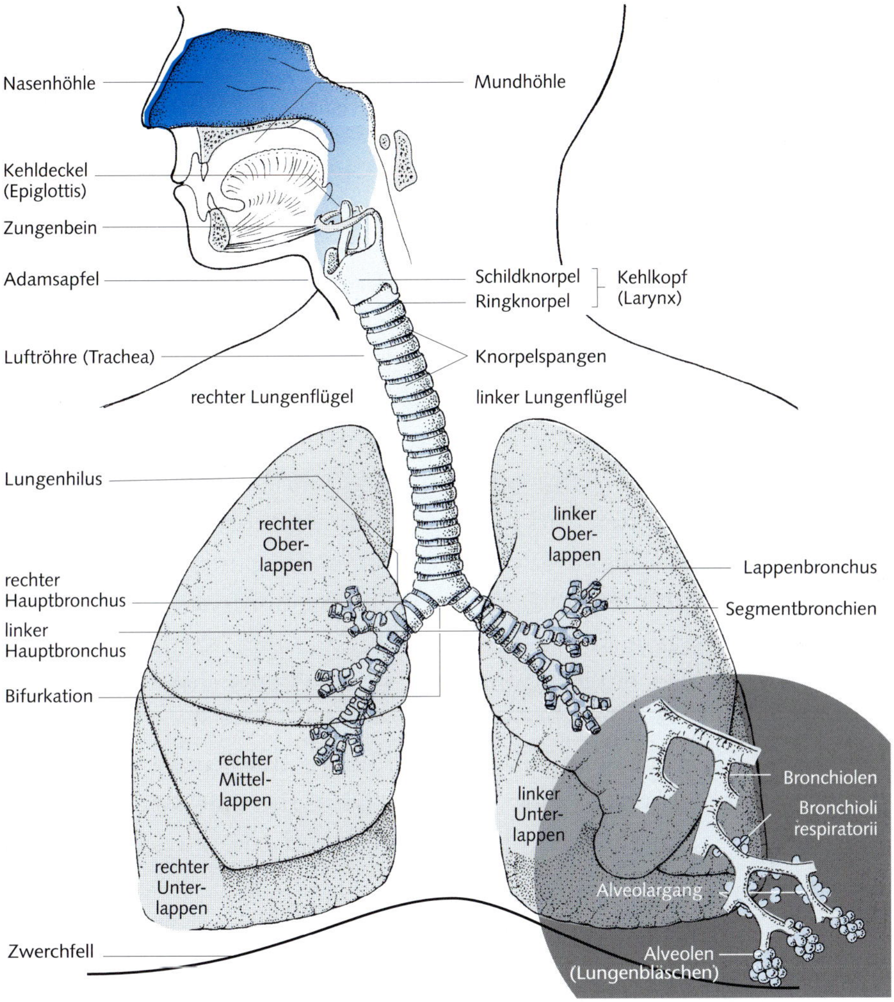

Abb. 4.1 Das Atmungssystem des Menschen.

Das Netzwerk der Luftbläschen hat eine Oberfläche von 80–120 m^2. Zum Vergleich: die Hautoberfläche hat ca. 2 m^2.

Die Nase als „Übungsstation" für Atemübungen

Beim Einatmen gelangt Luft durch die beiden Nasenlöcher über die Atemwege in die Lungen. Auf diesem Weg wird sie durch Flimmerhärchen gereinigt, erwärmt und befeuchtet. Staub und Krankheitskeime werden so abgefangen und die Atemorgane vor Infektionen geschützt. Dem Niesreflex kommt ebenfalls eine Reinigungsaufgabe zu. Es ist deshalb gesundheitsförderlich, durch die Nase einzuatmen (☞ 4.1.3 Übungsbeispiele).

Atemmuskeln als Gegenstand von Bewegungsübungen

Die Atembewegungen der Lunge sind nur möglich durch die umliegende Muskulatur im Brustkorb (Zwischenrippenmuskeln), im Schultergürtel und vor allem durch den großen kuppelförmigen Zwerchfellmuskel. Er trennt die Brusthöhle vom Bauchraum. Beim Einatmen dehnt sich das Zwerchfell Richtung Bauchhöhle aus. Die Lunge kann sich nach unten ausdehnen. Sie erzeugt dabei einen Unterdruck, der Luft ansaugt. Beim Ausatmen erschlafft das Zwerchfell und wölbt sich von unten gegen die Lungenflügel. Diese ziehen sich zusammen und erzeugen einen Überdruck, der die Luft entweichen lässt (☞ Abb. 4.2).

Atmen ist also ein rhythmisches Wechselspiel von Anspannen und Loslassen. Die sichtbaren Ausdehnungen des Brustkorbes geben Auskunft über hastiges und flacheres Atmen oder über langsamere Tiefenatmung. Bei genauerem Hinsehen ist auch eine geringe seitliche Ausdehnung des Brustkorbs zu erkennen.

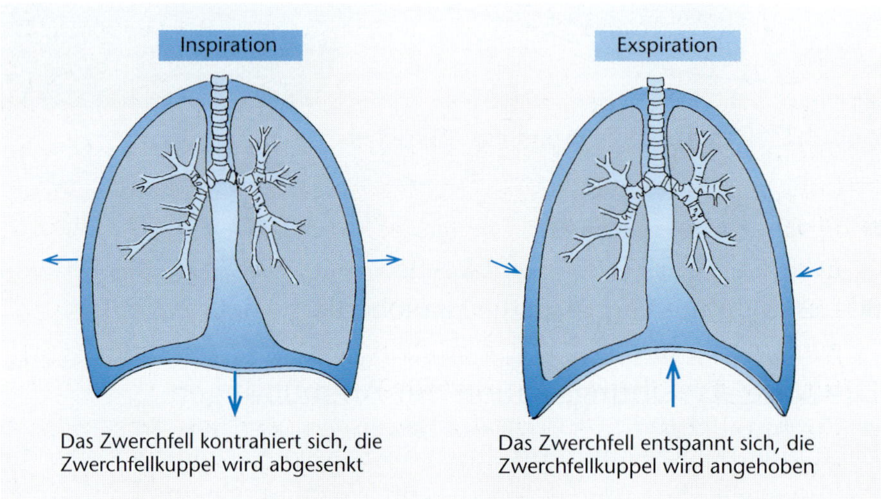

Abb. 4.2 Lage und Bewegung des Zwerchfells bei der Atmung.

Altern und Atmungsorgane

Die Atemmuskeln unterliegen wie alle Muskeln dem Trägheitsgesetz. Was nicht genügend genutzt wird, verliert zunehmend seine Funktion. Die Muskeln des Atemapparats werden außerdem im Verlauf des Alterns starrer. Durch mangelnde Ausdauer macht Atmen Mühe. Die Atmung bleibt flacher und der Gasaustausch kann nicht optimal verlaufen: Er bringt nicht genügend Sauerstoff ins Blut und beseitigt zu wenig „Abfall". Die Körperorgane werden schlecht mit dem lebensnotwendigen Sauerstoff versorgt und bringen so nicht die gewünschte Leistung. Das Wohlbefinden kann dadurch massiv gestört werden.

Noch im hohen Alter lässt sich mit Übungen für den Atemapparat das tägliche Befinden verbessern.

Nicht nur körperliche, sondern auch geistige und psychische „Bewegungen" wirken sich auf die Atmung aus. Der Atem ist flach, wenn man sich konzentriert, oder er stockt, wenn man erschrickt. Der Atem beschleunigt sich, wenn man in Eile ist oder wenn man sich sehr freut. Atem ist eng verbunden mit innerer und äußerer Bewegung.

- Bewegungsmangel begünstigt u. a. eine flache Atmung; durch Bewegungen des ganzen Körpers kann sie verändert werden hin zu tieferen Atemzügen; durch kontinuierliche, eventuell anstrengende Bewegungen braucht der Körper mehr Luft und so regelt er die Atemzüge in Tempo und Tiefe
- Fließende Bewegungen in gleichmäßigem Rhythmus erzeugen durch ihre ständigen Wiederholungen eine beruhigende Wirkung auf das vegetative Nervensystem
- Ein fließender Atem kann Verspannungen und Schmerzzustände lindern
- Dehn- und Streckübungen lockern verspannte Muskeln, beseitigen so bestehende Blockaden im Atemvorgang und sorgen dafür, dass der Atem frei fließen kann
- Ein funktionierender Atem verhilft zu einem Energiespiegel, der dabei unterstützt, die alltäglichen Aktivitäten bewältigen zu können.

4.1.3 Übungsbeispiele Atmen

Ziel ist es, einen natürlichen Atemfluss zu unterstützen, der die Atemrhythmen an Erfordernisse verschiedener Situationen anpassen kann.

Atmen geschieht von alleine. Der angemessene Weg, mit dem kostbaren Gut Atem umzugehen ist das Beobachten des natürlichen Atems, die „Bereitstellung und Pflege" der benötigten Ateminstrumente und das Beseitigen von Störungen, die das Fließen des Atems behindern.

„Üben" bezieht sich auf das Erhalten der Muskelfunktionen, das Bewusstmachen von atemunterstützenden Körperhaltungen und den Umgang mit „atemberaubenden Situationen". Damit soll der Weg bereitet werden für „einen langen Atem".

Spezielle Atemübungen bei Krankheitsbildern sind Fachleuten vorbehalten.

> ☞ Atemübungen werden aus Sicherheitsgründen immer im Sitzen in einem gut gelüfteten Raum durchgeführt, möglichst mit Blick aus dem Fenster. Die Teilnehmerinnen sollen sich „nicht eingesperrt" fühlen, weil die Fenster zu klein oder in Deckennähe sind. Sie sollen das Gefühl haben, dass sie „genügend Platz zum Atmen" haben. Deshalb stehen die Stühle mit entsprechendem Abstand zu den Nachbarn. Ein aufgeräumter und angenehmer Raum unterstützt das Bemühen, übend atmen zu wollen.

Wahrnehmungen zum Atemvorgang

Einatmen: aktiver Vorgang, verläuft von unten nach oben
Ausatmen: eher passiv, verläuft von oben nach unten
Atempause: Ruhepause und Erholung für den gesamten Organismus
Atembewegungen: zu spüren und manchmal zu sehen, wenn sich der Brustkorb hebt und senkt, sich die Flanken leicht seitlich aus-

dehnen, der Bauch sich mehr oder weniger ausdehnt nach außen und sich wieder zurückzieht

Atemluft: kann „sichtbar" werden, wenn ein Schnipsel Papier auf dem Handrücken beim Ausatmen unter die Nase oder vor den Mund gehalten wird. „Er fliegt weg." Oder man haucht ein Glas oder eine Fensterscheibe an, die dann beschlagen. Hier zeigt der Atem auch Körpertemperatur an, die höher ist als die Raumtemperatur.

Sinnvolle Schritte beim Anleiten von Atemübungen

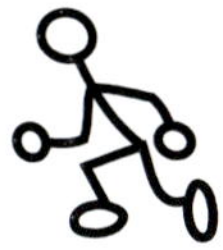

Unterstützende Körperhaltungen wahrnehmen

- Knie zunächst eng beieinander; Körperhaltung betrachten und nachspüren: Stellung der Schultern leicht abgerundet, Oberbauch meist leicht gepresst, Oberkörper neigt sich leicht nach vorne, zwei Hände passen nicht nebeneinander zwischen Brust und Nabel (Kontrollzone)
- Dann Knie hüftweit mit den Händen auseinander schieben; durch die veränderte Position der Lendenwirbel und des Beckens richten sich die Wirbelsäule und die sie stützenden Muskeln anders auf; die Schultern sind jetzt breiter, gerader oder leicht nach hinten gerichtet; die Personen sind jetzt „ein paar Zentimeter länger" und die Hände passen in die Kontrollzone; damit ist der Weg frei für einen besseren Atemfluss.

Atem beobachten und wahrnehmen

- Wo und wie atmet jemand: flach/tief – schnell/langsam?
- Wie lange dauern das Einatmen und das Ausatmen?
- Gibt es eine Atempause?
- Was verändert sich, wenn bei leicht geöffnetem Mund ausgeatmet wird?

Ausatmen hat immer Vorrang vor dem Einatmen

Damit frische lebenswichtige Luft in den Körper aufgenommen werden kann, muss die verbrauchte Luft erst hinaus. Der Gasaustausch zwischen Sauerstoff und Kohlendioxid kann in dieser Reihenfolge besser erfolgen.

Vorstellungsbilder erleichtern die Atemübungen

- Der Körper ist wie ein Ballon, der sich füllt oder die Luft wieder verströmt
- Der Atem ist wie Wellen, die kommen und gehen
- Der Körper dehnt sich aus beim Einatmen und zieht sich zusammen beim Ausatmen
- Atemenergie strömt beim Einatmen warm in den Körper und breitet sich aus
- Beim Ausatmen verlässt die verbrauchte Luft in grauer Farbe den Körper und macht einem belebenden Einatmen Platz (vielleicht als grüne oder blaue Farbe vorstellen).

Auch für alte Menschen kann es von Interesse sein, mehr **Wissen** darüber zu bekommen, wie Atmen funktioniert und sich auf die Gesundheit auswirkt. Zusammenhänge zu verstehen, begünstigt ein Mitmachen und Durchhalten bei Bewegungsaktivitäten und Training.

Fließende Bewegungen gekoppelt mit fließenden Atemrhythmen erzeugen in doppelter Weise ein entspannendes, gelöstes Körpergefühl. Die **rhythmischen Wiederholungen** der Atembewegungen wirken auf das zentrale Nervensystem beruhigend und ausgleichend. Das beeinflusst die Stimmung positiv und baut gleichzeitig einen guten Muskeltonus (Muskelspannung) auf. Der Mensch erlebt sich „gut gespannt" (euton) und handlungsfähig.

☞ Die Übungsleiterin muss darauf achten, dass Atemübungen nicht zu oft direkt hintereinander wiederholt werden oder zu lange dauern. Wenn zuviel Sauerstoff im Blut ist, gerät das „Gas-Gleichgewicht" durcheinander und es entstehen Schwindelgefühle. Es ist sinnvoll, vor oder im Laufe des Übens mit den Teilnehmerinnen darüber zu reden und ihnen „Erste-Hilfe-Maßnahmen" zu zeigen:

- Sofort in flacheres Atmen übergehen oder/und
- die Hand beim Ausatmen vor die Nase nehmen und diese Luft wieder einatmen. Sie enthält nur einen geringen, aber ausreichenden Anteil Sauerstoff
- Den natürlichen Atem fließen lassen.

Atemwahrnehmung – Körperwahrnehmung

Atembewegungen beobachten

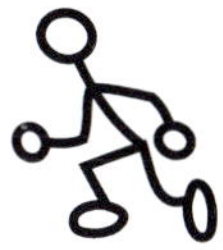

- Wo bewegt sich der Körper beim Atmen?
- Überall gleich stark?
- Wann wölbt sich der Bauch nach außen, wann zieht er sich nach innen? (Beim Einatmen wölbt sich der Bauch nach außen, beim Ausatmen zieht er sich nach innen).

Der natürliche Atem

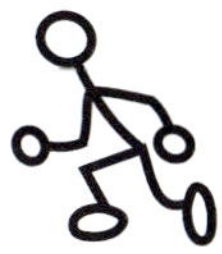

- Was passiert beim Gähnen, Seufzen, Stöhnen, Schnuppern, Niesen, Lachen, Summen (Selbstregulierungen durch intensivere Ausatmung)?

Öffnung der „Pforten"

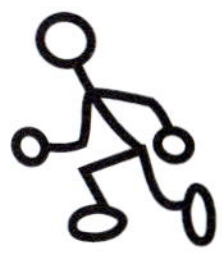

Die Teilnehmerinnen sitzen in „kontrollierter" Position

- Hände in Bauchhöhe falten und beim Einatmen nach oben ziehen
- dabei den Mund öffnen und im Rachenraum ein Gähnen auslösen
- Hände lösen und seitlich mit Gähnen abwärts führen.

„Schaukeln“ (wiegen) und Atmen

Die Teilnehmerinnen sitzen auf ihrem Stuhl, vordere Hälfte, Füße parallel, leicht auseinander, Hände liegen auf den Oberschenkeln mit nach oben geöffneten Handflächen:

- Körper aufrichten, Wirbelsäule wächst zum Himmel, Ein- und Ausatem kommen lassen
- Langsam mit Wiegebewegung nach hinten beginnen, dabei im eigenen Tempo ausatmen, kurze Bewegungs- und Atempause
- Wiegebewegung langsam nach vorne, dabei einatmen
- Wiegebewegung nach hinten (ausatmen) – nach vorne (einatmen) – rechts seitwärts (ausatmen) – links seitwärts (einatmen).

Atemübungen mit Vokalen und Vokalverbindungen

Beim Sprechen oder Singen wird immer viel ausgeatmet. Deshalb sind solche Übungen gut geeignet zum „Auslüften“ der Atmungsorgane. Außerdem wird verhindert, dass der Atem angehalten wird beim konzentrierten Bewegen.

- Die Teilnehmerinnen formen mit weit geöffnetem Mund die verschiedenen Vokale und Vokalverbindungen (a, e, i, o, u, au, eu, ä, ö, ü-Laute lang ziehen)
- Einzelne Vokale werden beim Sprechen mit Bewegung begleitet; die Bewegungen gehen jeweils von der Körpermitte aus und kehren dahin zurück:

  A → Arme nach vorne seitwärts öffnen (jemand herzlich willkommen heißen)

  E → Arme seitwärts öffnen und im Ellenbogen nach unten beugen

  I → mit den Handflächen eine Wischbewegung vor dem Körper nach oben

  O → Arme in Bauchhöhe seitwärts öffnen und dann Unterbauch „umarmen“

  U → Hände in Nabelhöhe, Handflächen nach unten, Hände nach unten drücken.

Atemübungen mit Ausrufen

- Wie verschieden können die Laute und Wörter klingen?
- Wie verändert sich die Bedeutung durch die Art und Weise der Aussprache?
- Was sagen die verschiedenen Intonationen aus über die aktuelle Stimmung der Sprechenden?
- Welche Beziehungen zu anderen Personen werden dabei hörbar und sichtbar?

Beispiele: „Oh", „Ah", „Uh", „Iiii", „Au", „Du Du", „He-He", „Naja", „Na na", „Ach!", „Ach?", „Mein lieber Freund!", „Ach Herrjemineeh"!

Diese Atemübungen sind gleichzeitig **Stimm- und Sprechübungen**. Es geht darum, durch Luftstöße aus der Lunge Schall an den Stimmbändern hervorzubringen (Phonation) und ihn durch Rachenraum, Mundhöhle, Zunge und Lippen (Artikulation) zu formen. Alte Menschen im Heim neigen dazu, ihre Sprechwerkzeuge wenig zu benutzen oder sie haben wenig Gelegenheit sie zu nutzen („Ich bin nicht mehr gefragt", „Es ist schon alles geredet"). So können solche Atemübungen beitragen zu mehr Qualität im sozialen Kontakt.

Vibrationsübungen

Abklopfen und Tönen (Vokalisieren)

Bereich oberhalb des Brustbeins bis zu den Schultern mit den Fingerkuppen, den halbhohlen Händen oder mit den Fäusten leicht abklopfen und dabei Vokale laut tönen. Auch andere Bauchregionen können vorsichtig „tönend" abgeklopft werden.

Vorsicht: Personen mit Herzschrittmachern sollten diese Übung nicht mitmachen. Bei Frauen nach Brustoperationen wird das Klopfen durch Streichen ersetzt.

Vibrationen durch Lieder zum Mitsummen und Erraten

Die Übungsleiterin summt ein Lied an, bis die ersten Personen den Titel zurufen. Sie lädt dazu ein, jeweils eine Strophe mit zu summen. Wenn der Wunsch geäußert wird, kann natürlich auch noch gesungen werden. Das Vibrieren ist aber beim Summen wirkungsvoller.

Beispiele: Abendlieder, wenn die Bewegungsstunde am späteren Nachmittag stattfindet: „Guter Mond, du gehst so stille", „Der Mond ist aufgegangen", „Weißt du, wieviel Sternlein stehen?"

Kräftigung des Zwerchfellmuskels

Eine Hand auf dem Oberbauch, die andere auf dem Unterbauch:

- Einzelne Konsonanten (b, d, f, g, k, p, t und freie Kombinationen daraus) mehrmals kräftig sprechen und die Bewegungen im Bauch- und Zwerchfellbereich registrieren und vergleichen
- Zur Veranschaulichung des Ausatems können die Teilnehmerinnen ein kleines Stückchen Papier, eine kleine Feder oder Watte auf den Handrücken legen und die Hand nahe zu den Lippen führen; beim Ausatmen wird der kleine Gegenstand wegfliegen; die Stärke des Ausatems kann überprüft werden, indem die Hand in verschiedener Entfernung zum Mund gehalten wird.

☞ Atmen (Schnuppern) mit Vorstellungsbildern:

- an Veilchen, einem Lavendelbusch oder an Rosen riechen
- was gibt es heute zu essen? Welche Düfte und Gerüche kommen aus der Küche?
- „wie früher in der Schule": Das Vesperbrot (Leberwurst) riecht kräftig aus dem Schulranzen.

Die Übungsleiterin kann auch Obst mitbringen zum Schnuppern, Riechen und Schmecken.

Atemübungen mit Hilfsmitteln

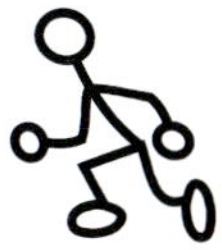

- Kerzen (fiktiv) in kurzen Atemstößen ausblasen, Tischtennisbälle oder Luftballons auf dem Tisch durch den Atem ins Kullern bringen, mit Trinkhalmen in einem Wasserglas (1/3 gefüllt) „blubbern" oder kleine Papierfetzen über den Tisch blasen
- Beim Ausatmen Schwämme ausdrücken (in der Vorstellung sind sie nass)
- Ein Putztuch auswringen; mit den Fingerspitzen oder der Handinnenfläche von unten gegen die Tischfläche drücken (Tisch in der Vorstellung anheben wollen).

Nasenatmung

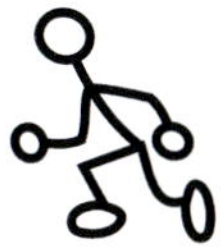

Hier soll das Ein- und Ausatmen durch die Nasen gezielt als „Pflege" der Nasenschleimhäute eingesetzt werden und zum besseren Belüften der Nebenhöhlen. Eventuell kann ein „Dufttuch" an die einatmende Nasenseite gehalten werden.

- Mit dem Zeigefinger ein Nasenloch zu halten und durch das offene ausatmen, Nasenloch öffnen und durch beide Nasenlöcher einatmen
- Mit dem rechten Zeigefinger das rechte Nasenloch zuhalten, durch das linke ausatmen, nach kurzer Atempause einatmen und dann mit dem linken Zeigefinger verschließen; mit dem rechten Nasenloch ausatmen, kurze Atempause.

Dann noch 2 mal diese Reinigungsatmung durchführen. **Vorsicht:** durch das intensive Atmen kann leichter Schwindel aufkommen.

Bewegen und Atmen

Erwachen der Insekten

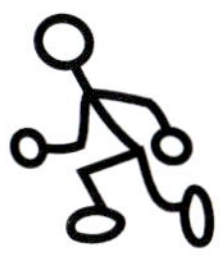

Vorstellungsbild: Das Insekt hat noch die Flügel an den Körper angelegt, entfaltet sie langsam und vergrößert den Bewegungsrahmen immer mehr (bis zum Abflug).

Bewegungsform: Die Hände in Brusthöhe, Fingerspitzen zeigen nach vorne, Ellenbogen nach hinten, Arme machen **langsam** kleine

Flügelbewegungen; beim Anheben der Flügel kann sich der Brustraum mit Luft füllen (einatmen), beim Senken der Flügel darf der Atem ausströmen.

Diese Übung zielt auf die Dehnung der Brustmuskulatur. Stellung der Ellenbogen und drehendes Schultergelenk ziehen die Schulterblätter Richtung Wirbelsäule nach hinten.

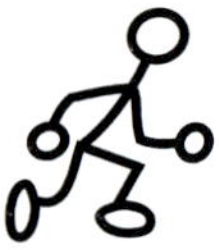

„Schattenboxen" (stehend oder sitzend)

Vorstellungsbild: Ein Angreifer soll eingeschüchtert oder abgewehrt werden. „Angreifer" könnten auch Ärger- oder Sorgengedanken sein.

Bewegungsform: Die Teilnehmerinnen sitzen in Schrittstellung auf dem vorderen Teil des Stuhls. Zunächst wird der rechte Arm mit geballter Faust in Richtung „Angreifer" gestoßen und mit einem explosiven „Paaoooohh" begleitet. Die Faust öffnet sich in Abwehrhaltung. Die linke Hand schützt derweil das Kinn. Automatisch wird danach gut eingeatmet.

Diese Übung kann mit Seitenwechsel 3 mal hintereinander durchgeführt werden. Dann ist eine Pause für Muskeln und normales Atmen erforderlich (wegen möglichen Schwindelgefühls).

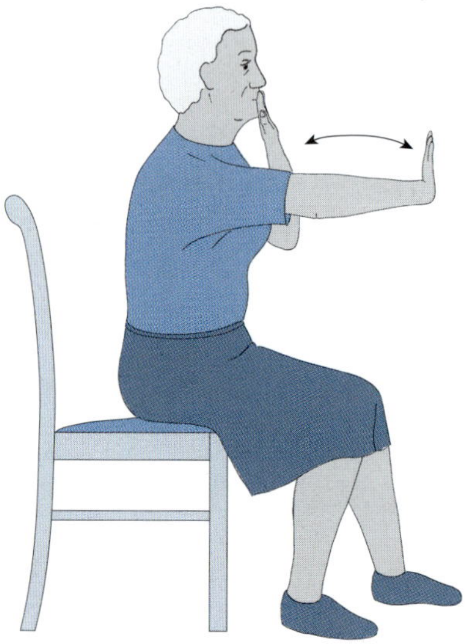

Abb. 4.3 Bewegen und Atmen: Beim „Schattenboxen" kommen kräftige Armbewegungen mit explosivem Stimmeinsatz zusammen.

☞ Die Übungsleiterin kann sich bei eigenem Interesse in asiatischen Bewegungskünsten wie Qigong oder Tai-Chi kundig und fit machen. Hier wird immer in der bewussten Kombination von Atem, Bewegung und Wahrnehmung geübt. Sie kann daraus Anregungen für passende Übungen im Sitzen ableiten. Besonders interessant könnten Übungen aus den „Acht Brokaten" werden.

4.1.4 Lebensrhythmus Anspannen – Entspannen

Die vorangehenden Übungsbeschreibungen richten ihr Augenmerk auf natürliches und bewusstes **Atmen.** Wer die Übungen durchführt, wird schnell merken, dass mit dieser Art des Übens so ganz „nebenbei" und fast zwangsläufig Anspannungen gelöst werden können und sich ein Gefühl des Wohlbefindens einstellt. Das hängt zusammen mit den Änderungen in der Muskelspannung (Tonus) und deren Wirkung auf Geist und Psyche.

„Regelmäßige Entspannung, Bewegung, Beachtung der Rhythmen und Zyklen des Körpers und seiner Erholungs- und Ruhebedürfnisse und schließlich eine lust- und genussorientierte Lebensweise sind die Grundlagen der Gesundheit. (Heiko Ernst)

Entspannung ist etwas, das **subjektiv** im Empfinden und in daraus entstehenden Stimmungen erlebbar ist. Das bedeutet, dass nicht alle Personen dieselben Entspannungsmethoden als entspannend erleben müssen und auch nicht eine Person in verschiedenen Situationen dasselbe Angebot als entspannend erlebt.

Diese Erkenntnis hat Auswirkungen auf die Auswahl von Wahrnehmungs- und Entspannungsübungen während der Bewegungsstunden. Die Übungsleiterin darf nicht alle Teilnehmerinnen mit ihren Angeboten „beglücken" wollen und auch nicht verärgert sein,

wenn sie Entspannungsübungen ablehnen. Ein therapeutisches Arbeiten mit Entspannungsmethoden ist nicht Aufgabe der Übungsleiterin. Wer aber mit dem Körper bewusst arbeitet, sollte sich im Klaren sein, dass nicht nur der Körper, sondern der ganze Mensch damit angesprochen wird.
Messbare, körperliche Reaktionen bei Entspannung:

- Die Spannung in der Skelettmuskulatur sinkt
- Die Durchblutung verbessert sich auch in den peripheren Körperteilen
- Der Atem wird tiefer und ruhiger
- Es wird weniger Sauerstoff verbraucht
- Die Herzfrequenz nimmt leicht ab, der Kreislauf reguliert sich
- Das Blut wird besser in den inneren Organen umverteilt
- Der Hautwiderstand nimmt messbar zu
- Die Hirnstromaktivitäten beruhigen sich.

Beobachtbare Wirkungen von Entspannung

- Der Organismus wird ruhiger
- Innere Gelöstheit und Ausgeglichenheit werden spürbar
- Meist stellt sich ein Gefühl der Harmonie und des Wohlbefindens ein
- Die Konzentrationsfähigkeit steigt
- Die Verdauung funktioniert besser.

Verdauungsschwierigkeiten und Obstipation sind leider bei vielen alten Menschen tägliche ungeliebte Begleiter. Dabei wirken verschiedene Ursachen zusammen, z. B. Bewegungsmangel mit seinen Folgen und ein psychisch bedingter hoher Spannungspegel im Verdauungsapparat. Kundige Übungsleiterinnen bauen auch deshalb entspannende Übungen in ihre Bewegungsstunden ein.

☞ Die Übungsleiterin kann mit den Teilnehmerinnen überlegen, wie verschiedene Spannungszustände sich auf das gesamte Befinden auswirken: spannen – anspannen – überspannen – verspannen – entspannen – spannungslos.
Sie kann das verdeutlichen, indem sie jeder Teilnehmerin einen kleinen Gummiring in die Hand gibt. Was passiert, wenn man ihn spannt – lange anspannt – überspannt – überhaupt nicht anspannt?
Der Gummiring steht hier symbolisch für den Organismus und die gesamte Person.

Der Bewegungsmangel alter Menschen im Heim ruft eine ähnliche Schlaffheit hervor wie der Gummiring, der nicht genutzt wird. Die körperliche Schlaffheit wirkt sich in der Regel auf den Grad der Wachheit des Geistes und die Kraft der Psyche aus.

Andrerseits gehört zu dieser Lebensphase die Aufgabe, das Loslassen zu üben, sich zu verabschieden von früheren Möglichkeiten, von Wünschen und Träumen und von materiellen Dingen.

Spannst du eine Saite zu stark, wird sie reißen.
Spannst du sie zu schwach, kannst du nicht auf ihr spielen.
(Siddartha Gautama, Buddha)

4.1.5 Übungsbeispiele Anspannen – Entspannen

„Das Innere Lächeln"

In der chinesischen Bewegungs- und Meditationskunst (Tai-Chi, Qigong, Yoga) gibt es den Begriff „Das Innere Lächeln". Damit wird eine lebensförderliche Grundhaltung bezeichnet, die man sich erwerben kann durch Üben und Praktizieren einer „Meditation in 4 Schritten".

Ein andauerndes inneres Lächeln ist wie ein Lächeln zu sich selbst, das Gesundheit, Glück und langes Leben sichert. Wer mit einem inneren Lächeln lebt, ist in Harmonie mit sich selbst und sein bester Freund (Ernst Stürmer).

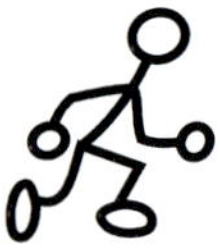

Übungsleiterinnen und Teilnehmerinnen bauen zur Einstimmung eine Haltung des „Inneren Lächelns" auf:

- mit aufgerichtetem Rücken auf der vorderen Stuhlhälfte sitzen
- Hände liegen offen auf den Oberschenkeln
- Zungenspitze am Gaumen und die geschlossenen Augen mit einem inneren Lächeln erfüllen.

Übungsleiterinnen sollten für sich vorab überprüfen, inwieweit sich die Zungenhaltung verschieden auf die Spannung im Mundbereich und in der Folge auf die Atmung und das innere Befinden auswirkt (Zunge am Gaumen anlegen oder Zunge hinter den unteren Schneidezähnen).

Anspannen und Entspannen

Scheinbar paradoxerweise gehört Anspannen zum Entspannen. Das Loslassen gelingt leichter nach einer vorangehenden Anstrengung.
Beobachtungen: Manchmal spannen sich den Tag über verschiedene Gesichtsmuskeln immer wieder stark an. Teilweise „frieren" Gesichtszüge fast ein, Muskelspannungen erzeugen unangenehme Körpergefühle bis hin zu Kopfschmerzen. Die Redensart „Jemand sieht verbissen aus" bezieht sich auf einen Gesichtsausdruck mit angespannten Kiefergelenken und angespannten umgebenden Muskeln. Vermutlich hat diese Person Ärger, Sorgen oder Angst. Der Kopf, die Gefühle und die Muskeln arbeiten hier zusammen. „Lösen" der Anspannung kann im Kopf oder auf der Körperebene beginnen.

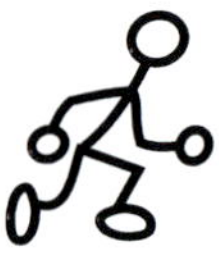

Gesichtsmuskeln entspannen:
Zunächst überprüfen alle Teilnehmerinnen, wo es im Gesicht/am Kopf spannt oder schmerzt.
Dann leitet die Übungsleiterin die mimischen Übungen an:

- die Stirn runzeln

- die Nase rümpfen
- die Kopfhaut anspannen
- die Lippen aufeinander pressen
- die Zähne zeigen.

Nach 3 Übungen kann sie eine Zwischenprobe machen: Wie fühlt sich der Kopf jetzt an?

Die gesamte Übungsreihe schließt mit dem Nachspüren ab. Die Übungsleiterin kann dies mit dem Hinweis verbinden, dass diese Übungen selbstverständlich auch außerhalb der Übungsstunde durchgeführt werden können.

Lachen und Entspannen

Da sich die Teilnehmerinnen beim Vorzeigen und Mitmachen der jeweiligen Mimik konzentrieren, verflachen sie unwillentlich den Atem. Dieser intensiviert sich wieder nach Abschluss der jeweiligen Aktivität. Häufig wird dabei viel beobachtet, geredet und gelacht. Das ist eine gute Form von „Atemtraining", bei dem nicht nur die Gesichtsmuskeln, sondern auch das Zwerchfell beansprucht werden. Die Entspannung über Lachen ist nicht nur auf der muskulären Ebene zu bemerken. Die Stimmung und das individuelle Befinden ändern sich ebenfalls.

☞ **„Gesichterwechsel":** Die Übungsleiterin wählt eine der mimischen Formen aus, schaut gerade in die Kreisrunde und dreht dann das Gesicht zur linken Nachbarin. Dabei verändert sie schlagartig ihre Mimik in einen anderen Ausdruck. Sie „wechselt das Gesicht". Die Nachbarin übernimmt diesen Ausdruck, dreht ihr Gesicht bis zur Mitte und wechselt dann ebenfalls ihren Gesichtsausdruck. Diese Veränderungen sind häufig sehr verblüffend und lösen großes Gelächter aus.

Übungen aus dem Bereich der „Progressiven Muskelrelaxation" (Entspannen durch Anspannen) oder „Eutonie" (Gute Spannung aufbauen) können eine sinnvolle Bereicherung für die Bewegungsstunden im Heim sein. Die Übungsleiterin sollte sich dafür in Kursen kundig machen (z. B. in den Volkshochschulen).

Entspannen durch Dehnübungen

Recken und Strecken ist eine ganz natürliche Reaktion auf Anspannungen. Der Körper bietet seinem passiven Bewegungsapparat (dem Skelett) die Möglichkeit, sich wieder anders zu ordnen und zu entlasten. Die Rücken- und Bauchmuskulatur muss für eine aufrechte Körperhaltung eine Mindestspannung aufweisen. Dies ist harte Arbeit, oft gegen die Schwerkraft. Durch gezieltes Dehnen kann der Muskeltonus beeinflusst werden. Gleichzeitig wird in der Muskulatur eine bessere Blutzirkulation angeregt.

Eine gute methodische Unterstützung sind Visualisierungsübungen beim Dehnen, Recken und Strecken:

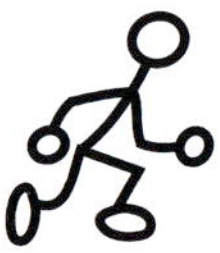

- Die Teilnehmerinnen strecken sich nach Obst, das sie pflücken wollen
- Sie recken sich, um den Bundespräsidenten mit Frau besser zu sehen in ihrer Staatskarosse
- Sie dehnen ihre „Ellenbogen“ aus, um sich mehr Platz zu verschaffen.

Verspannter und schmerzhafter Nacken

Eine bekannte Alltagssituation: nach dem Schlafen ist häufig der Nacken verspannt und schmerzt. Nur mit Mühe lässt sich der Kopf drehen. Er ist über die Halswirbelsäule beweglich mit dem Rumpf verbunden. Das ist wichtig, weil im Kopf die meisten Sinnesorgane positioniert sind, die zur Orientierung benötigt werden.

Das Drehen des Kopfes hat deshalb wichtige Funktionen in der Alltagsbeweglichkeit. Ein steifer Nacken schränkt das Blickfeld ein:

- Die Kopfdrehung hilft bei der **Orientierung im Raum** („Was passiert hinter mir oder neben mir?“)
- Die **Kontaktaufnahme** zu Nachbarinnen oder im Sitzkreis ist erschwert, wenn man nicht den Kopf in die entsprechende Richtung drehen kann; es ist viel mühsamer, den gesamten Rumpf zu drehen

- Die Körperhaltung mit einem starren Nacken und die ersatzweise Drehbewegung mit dem Rumpf wirken relativ unbeweglich; dies kann fälschlicherweise „Arroganz“ oder „Unzugänglichkeit“ signalisieren und die **Kommunikationsmöglichkeiten** beeinträchtigen.

> Die Halswirbel sind nicht geeignet für Kreisbewegungen. Sie können sich leicht abnutzen oder Nerven können eingeklemmt werden. Bei starker Verkalkung der Halsschlagader kann ein Kreisen zu einer vorübergehenden Mangelversorgung des Gehirns mit Blut und Sauerstoff führen. Schwindelgefühle durch Kopfkreisen sind ebenfalls nicht auszuschließen.

In den Bewegungsstunden am Vormittag kann auf „einen steifen Nacken“ gut mit entsprechenden Übungen und Erklärungen reagiert werden. Diese sind auch dazu gedacht, dass die Teilnehmerinnen am Morgen nach dem Aufstehen diese Bewegungen zur Verbesserung ihres körperlichen Befindens selbstständig ausführen können.

Wege zum Lösen von Nackenverspannungen

Wärmen und dehnfähig machen

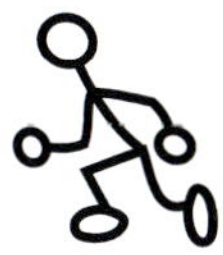

- Den Nacken mit den Händen kreisförmig reiben, auf und ab streichen und kneifen
- Ein erwärmtes Kirschkernsäckchen auflegen.

Dehnen

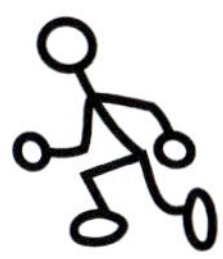

- Den Kopf langsam in Richtung Brustkorb sinken lassen, kurz verharren in dieser Position und langsam den Kopf wieder aufrichten, mehrfach wiederholen
- Ein langsames „Jasagen“ (Nicken) in gerader Kinnhaltung und zu den Seiten hin, mehrfach wiederholen, Schultern dabei nicht hochziehen

- Den Kopf in gerader Kinnhaltung langsam nach rechts drehen, fast parallel zur Schulter („Können die Augen schräg nach hinten blicken? Was erkennen Sie da?") und wieder zurück in Ausgangsstellung; dann zur linken Seite hin üben
- Ein Ohr zur Schulter neigen, Schulter dabei nicht hochziehen, kurz verharren und in Ausgangsstellung zurück; zur linken und rechten Seite hin üben (☞ Abb. 4.4).

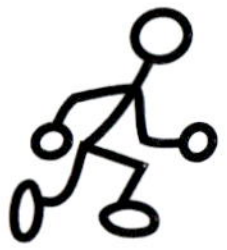

Klopfmassage

- Mit den Fingerspitzen auf den Nacken trommeln, anschließend leichte Schläge auf Hals und Nacken verteilen. Wenn die Arme „zu kurz" sind, kann auch mit einem kurzen Papprohr oder einer Zeitungsrolle leicht geklopft werden.

(☞ Entspannung durch meditatives Tanzen im Sitzen 💻)

> ☞ Übungen im Wechselspiel von Bewegung und Ruhe und ihren Auswirkungen auf den menschlichen Gesamtorganismus kann man in Büchern zu Chinesischen Bewegungskünsten finden. Tai-Chi, Chigong und Kampftechniken zeigen die Einheit von Meditation, Atmung und Körperbewegung.
> Viele Übungen können im Sitzen durchgeführt werden. Die Bewegungsausführungen scheinen „minimalistisch" und eignen sich deshalb gut auch für Menschen, die in ihrer Bewegungsfähigkeit bereits eingeschränkt sind. (Allgaier 1999)

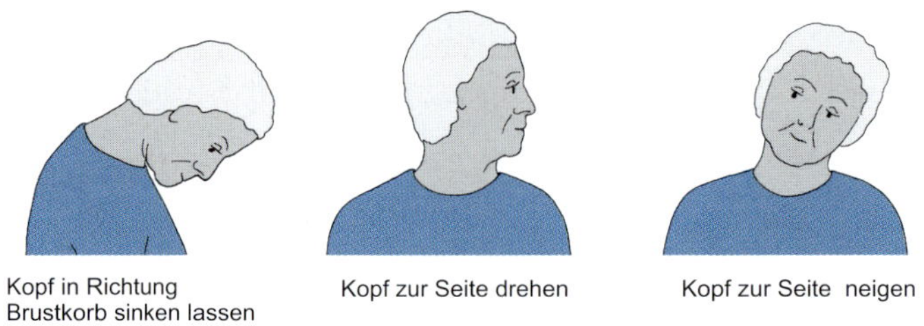

Abb. 4.4 Bei verspanntem und schmerzhaftem Nacken: Dehnen ist eine geeignete Maßnahme, Verspannungen zu lösen.

4.2 Die Sinne schärfen

Für die folgenden Bewegungsangebote sind die Sinnesleistungen ausgewählt, die besonders der Orientierung und der Kommunikationsfähigkeit dienen. Das alltägliche Verhalten und Erleben wird beeinflusst oder behindert durch altersbedingte Veränderungen folgender Sinne:

- Sehen
- Hören
- Tasten/greifen
- Fühlen/spüren.

4.2.1 Sinnesorgane und ihre Orientierungsaufgaben

Sinneswahrnehmungen und Bewegungen sind das Fundament dafür, dass Menschen in ihrem Lebensalltag handlungsfähig sein können. Deshalb haben Sinnesorgane und Sinneswahrnehmungen einen berechtigten Platz in der Bewegungsarbeit. Die Veränderungen der Sinnesorgane im Alter, z. B. bei den Augen, haben teilweise massiven Einfluss auf das Orientierungsvermögen und das Bewegungsverhalten.

Auf die Frage, welche Sinne der Mensch hat, gibt es verschiedene Antworten. Meist werden die **klassischen fünf Sinne** genannt: Sehen, Hören, Riechen, Schmecken, Tasten.
In der Schatzkammer der Bewegungsfähigkeit stößt man auf **weitere Sinne:**

- Bewegungssinn (kinästhetischer Sinn)
- Lagesinn
- Gleichgewichtssinn
- Vibrationsempfinden.

Diese Sinne sind in den Übungsbeispielen in ☞ 4.3 berücksichtigt.

Die Haut ist das größte menschliche Organ mit Meldesystemen, die uns in verschiedener Weise Orientierungshilfen geben. Sie kann viele Eigenschaften von Dingen ertasten, die mit ihr in Kontakt kommen. Außerdem kann sie unterschiedliche Temperaturen registrieren (thermischer Sinn) und Schmerzempfindungen melden. Hier übernimmt sie zusätzlich zur Aufgabe der Orientierung auch Schutzfunktionen für den menschlichen Organismus.

Alle Sinnesorgane müssen „genutzt" werden, damit sie das Tor zur Außenwelt offen halten. Sie können auch füreinander „Dienste" übernehmen, wenn einer ausfällt (☞ 2.1.2):

- **Sehen:** Die verschiedenen Veränderungen in den Augen tragen zu Unsicherheiten im Gehen und Stehen, in der örtlichen Orientierung und auch beim Erkennen von Menschen bei.
  Die **Raumwahrnehmung** vermittelt ein Bild der Form, Größe, Höhe, Richtung, Entfernung von Objekten (Abstands- und Größenverhältnis) und hat besondere Bedeutung in der Sturzprophylaxe
- **Hören** ermöglicht die Teilhabe an der Gemeinschaft; bei schlechtem Hören entstehen Misstrauen und Ärger. Hintergrundgeräusche, auch Dauerberieselung durch Musik, erschweren die Hörleistungen
- **Tasten** kann Ersatzfunktion bekommen: „Mit den Händen oder Füßen sehen". Wichtige Kanäle zur Orientierung sind u. a. Vibrationen und Schwingungen
- **Greifen:** Hände und Füße sind sowohl Werkzeug als auch ein Mittel zur Verständigung. Der Zusammenhang zwischen Tun und Verstehen (greifen – begreifen) wird hier sehr deutlich
- **Fühlen:** Durch Druck-, Temperatur- und Schmerzempfindungen wird der Körper zu schützenden Reaktionen aufgefordert.

Übungen zur **Wahrnehmungsdifferenzierung** unterstützen die Wachheit des Geistes, können die verschiedenen Sinne trainieren und tragen deshalb zu einer Unterstützung der Orientierung bei, z. B.:

- „Welche Farbe hat der Wohnbereich, auf dem mein Zimmer ist? Wie sieht das Zeichen aus, das mich zum Gruppenraum führt?"
- „Welche Geräusche höre ich? Wo kommt das her? Welche Zeit ist dann, wenn ich den Gong höre?"
- „Wie fühlt sich der Gegenstand an: weich/hart, spitz/stumpf, kalt/warm?"

- „Was kann ich mit diesem Gegenstand machen? Wo ist er im Haus zu finden?"

Solche Fragestellungen sind auch von Interesse beim Thema „Materiale Erfahrung" (☞ 4.6).

4.2.2 Übungsbeispiele zum „Sehen" und „Hören"

Bewegte Sinnesorgane

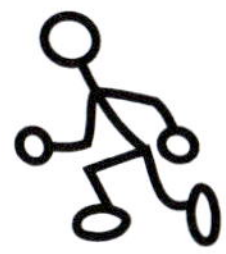

Sitzrunde: im Kreis oder am Tisch
Ziel: auf Körpersprache der anwesenden Teilnehmerinnen achten, Körperschema erinnern, alltägliche Bewegungen bewusst machen, die der Körper normalerweise selbstverständlich ermöglicht.
Vorgehen: Die Übungsleiterin bringt große Abbildungen (DIN A4) der Sinnesorgane mit und heftet sie gut sichtbar an die Wand oder legt sie auf dem Tisch aus. Dann werden in der Runde zum entsprechenden Organ Bewegungsmöglichkeiten gezeigt.
Ausgangsfrage: „Was können wir machen mit …?"

- **Augen:** die Augen aufreißen, mit den Augendeckeln klimpern, ein Auge zudrücken, die Augen öffnen und schließen, die Augen zu Schlitzen verengen
- **Ohren:** hinhören, horchen, sich die Ohren zuhalten, die Ohren lang ziehen
- **Zunge:** Zunge herausstrecken, den Mundinnenraum abtasten, die Lippen ablecken
- **Mund:** öffnen und schließen, den Mund verziehen, gähnen, kauen, die Lippen aufeinander pressen
- **Nase:** die Nase rümpfen, hochziehen, die Nase putzen, schniefen, prusten, sich an die Nase fassen
- **Hände:** tasten, fühlen, zugreifen, anpacken, Hände schütteln, winken, waschen, trocknen, mit den Händen trommeln (☞ Abb. 4.5)
- **Füße:** tasten, greifen, Zehen spreizen, abrollen, stehen, gehen
- **Kopf:** Kopf schütteln, Jasagen, Neinsagen, sich am Kopf kratzen, Kopf hin- und her bewegen.

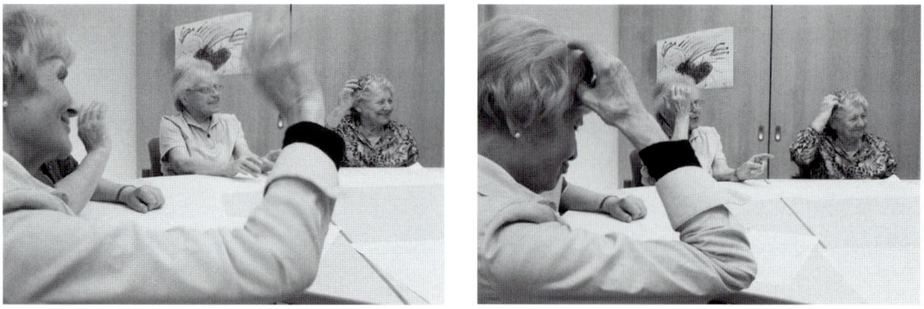

Abb. 4.5 Mit den Händen reden.

Die Übungsleiterin kann dabei die Aufmerksamkeit auf die **Wirkung und Bedeutung der Bewegungen** lenken:

- „Was bewegt sich da alles?"
- „Wo ist etwas zu spüren?"
- „Sind das angenehme oder unangenehme Empfindungen?"
- „In welchen Situationen macht man diese Bewegungen?"
- „Was wäre, wenn wir diese Bewegungen nicht mehr machen könnten?"

Damit die Übungen nicht zu langatmig werden, könnte vereinbart werden, zunächst jeweils 3 Beispiele pro Körperteil zu suchen.

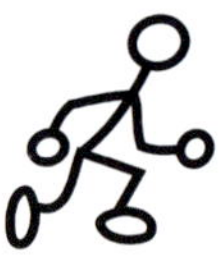

Einander wahrnehmen – achtsam miteinander umgehen

Dies kann Teil einer Bewegungsstunde (Anfang) sein oder mit anderen Übungen zu einer vollen Bewegungsstunde zusammengestellt werden.
Ziel: Aufmerksamkeit lenken auf die Personen in der Gemeinschaft, einfache Lockerungsübungen für Schulter, Dehnübungen für die Beine, sanftes Bewegen der Knie- und Hüftgelenke, Raumwahrnehmung, Gedächtnis
Sitzrunde: im Kreis oder am Tisch. Die Übungsleiterin lädt dazu ein, im Kreis herum zu schauen, verbunden mit Beobachtungsfragen:

- „Wer ist heute da?"
- „Wie viele Personen sind da?"
- „Wen sollten wir etwas aufmuntern?"

- Dann fragt sie konkreter: „Wer hat heute einen Pullover/Bluse/ Weste an?“

Die jeweiligen Teilnehmerinnen machen auf sich aufmerksam durch Winken. Da alle sich mitbewegen sollen, schlägt die Übungsleiterin ein rhythmisches Sprechen und Bewegen vor: „Erst winke ich dir mit der rechten Hand, dann winke ich dir mit der linken Hand. Zum Schluss dann noch mit beiden.“ Die Bewegungen sollten 2 mal hintereinander durchgeführt werden.

- „Wer hat heute schwarze Schuhe an?“
  Die entsprechenden Teilnehmerinnen zeigen ihre Schuhe. Auch hier kann mit einem ähnlichen Sprech- und Bewegungsrhythmus angeleitet werden: „Das ist mein rechter Schuh (rechtes Bein leicht gebeugt strecken und Ferse aufsetzen), das ist mein linker Schuh (linkes Bein leicht gebeugt strecken und Ferse aufsetzen). Mit beiden gebe ich keine Ruh“ (mit den Füßen „trampeln“). Auch diese Bewegungen 2 mal hintereinander durchführen. Möglich ist auch eine Addition des ersten und des zweiten Bewegungsmusters
- „Wer hat eine eckige Brille auf?“
  Die Teilnehmerinnen machen sich bemerkbar oder werden von anderen genannt. Die Übungsleiterin kann die Namen wiederholen und verknüpfen mit einer Bewegung, die alle mitmachen können: „Frau X hat eine eckige Brille auf.“ Dabei zeichnet sie mit dem rechten Arm ein Viereck in die Luft, dann mit dem linken Arm und dann mit beiden Armen gleichzeitig. Auf diese Weise werden alle weiteren Brillenträger genannt und die Brillen gezeichnet
- „Wer hat eine runde Brille auf?“
  Bei der Nennung der Namen wird anstatt eines Vierecks jeweils ein Kreis gezeichnet. Der Ablauf ist dann wie schon beschrieben
- „Wen sollten wir etwas aufmuntern?“
  Mögliche Bewegungen: Hände auf die Backen legen und Temperatur fühlen, die Backen leicht abklopfen, Mundwinkel verziehen und ein Lächeln aufs Gesicht zaubern, sich wach klopfen, indem die Fingerspitzen auf die Brustrippen trommeln.

☞ Eine Variante ist das Spiel: „Ich sehe etwas, was du nicht siehst und das ist …"
Bei diesem Spiel kann es auch um Wahrnehmung von Dingen im Raum gehen. Dann könnte die Übungsleiterin vor Spielbeginn einige Dinge unauffällig im Raum aufgestellt haben, die sonst nicht da sind:

- „Ich sehe was, was du nicht siehst und das ist viereckig, unterteilt, mehrfach vorhanden, durchsichtig und ab und zu muss man es putzen" (→ Fenster)
- „… und das hat mehrere Füße, kann aus Holz oder Metall oder Kunststoff sein, gibt's nicht nur in unserem Raum. (Bei Holz) Es ist im Wald gewachsen, hat die Farbe … und man braucht es in verschiedenen Situationen, manchmal auch für müde Leute." (→ Stühle)

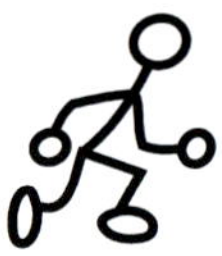

Licht- und Schattenspiele – kreative Übungen

Materialien: starke Lampe mit verstellbarem Schirm, Overheadprojektor, verschiedene kleine Objekte, Musik

- Tierfiguren mit den Händen gestalten und als Schatten an die Wand werfen
- Auf einen Overheadprojektor Gegenstände legen und im Schattenbild erraten lassen, z. B. Pflanzenblätter, Kleinmaterialien wie Büroklammern, Bleistifte, Radiergummi, Bleispitzer, auch als Kim-Spiel (Spiel zur Förderung der Merkfähigkeit) möglich.

4.2.3 Übungsbeispiele zum Greifen, Tasten, Spüren

Die Haut ist die Grenze zwischen drinnen und draußen, sie nimmt Reize von außen auf durch Greifen, Tasten, Berühren, Fühlen (☞ Abb. 4.6). Über die Bewertungsstelle im Gehirn verbinden sich diese Reizmeldungen mit Gefühlen: „Ich empfinde, ich bin berührt von etwas, ich bin ergriffen."

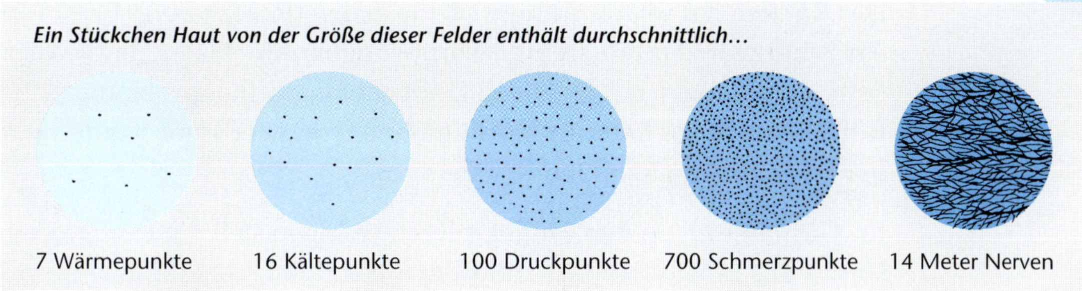

Abb. 4.6 Auf der Haut sind die verschiedenen Rezeptoren unterschiedlich dicht verteilt.

Körperwissen

Die **Meldesysteme** des Körpers reagieren auf verschiedene Reize:

- **Druck:** Die Teilnehmerinnen drücken verschieden stark mit den Fingern auf verschiedene Körperstellen. Wann wird einfache Berührung zum Schmerz?
- **Vibration:** Die Teilnehmerinnen klopfen alle mit den Fingerspitzen auf die Tische, die Stuhllehnen oder trippeln mit den Füßen auf den Boden. Wie schwingen der Tisch oder der Fußboden mit?
- **Temperatur:** Die Teilnehmerinnen fassen in ihrem Umfeld verschiedene Materialien an. Welche Temperaturunterschiede sind festzustellen bei Holz, Kunststoff, Metall, Glas?
- **Schmerz:** Wodurch entsteht der Schmerz, wenn er auf der Haut zu spüren ist?

Andere Melder befinden sich an den **Sehnen** oder in den **Gelenken** und melden uns etwas über die Lage im Raum, die Bodenbeschaffenheit, das Gleichgewicht.

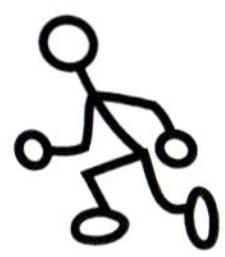

Die Teilnehmerinnen sitzen auf ihren Stühlen, beide Füße auf dem Boden. Die Übungsleiterin fragt:

- „Wie kann ich mit den Füßen das Umfeld ertasten, damit ich beim Aufstehen nirgends anstoße (auch blind erspüren)?"
- „Wie verändert sich das Gleichgewicht, wenn ein Bein angehoben wird?"
- „Wie erfahre ich bei geschlossenen Augen, wie weit entfernt die Nachbarinnen neben mir sitzen?"

Der **Rücken** hat relativ wenige Meldestellen (Rezeptoren). Er ist wie ein Schutzpanzer. Für fremde Berührungen und Massagen ist deshalb der Rücken neben den Händen eine wenig problematische Körperzone. Dies kann in der Teilnehmerrunde erprobt werden mit der „rätselhaften Massage" (☞ Seite 164).

Im **Gesicht** und an den **Fingerspitzen** drängen sich die Rezeptoren. Das „Fingerspitzengefühl" hilft bei vielen alltäglichen Bewegungsaktivitäten. Sticken und Stopfen wäre ohne diese Rezeptoren schlecht möglich. Sie liegen auf der Innenseite der Fingerspitzen, außen sind sie durch die Fingernägel geschützt. Insgesamt verändern sich aber die feinen Tastleistungen mit zunehmendem Alter, die Temperatur- und Schmerzmelder werden unempfindlicher. Das kann gefährlich werden vor allem bei demenzkranken Menschen.

Hände und **Füße** können „sehen", Gegenstände blind identifizieren, im Dunkeln auch Räume und Böden ertasten und erkennen.

Tastsinn und Gefühle

Bei Berührungen (streicheln oder massieren) bildet der Körper „Wohlfühlhormone" wie Endorphine (körpereigene Opiate), die in einen entspannten Zustand versetzen können. „Die Haare sträuben sich", wenn die Berührungen mit unangenehmen Menschen und Situationen in Zusammenhang gebracht werden.

Die Teilnehmerinnen können das nachvollziehen, indem sie sich mit verschiedenen Materialien an verschiedenen Stellen auf und in den Händen/Armen oder im Gesicht berühren (z.B. mit Federn, Watte, Pinsel, Schwamm oder Bürste).

Zwischenmenschliche Berührungen sind wichtige emotionale Lebensmittel. Deshalb ist auch in der Pflege das Thema Berührung für Wohlbefinden und Sicherheit wichtig und gleichzeitig eine äußerst sensible Angelegenheit, weil auch Übergriffe in die Persönlichkeit über die Haut erfolgen (z. B. Strafen oder Missbrauch).

☞ **Für Tastübungen:** Fühlmaterialien sammeln, Fühlbretter, Fühlsäckchen, Tast-Memories herstellen, Sammelschachteln anlegen (z.B. Knöpfe, alte Handarbeitsutensilien, Taschentücher, kleinere Werkzeuge, Schreibmaterial).
Durch die Abnahme der Rezeptorenleistung an den Fingerspitzen ist das Ertasten nicht einfach. Als verstecktes Material in Säckchen oder Schachteln sollten nur bekannte Gegenstände genutzt werden. Unbekannte Objekte können nicht „erkannt" werden.
Häufig erlahmt das Interesse der Teilnehmerinnen schnell, da nicht zwingend ein Sinn für sie erkennbar ist. Diese Übungen sind im Rahmen biografischen Arbeitens oder auch eines „Gedächtnistrainings" für noch recht „wache" alte Menschen besser platziert.

Übungsbeispiele: Massagen und Aktivierung

Eigenhandmassage

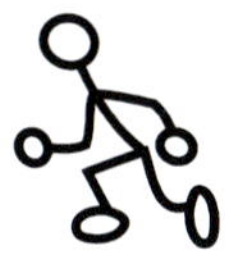

- Die Teilnehmerinnen reiben sich zunächst die Hände wie beim Händewaschen; sie achten auch darauf, dass sie zwischen den Fingern „waschen"
- Dann streicht eine Hand die andere vom Handgelenk über die Fingerspitzen aus
- Als nächstes wird dann jeder Finger einzeln ausgestrichen
- Die Handinnenfläche wird so massiert, dass der Daumen der aktiven Hand die Innenfläche der anderen Hand mit streichenden oder kreisenden Bewegungen massiert
- Anschließend übernehmen die anderen Finger die Massage auf der Handoberfläche, der Daumen bleibt als Stabilisator in der Innenhand
- Viele gedachte Wassertropfen werden dann von beiden Händen abgeschüttelt
- Zum guten Schluss werden die Hände noch verwöhnt mit einer angenehm duftenden „Einreibung".

Mit Schwamm und Bürste (taktile Stimulation)
Zur Abwechslung kann die Handmassage auch mit einem weichen Schwamm, einem rauen Luffa-Schwamm oder einer Bürste durchgeführt werden. Das sollten die Teilnehmerinnen entscheiden können.
Spaßig, aber dennoch wirkungsvoll ist eine „Tennissocken-Massage". Ein Socken wird so über die Hand gezogen, dass die raue Seite außen ist. Dann kann die „besockte" Hand Finger, Hände und Unterarme in streichenden und kreisenden Bewegungen massieren. Handwechsel nicht vergessen. Mit der Tennissocken-Massage gelingt es vielleicht, die Teilnehmerinnen zu gegenseitiger Handmassage zu animieren.

Diese Massageübungen können eingebettet sein in feinmotorische Übungen der Hände und einen abschließenden „Tanz der Hände" mit einer entspannenden Musik (z. B. „Ballade pour Adeline").

Klassische Massagegriffe sind Streichen, Kneten, Reiben, Klopfen, Vibrieren. Die Anleitungen zu Eigenmassagen können in der Bewegungsstunde mit diesen verschiedenen Bewegungsausführungen immer wieder variiert werden.

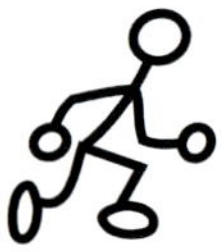

Regentropfen-Kopfmassage

Die Teilnehmerinnen sitzen auf ihren Stühlen und lehnen sich zurück an die Lehne. Wer mag, kann die Augen schließen.
Vorstellungsbild: „Es fängt an zu regnen, wir haben keinen Schirm, zuerst fallen nur wenige Tropfen, der Regen wird stärker."

- Die Teilnehmerinnen klopfen locker und langsam aus dem Handgelenk mit ihren Fingern auf die Stirn bis hin zu den Ohren und oberhalb der Ohren → Nachspürpause auch zum Ausruhen der Arme
- Die Finger kribbeln sachte mit den Fingerspitzen auf die Schä-

deldecke, das Kribbeln wird zu leichtem Trommeln → Nachspürpause

- Zum Schluss trommeln die Finger etwas heftiger auf den Hinterkopf bis zum Nackenansatz, die Knochen des Schädels hinter den Ohren sind denkbar für diese Vibrationen.

Eine bessere Durchblutung der Kopfhaut und die Vibrationsimpulse auf die Knochen erzeugen ein entspanntes Kopfgefühl. Deshalb sollten die Teilnehmerinnen „Nachspür-Zeit" bekommen. Wer mag, kann auch das Gesicht tätschelnd massieren.

Partner-Rückenmassage zur Entspannung

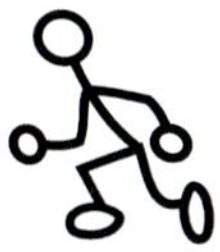

Bei der Anleitung zur Partnermassage bitte berücksichtigen:

- Die Teilnehmerinnen beteiligen sich aus eigener Entscheidung und nicht aus Gruppenzwang
- In die Massage nur Rücken und Arme mit einbeziehen (Distanz wahren)
- Massage darf abgebrochen werden ohne Begründung
- Während der Massage sollte in der Gruppe möglichst nicht viel geredet werden und zwischen den Partnerinnen nur als Anfrage oder Rückmeldung
- Wenn Musik verwendet wird, nur leise im Hintergrund und am besten „unstrukturierte" Musik.

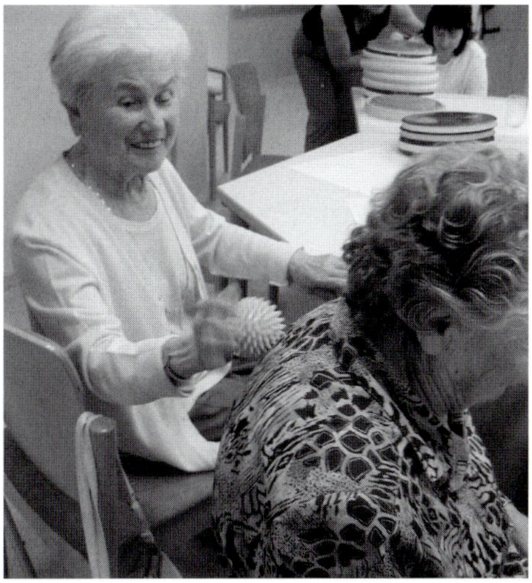

Abb. 4.7 In einer vertrauensvollen Atmosphäre gelingen auch Partner-Rückenmassagen mit dem Igelball.

„Rätselhafte Massageaktion“ – Zahlen, Buchstaben oder Wörter raten

Die Übungsleiterin erklärt den Ablauf. Dann können die Teilnehmerinnen entscheiden, ob sie sich aktiv daran beteiligen wollen:

- Die aktive Partnerin malt mit dem Finger eine Zahl auf den Rücken der vor ihr sitzenden „passiven“ Partnerin; diese meldet die erkannte Zahl zurück; drei Zahlen können so hintereinander geschrieben und erraten werden; dann ist Wechsel
- Jetzt können leichte Rechenaufgaben langsam auf den Rücken geschrieben und gelöst werden
- Anstatt Zahlen können Buchstaben geschrieben und erraten oder Buchstaben zu Wörtern zusammengefügt werden.

Die Aufgaben sind nicht so einfach wie es scheint. Die „passiven“ Teilnehmerinnen müssen spiegelbildlich das Geschriebene erkennen. Wenn Aufgaben gelöst sind, wird das Geschriebene „ausgewischt“ wie früher auf der Tafel.

Es ist gut möglich, dass im Verlauf der Schreibaktion nicht alle Teilnehmerinnen bis zum Ende mitmachen. Entweder ist ihnen die Körperberührung unangenehm geworden oder die Aufgaben sind mehr Frust als Lust.

Die Übungsleiterin muss deshalb einschätzen können, ob die Übung grundsätzlich für die Menschen in ihrer Gruppe geeignet ist. Während des Übens beobachtet sie die Reaktionen der Teilnehmerinnen und beendet die Übungsreihe, wenn deutliche Signale der Ablehnung oder Ermüdung bemerkbar sind.

„Topfkratzer-Peeling“

Beispiel für **„zugehende Aktivierung“:** Eine pflegende Person besucht eine Bewohnerin, die im Rollstuhl sitzt oder das Bett nicht mehr verlassen kann. Im mitgebrachten Korb liegen bunte Plastik-Topfkratzer oder Schwämme kleine Handtücher, eine angenehme Pflegelotion oder eine gut duftende Creme. Außerdem hat sie einen CD-Player mit verschiedenen CDs dabei (sanfte Musik, aber nicht eintönig).

Nach Absprache mit der Bewohnerin wird:

- zunächst der Topfkratzer beschaut, geknetet und erprobt, wie er sich anfühlt; vielleicht gibt es auch Gespräche über „Erfahrungen beim Geschirrspülen" früher und die dazugehörigen Gefühle
- dann wird ein Handrücken kreisförmig langsam und zart mit dem Topfkratzer „bearbeitet", die Unterarmfläche kommt hinzu; nach einigen Runden wird die Hautprobe gemacht: die Haut fühlt sich überraschend zart an, ist gut durchblutet und warm; in dieser Phase sind verbale Kontakte durchaus sinnvoll
- eine von der Bewohnerin ausgewählte Lotion oder Creme mit anregendem Geruch wird behutsam in die Hand/den Arm eingerieben und kann das Wohlgefühl noch verstärken.

Vorsicht: die Altershaut ist empfindlich **!**

Die Creme sollte danach ausgewählt werden, ob der Geruch belebend oder beruhigend wirken sollte. In dieser Phase darf Stille die Entspannung fördern. Während der Hand-Arm-Massage auf der anderen Körperseite kann nach Wunsch eine beruhigende Musik die gesamte Massage leise begleiten. Der Vorgang ist jetzt schon bekannt und muss die Bewohnerin nicht beunruhigen.

Massagen mit Tennissocken, Waschhandschuhen oder anderen Massagematerialien können hier belebend eingesetzt werden.

☞ Manche Personen reagieren auf bestimmte Inhaltsstoffe und deren Duft allergisch. Es ist deshalb sinnvoll, die Bewohnerinnen oder Pflegekräfte dahingehend zuvor zu befragen.

Fühlen und Sichspüren sind lebenswichtige Funktionen, die sich auf das Wohlbefinden und die Lebensqualität von Heimbewohnerinnen auswirken. Solche psychisch und physisch entspannenden Angebote sollten als **selbstverständlicher** Bestandteil von ganzheitlicher Pflege in den Alltag in Pflegeheimen eingeplant und umgesetzt werden. Äußere Bewegung führt hier zu innerer Bewegung, berührt werden zu berührt/gerührt sein.

4.3 Mein Körper und ICH

Wir haben einen Körper und kennen ihn doch nicht. Wir gebrauchen ihn und sind erstaunt, wenn nicht alles wie üblich funktioniert. Autos und Geräte werden gut gewartet. Wir hören auf die Motorgeräusche beim Auto oder beim Kühlschrank, wir bewegen den Wagen, weil er sonst seine möglichen Funktionen verliert. Aber die Signale des Körpers hören und beachten wir nicht unbedingt. Wir gehen achtsam um mit der Wohnungseinrichtung. Der Körper, in dem wir wohnen, bekommt meist nicht die Aufmerksamkeit und Pflege, die er braucht und verdient hätte. Pflegen wir ihn wirklich rundum, so dass er uns auch im Alter als Wohnung zur Verfügung steht?

So passt die Förderung von Körperwahrnehmung, Körpererfahrung und Körperwissen hervorragend in einen Zielkatalog, der eine komplexe Gesundheit durch Bewegung anstrebt (☞ 2.2.3 und 2.3.2).

4.3.1 Meinen Körper spüren

Die Veränderungen des inneren und äußeren Körperbildes beim Altern können eine extreme Kränkung sein. Der Körper wird als alt, schwach, hässlich und einschränkend empfunden. Deshalb werden diese Wahrnehmungen gern verdrängt. Gefühle gegenüber dem alten Körper wie Traurigkeit, Ärger und Schmerzen, führen dazu, den Körper stiefmütterlich zu behandeln. Dieses Verhalten birgt die Gefahr, „sich selbst" zu verlieren. Denn über das Körpererleben wird das Bild von der eigenen Person gestaltet und man kann hautnah erfahren, dass „Bewegung Leben ist und Leben Bewegung".

Würde man die Teilnehmerinnen einer Bewegungsgruppe auffordern, ein Körperbild von sich zu malen, würden vermutlich „blinde Flecken" zu finden sein. Das hinge dann nicht unbedingt mit den zeichnerischen Fähigkeiten zusammen. Das Bild im Gehirn vom eigenen Körper würde zeigen, dass Körperteile gar nicht richtig wahrgenommen und gespürt werden. Sie kommen nicht mehr vor. Man fühlt sich irgendwie nicht „ganz" und weiß meist gar nicht warum.

Körperwahrnehmung ist Eigenwahrnehmung

Bei der **Körperwahrnehmung** nehmen spezifische Sinnesrezeptoren durch visuelle, akustische und taktile Reize Informationen über den Körper auf (z. B. Bodenberührungen, Körperberührungen, Körperdruck) und übermitteln Informationen über die Körpergestalt (Form, Maße, Anordnung der Gliedmaßen) und das Verhalten des Körpers ans Gehirn.

Das Organ „Haut" ist mit seinem Tastsinn für die **Selbstwahrnehmung** zuständig. Durch ihn erschließen sich die Grenzen des eigenen Körpers im Raum.

Fremdwahrnehmungen durch Partner, die Gruppe oder durch den Umgang mit Objekten und Material ergänzen und gestalten das Selbstbild. Das ist die Grundlage für die eigene Identität.

Zur Körperwahrnehmung kommt es nicht nur durch Körperbewegungen, sondern auch durch Haut- und Körperkontakt. Das schafft eine Vernetzung emotionaler und sozialer Erfahrungen. Insofern ist es nur natürlich, in Bewegungsstunden alte Menschen bewusst zu eigenen und fremden Körperberührungen und zu spürbaren Bewegungsbeobachtungen zu veranlassen.

Werden Berührungen in Aufgaben verpackt, kommen vorhandene alte Berührungstabus nicht so stark zum Tragen. Allerdings könnten traumatische Berührungsängste wach werden, die durch Misshandlungen oder Missbrauch entstanden sind.

Konsequenzen für die Übungsstunden

- Aktivitäten zur „Pflege" des Körpers durch Übungen berücksichtigen

- Bedeutung der Körper-Spürübungen für die Persönlichkeit vermitteln
- Achtsamkeit für den eigenen Körper als „Rezept“ für neues Wohlbefinden herausstellen
- Soziale und körperliche Interaktionen in den Übungsstunden einbauen.

Körperwissen

Wissen und Achtsamkeit schaffen Erfahrung und Selbstwertgefühle. Auch alte Menschen kann man mit Erklärungen, wie der Körper funktioniert, noch überraschen und zum Staunen bringen. Offenheit für Neues, Neugier auf Zusammenhänge oder auch andere Sichtweisen zu bekannten Vorgängen sind für die Zellen in den Hirnregionen lebenswichtige Nahrung.

Wissenswertes für die Übungsstunden

Die Übungsleiterin bringt Fotos aus Anatomiebüchern oder Modelle aus Papier oder Holz mit. Sie kann auch Daten zum Körper zusammenstellen, die sie dann erzählend vermittelt.

- Ca. 640 Muskeln ermöglichen dem Menschen Fortbewegungen und Alltagsmotorik.
- Der größte Muskel ist der Gesäßmuskel, der stärkste der Kaumuskel und der flexibelste Muskelverbund ist die Zunge (14 Muskeln)
- Das Gesicht hat etwa 40 Muskeln. Zum Stirnrunzeln sind fast alle nötig, gut die Hälfte reicht zum Lächeln. Diese Muskeln bewegen wir den ganzen Tag und drücken unsere Gefühlswelt dadurch aus. Freude, Leid, Anspannung oder Enttäuschung werden sichtbar.

„Das Lächeln, das du aussendest,
kehrt zu dir zurück.“
(chinesische Weisheit)

- Der **Bewegungsapparat** besteht aus einem aktiven und einem passiven Teil:
  - Aktive Teile: Muskeln, Sehnen und Bänder
  - Passive Teile: Knochen und Gelenke; mit 26 Knochen steht der Mensch fest auf seinen Füßen. Die Hände haben 28 Knochen
- Das **Skelett** besteht aus 206 Knochen
  - Rumpf-Skelett: Wirbelsäule, Schädel, Rippen, Brustbein
  - Gliedmaßen-Skelett: Extremitäten (Arme/Hände, Beine/Füße), Schulter- und Beckengürtel.
- Organe und Körperteile beim **Atmungsvorgang** ☞ 4.1.

Die Teilnehmerinnen können beim Erzählen angeregt werden, begleitend dazu die Informationen am eigenen Körper zu testen.

Körper-„Erfahrungen"

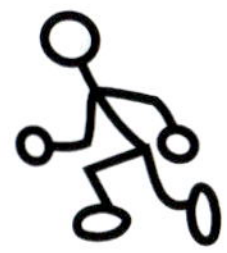

In einer Übungsstunde kann verdeutlicht werden, wie die verschiedenen Bauweisen der Gelenke im Zusammenspiel mit den Muskeln verschiedene Bewegungen ermöglichen:

- „Was ist erreichbar durch die Beweglichkeit der Körperteile?"
  - Andere Körperteile werden berührt (Arm kann gebeugt an den Nacken fassen oder eher gestreckt an die Kniekehle)
  - Andere Körperteile werden mit Hilfe von Material berührt (mit einem längs gefalteten Handtuch in den Händen eine Rückenmassage)
  - Entfernte Objekte werden mit Hilfsmaterial manipuliert (mit einem Stock etwas heranziehen).
- „Wie arbeiten die Körperteile koordiniert zusammen?"
  - „Wie klappt das noch, wenn Körperteile (Hände/Füße) an verschiedenen Körperseiten (links/rechts) und Richtungen (oben/unten) parallel oder gegengleich sich (langsam/schnell) bewegen sollen?"
  - „Wie gut klappt das, wenn dabei geredet wird?"
  - „Warum klappte das früher besser?"

In einer anderen Bewegungsstunde kann ein **„Körperlerngang"** gemacht werden.

- „Wie verhält sich die Wirbelsäule, wenn ich körperfern oder körpernah klatsche oder wenn ich meine neue Halskette stolz vorzeige?"
- „Wie verändert sich mein Empfinden, wenn ich die Zunge am oberen Gaumen andrücke wie beim „Inneren Lächeln" oder hinter den unteren Schneidezähnen?"
- „Warum habe ich Schwierigkeiten beim Verschränken der Arme auf ungewohnte Weise?"
- „Wie kann ich meine verspannte Schulterpartie mit meinen Händen massieren? Das gelingt besser, wenn die Ellenbogen schulterhoch sind oder leicht nach oben zeigen. Oder ein Arm stützt den anderen in dieser Haltung."

4.3.2 Körpererfahrung und Identität

Das **Körperschema** (☞ 2.2.3) muss durch Sinnesreize für Tastsinn, Lagesinn, Gleichgewichtssinn und Bewegungssinn immer wieder neu bestätigt werden. Fehlen solche Sinnesreize, kommt es zu Bewegungs- und Orientierungsstörungen.

Die Ausdehnungen und Grenzen des eigenen Körpers zu kennen und zu spüren, ist eine Grundlage für den Aufbau und den Erhalt der **Identität:**

- „Was gehört zu mir?"
- „Was erlaubt mir dieser Körper?"
- „Was klappt nicht mehr richtig?"
- „Wie wohl fühle ich mich in meiner Haut?"

Neuerdings werden an der Universität Bremen (durch Gunda Rosenberg, Pflegewissenschaftlerin) in einer „Liege"-Studie Störungen der Orientierung und des Körpergefühls mit gesunden Menschen bei längeren Aufenthalten im Krankenhaus oder in Pflegeheimen durchgeführt. Die Ergebnisse zeigen, wie schnell sich das Gehirn aufgrund der gefühlten „Körper-Auflage-Daten" im Bett einen lückenhaften Körper zusammenbaut:

- Das Gefühl für den eigenen Körper nimmt ab, das Körperbild verschwimmt
- Das Bild der aktuellen Körperhaltung ist eingeschränkt

- Die Kontrolle über die Körpergrenzen ist eingeschränkt
- Die Kontrolle über reale Körperausmaße und Bewegungen nimmt ab.

Die Versuchspersonen fühlten sich „fremd" im eigenen Körper. Da wundert es eigentlich nicht, dass alte Menschen häufig anecken oder stürzen. Bei ihnen sind ja zusätzlich noch andere Faktoren im Spiel, die die Unsicherheit beim Aufstehen/Gehen nach Liegephasen verstärken. Diese multikausalen Faktoren verdienen auch bei der Bewertung von Sturzhäufigkeiten Beachtung, vor allem in der Nacht (☞ 4.3.3 Übungsbeispiel „Blindflug").

4.3.3 Übungsbeispiele

Körperwahrnehmung sollte dringend in den Bewegungsstunden als Inhalt und als Methode Berücksichtigung finden. Bei funktionellen Gymnastik-Übungseinheiten kommt in der Regel der Aspekt der Körperwahrnehmung und -erfahrung zu kurz oder wird überhaupt nicht bewusst eingebaut.

Ziele:

- „Wahrnehmungs-Wissen" als Grundlage für Achtsamkeit und Bewusstsein in der aktuellen Lebenswelt erwerben
- Mit seinem alten Körper und sich selbst Frieden schließen
- Lebenserfahrungen im Blick auf Körperberührungen und Tabuthemen berücksichtigen
- Toleranz entwickeln im Zusammensein mit anderen alten Personen und ihren verbliebenen Fähigkeiten
- „Körperwahrnehmung" im Rahmen der Sturzprophylaxe berücksichtigen.

☞ Eine Kombination von Imagination und körperlicher Aktivität ist für alte Menschen beim Üben recht ansprechend. Imaginationsübungen und die damit verbundene Achtsamkeit auf den Körper und die Bewegungsabläufe fördern das Erleben eines deutlichen Körperbildes. „Körper sein" wird positiver erfahren.

Übungswege im Bereich der Körpererfahrung

- Wahrnehmen mit allen Sinnen
- Experimentieren und erkunden
- Achtsam sein
- Vergleichen der Empfindungen unmittelbar vor und nach Übungen.

Für Übungsleiterinnen, die noch nicht viel Erfahrung mit diesem Inhaltsbereich haben, sind Leitfragen beim Anleiten von Übungseinheiten zweckmäßig:

- „Was geht mir gerade durch den Kopf vor der angesagten Übung?“
- „Wie spüre ich meinen Körper – gibt es irgendwo Spannungen oder Schmerzen? Ist noch „alles dran“ in diesem Moment?“
- „Wie funktioniert die Bewegung „Arme ausbreiten“? Was ist beteiligt an der Bewegung? Was verändert sich gegenüber der Ausgangsposition?“
- „An welche Situationen erinnert Sie diese Bewegung (z. B. jemanden willkommen heißen)?“
- „Wie fühlt sich die Bewegung an? Wo spüre ich im Körper Erleichterung oder Anspannung? Gibt mein Körper irgendwelche Signale von Ablehnung oder Zustimmung?“
- „Welche Gefühle stelle ich nach mehrmaliger Ausführung der Bewegung fest (tut gut, fühle mich leichter, es spannt im Rücken)?“

Diese Leitfragen sind häufig für Übungsleiterinnen und Teilnehmerinnen im Rahmen von Gymnastik ungewohnt. Worte zu finden für die Körpergefühle, ist auch nicht einfach, deshalb kommen Antworten zunächst zögerlich. Hier können Übungsleiterinnen und Teilnehmerinnen auf einen gemeinsamen Beobachtungsweg gehen.

Startposition für Erfahrungsübungen

- Aktuelle Sitzhaltung erkunden (☞ 4.1.3 Übungsbeispiele)
- Wie fließt der Atem besser – in der ersten oder zweiten Position?
- Anregung zum dynamischen Sitzen geben (☞ 4.4.3).

☞ Keine Sitzhaltung, die länger andauert, ist angenehm und gesund. Deshalb ist ein Üben des Wechsels von „Aufrichten und Hängenlassen" in der Bewegungsrunde zu empfehlen.

Anfangsübungen

- Gut an den Anfang passt die Übung „Aufrichten mit einem Inneren Lächeln" (☞ 4.1.5)
- Dann könnte die Übung „Den Körper begrüßen" folgen: Mit dieser Übung werden die Teilnehmerinnen veranlasst, ihren Körper auf verschiedene Weisen zu berühren und zu spüren:
  - Hände reiben und durch die Erwärmung die bessere Durchblutung spüren
  - Arme und Beine ebenfalls mit den Händen reiben und streichen und die Belebung spüren; dabei werden Körperschema und Körperbild angesprochen: „Ich fühle, was zu mir gehört"
  - Das Gesicht befühlen und durch streichende Bewegungen beleben
  - Leichte Klopfmassage auf dem Kopf
  - Mit Recken, Strecken, Dehnen, Gähnen können Verspannungen gemindert werden.

Arbeit mit Körper-Landkarten

Die Übungsleiterin bringt zwei große DIN A2-Blätter mit, auf denen Körperumrisse zu sehen sind. Sie werden an eine Wand/Tür gehängt, damit alle Teilnehmerinnen sie sehen können und die Übungsleiterin Beschriftungen vornehmen kann.

Das erste Bild soll die **„Verlust- und Schmerz-Landkarte"** werden:

- Alle Teilnehmerinnen können sich durch Zuruf beteiligen
- Die Übungsleiterin zeichnet mit einer roten Farbe die genannten Schmerzstellen ein, mit blauer Farbe die Körperteile, die nicht mehr so gut funktionieren.

Bei diesem Vorgehen wird einfach akzeptiert, dass es objektiv Defizite gibt und subjektiv auch vielfach Schmerzen vorhanden sind.

Das zweite Bild wird die **„Schätze-Landkarte“** werden:

- Hier wird mit grüner Farbe eingezeichnet, was alles noch möglich ist
- An dieser Stelle ist das Geschick der Übungsleiterin gefragt, damit sie an alltägliche Bewegungen erinnert, die bei vielen Teilnehmerinnen wirklich noch durchführbar sind, eventuell auch mit Abstrichen.

So könnte sichtbar werden, dass trotz der festgestellten negativen Veränderungen noch vieles „im Grünen Bereich“ ist und zu selbstständigem Handeln Mut machen kann.

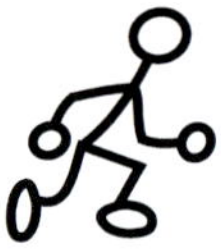

Wärmeübungen

- Hände reiben und auf die Knie auflegen; mehrmals wiederholen
- Hände reiben und eine Hand auf die Schulter auflegen
- Hände reiben und bei einer anderen Teilnehmerin am Rücken auflegen.

> ☞ Ein Styro-Bag (☞ 4.6.3) als Sitzkissen nutzen oder zwischen Rücken und Stuhllehre legen. Das Material wird sehr schnell angenehm warm. So lässt es sich angenehm dynamisch sitzen.

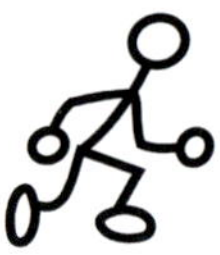

Bewegungsbeobachtung

Die Teilnehmerinnen beobachten sich selbst und andere Personen beim Gehen:

- „Wie gehen wir?“
- „Welche Teile unseres Fußes setzen wir wann auf?“
- „Wie reagieren andere Körperzonen dabei?“
- „Wie fühlt es sich an, wenn wir mal ganz anders gehen?“

„Däumchen drehen“

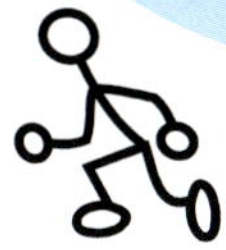

Das ist eine Grundübung, die die Körperaufrichtung unterstützt. Sie kann in verschiedenen Armpositionen durchgeführt werden, dadurch wird der Übungseffekt erhöht:

- Im Sitzen beide Arme seitlich hängen lassen, Daumen zeigen zum Oberschenkel hin
- Die Daumen langsam nach außen drehen und wieder zurück; dabei die Bewegung im Schultergelenk und im Rumpf beobachten
- Zur Kontrolle z. B. die Finger der linken Hand auf das rechte Schultergelenk (vorderer Bereich) legen, Daumen der rechten Hand langsam nach außen und wieder zurück drehen; so kann das Gelenk in Aktion gespürt werden.

Variationen in der Armhaltung:

- Halbrund vorgestreckt in Schulterhöhe, Daumen zeigen nach innen
- Arme gebeugt nach oben, Hände in Kopfhöhe, Daumen zeigen zum Kopf
- Arme schulterhoch, leicht gebeugt ausstrecken, Daumen zeigen nach vorne.

Für jede Armhaltung gilt: Daumen drehen wie oben beschrieben.

Die Teilnehmerinnen werden vermutlich verwundert reagieren über die Auswirkungen solch kleiner Bewegungen, die auf die biomechanische Vernetzung der Körperteile hinweisen.

„Blindflug“ fürs Körperschema

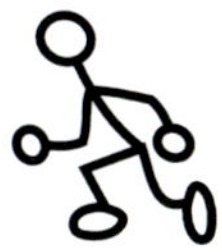

Die Teilnehmerinnen sitzen mit geschlossenen Augen angelehnt auf ihrem Stuhl. Die Übungsleiterin ruft Körperteile auf und die Teilnehmerinnen sollen sie mit einem Finger berühren:

- Mit dem linken Zeigefinger zur Nase
- Mit dem rechten kleinen Finger zu den Lippen
- Mit dem rechten Daumen zum linken Knie
- Mit dem linken Ringfinger zum Magen
- Mit dem linken Handrücken zur rechten Taillenseite.

☞ Die Übung ist auch sehr förderlich für Menschen, die nur noch liegen oder nur zeitweilig im Rollstuhl sitzen können. In der Auswahl der Körperteile muss sie angepasst werden.

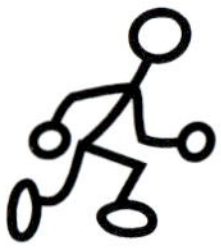

Ich im Raum

Die Teilnehmerinnen sollen mit dieser Übung angeregt werden, bewusst ihre Umgebung wahrzunehmen. Dies ist eine gute Vorbereitung auf ein sicheres Bewegen im Raum.

Die Teilnehmerinnen sitzen mit geschlossenen Augen auf ihren Stühlen. Die Übungsleiterin stellt Fragen, die zunächst nur erinnert werden und bei offenen Augen später überprüft werden sollen:

- „Wie weit ist es von Ihrem Sitzplatz aus etwa zur Tür?"
- „Wie hoch ist etwa dieser Raum?"
- „Was befindet sich hinter Ihnen?"
- „Was sehen Sie gegenüber von ihrem Platz aus?"
- „Wie weit sitzen die Nachbarn weg?"
- „Aus welchem Material ist der Boden?"
- „Welche Farbe haben die Vorhänge?"
- „Ist Ihnen dieser Raum angenehm?"

Gewohnte Bewegungsmuster überprüfen

Veränderungen durch den Alternsprozess oder durch aktuelle Beeinträchtigungen erfordern von alten Menschen Anpassungsleistungen. In den Übungsstunden kann gelernt werden, dass gewohnte Bewegungsmuster nicht die einzige Lösung sein müssen, sondern dass Anpassungen an veränderte Alltagsaufgaben auch im hohen Alter noch möglich sind. Dies erfordert Geduld, kann aber auch Vertrauen in die eigenen Kräfte schaffen und Sinn geben.

Hände falten

- „Wie falten wir normalerweise die Hände? Wie fühlt sich das an?" (☞ Abb. 4.8)
- „Wie sicher können wir blind die Hände falten/aus naher und weiterer Entfernung?"
- „Hände mal ungewohnt falten. Wie fühlt sich das jetzt an? Wie sicher können wir jetzt aus der Entfernung die Hände sicher falten?"
- „Wir machen die Hände durch Massieren der einzelnen Finger/Zwischenräume besser vertraut miteinander und probieren dann wieder das „neue Falten".
- „Wie fühlt sich das danach an? Wie sicher können wir aus der Entfernung falten? Wie sicher geht es jetzt im Wechsel zwischen alter und neuer Weise?"

Arme verschränken

- „Wie verschränken wir normalerweise unsere Arme vor der Brust?"
- „Welcher Arm liegt oben?"
- „Wie leicht geht das auch anders herum? Wie fühlt sich das an?"
- „Wie sicher können wir nach einigen Versuchen die Arme im Wechsel verschränken?"

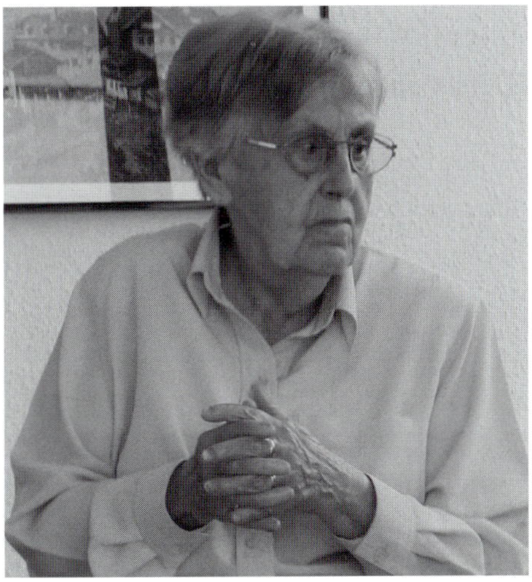

Abb. 4.8 Gewohnheitsmuster: Auf welche Weise wir die Hände falten, ist uns meist nicht bewusst.

4.4 Beweglich bleiben – Bewegungsübungen für den Alltag

Beweglich bleiben ist nicht nur eine Aufgabe für den Körper. Es bedeutet auch, sich eine geistige Offenheit zu erhalten und seinen Gehirnzellen durch verschiedenste Aktivitäten jeden Tag Nahrung zu geben. Beweglich bleiben kann auch heißen, sich mit den veränderten körperlichen Bedingungen einzurichten und im Rahmen dieser Möglichkeiten täglich bewusst wahrzunehmen, was „anders“ als gewohnt machbar ist (☞ 1.2).

Warum was wie funktioniert oder nicht mehr funktioniert ist eine Erfahrungsebene, die ein Staunen über das Wunderwerk Körper auslösen kann. Sie soll Raum bekommen in den Übungsstunden mit alten Menschen trotz der für sie täglich erfahrbaren Einschränkungen mit einem gealterten Körper.

4.4.1 Motorische Grundfähigkeiten in Alltagsbewegungen

Die Grundfähigkeiten sind eine wichtige Orientierung für Bewegungsangebote (☞ 2.2 und 3.3). Die Zusammenstellung veranschaulicht in Kürze, wie die Begriffe im alltäglichen Bewegen vorkommen.

Koordination

Antizipation: Menschen bewegen sich, müssen einander ausweichen, einen rollenden Ball mit dem Fuß treffen
Differenzierung: verschieden große und schwere Teller auf den Tisch stellen
Kopplung: Bewegungen aneinander anschließen; eine Hand ausstrecken, ein Glas ergreifen, Handgelenk drehen, Glas zum Mund führen
Umstellung: große und kleine Schritte hintereinander machen müssen, weil z. B. der Weg uneben ist

Orientierung: räumlich/zeitlich: eine Treppe hoch gehen, dabei den Schlüssel oder ein Taschentuch in der Tasche suchen
Reaktionsfähigkeit: ein Taschentuchpäckchen fallen lassen und auffangen können, etwas gegenseitig zuwerfen und fangen
Gleichgewicht: gehen und gleichzeitig mit jemandem reden; auf einem Bein stehen können.

Kondition

Kraft: im Sitzen Hand aufs Knie legen, Knie gegen Handdruck anheben
Schnelligkeit: nur gemäßigt einbauen in Übungen
Ausdauer: im Sitzen Walken mit Händen und Füßen (Musik von 3–5 Min.), Treppensteigen
Beweglichkeit ☞ 4.4.3

Wie motorische Grundfähigkeiten als Ziele von Übungen oder Trainingseinheiten erarbeitet werden, wird in den Übungsbeispielen aufgezeigt.

4.4.2 Den Stürzen zuvorkommen

Situation im Heim: Teambesprechung
Pflegedienstleitung: „Heute Nacht ist Frau Müller wieder gestürzt. Was ist da bloß los?"

- „Bekommt sie Medikamente, damit sie schlafen kann?"
- „Hat sie schon häufiger über Schwindel geklagt?"
- „Kommt sie gut an den Lichtschalter?"
- „Ist ihre Brille noch in Ordnung, kann sie gut damit sehen?"
- „Gibt es Hindernisse, an denen sie hängen bleibt?"
- „Wie hat sie sich eingelebt bei uns?"
- „Nimmt sie an der Bewegungsstunde regelmäßig teil?"
- „Was können wir tun, damit sie nicht noch öfter stürzt?"

Sicheres Gehen und Stehen fördern

Gehen ist nicht nur ein automatisierter Prozess. Es erfordert viel Aufmerksamkeit. Bei zusätzlichen Tätigkeiten, wie Sprechen oder etwas Tragen, Ablenkungen oder anderen beeinträchtigenden äußeren Faktoren (Licht- oder Bodenverhältnisse), kann sehr schnell Unsicherheit entstehen. So ist zu beobachten, dass alte Menschen (auf der Straße oder im Heim) fast immer stehen bleiben, wenn sie sich mit anderen unterhalten.

Was haben Augen und Hände mit Stürzen zu tun?

Das Auge hat einen besonderen Anteil an der Steuerung von Bewegungen. Wenn man z. B. eine Stufe überschreiten möchte, müssen die optischen Informationen, die einen räumlichen Eindruck vermitteln, ganz genau in den Bewegungsablauf umgesetzt werden. Die Fähigkeit zum Tiefensehen vermindert sich im Alter, vielleicht kommen noch andere Sehschwächen hinzu. Sind jetzt noch die Brillengläser zu schwach oder nicht gereinigt und sind die Stufen nicht gut ausgeleuchtet, dann kann man schnell das Maß der Stufen oder die Entfernung eines Treppengeländers falsch einschätzen. Man greift ins Leere und stolpert, kommt aus dem Gleichgewicht und stürzt – wenn der Körper nicht schnell genug Balance schaffen kann. Die aufgewandte Energie findet keinen Widerstand und bringt uns so ins „Schleudern".

Multifaktorielle Ursachen

„Als Ursachen für Stürze im Alter sind vor allem verminderte Muskelkraft, Gang- und Balancestörungen, die verlängerte Reaktionszeit und sensorische Einschränkungen anzusehen. Der Einfluss von Sinneswahrnehmungen und kognitiven Prozessen auf die Balance ist bei älteren Menschen größer. Das Gehen im Alter erfordert mehr Konzentration, ein jüngerer Mensch kann während des Gehens problemlos Rechenaufgaben lösen, ohne das Gleichgewicht zu verlieren. Bei älteren Menschen dagegen bewirkt Ablenkung eine Verzögerung der neuromuskulären Reaktion. Dazu kommen krankheitsbedingte Ursachen, wie Arthrosen, Morbus Parkinson, kardiovaskuläre Erkrankungen und Sehstörungen." (Dr. Ulrike Sommeregger, Abteilung für Akutgeriatrie, Krankenhaus Hietzing, Wien)

Diese Aussagen zeigen, dass die Gründe für Sturzgefahren sehr vielfältig sind. Ein **Muskeltraining** in der „Sturzprophylaxe" ist nur **eine** sinnvolle Möglichkeit, die Bewohnerin zu befähigen, wieder sicherer gehen zu können. Wirksame Elemente von Übungsstunden können auch **Übungen aus dem Bereich der Koordination** (besonders der Hand-Auge-Koordination) und Übungen aus dem Bereich der **Körperwahrnehmung** sein. Hier liegt in doppelter Weise ein Schlüssel zu mehr Sicherheit. Zum einen in der Wahrnehmung der Ausdehnung und der Grenzen des Körpers, zum anderen in der Achtsamkeit auf den Körper und dem dadurch erlebten Zutrauen in diesen Körper. Da Gehen auch eine „rhythmische Angelegenheit" ist, machen auch alle Übungen Sinn, in denen mit den Merkmalen von **Rhythmus** gearbeitet wird.

4.4.3 Übungsbeispiele „Beweglich bleiben"

Übungsschwerpunkte

- Ermutigung zu bewussten alltäglichen Bewegungsaktivitäten
- Nonverbale Kommunikationsmöglichkeit durch Bewegung erhalten
- Dehnübungen (sich setzen – sitzen – aufstehen – gehen)
- Muskel stärkende Übungen
- Koordination (besonders Gleichgewicht, Propriozeption, Reaktion)
- Alte und neue Bewegungsmuster
- Körperwahrnehmung (☞ 4.3).

Ermutigung zu alltäglichen Bewegungsaktivitäten

Bewegungsmangel wirkt sich nicht „gesund" auf das Alltagserleben aus. In der Bewegungsstunde könnte die Übungsleiterin mit den Teilnehmerinnen eine **„Empfehlungsliste"** erstellen, die sie zu vermehrten alltäglichen Bewegungen ermutigt. Voraussetzung dafür ist, dass sie diese Überlegungen geistig noch registrieren können.

Das bewusste und „neue" Bewegungsverhalten kann dann bei anderen Gelegenheiten wie Gedächtnistraining, Erzählcafé oder „Bunter Nachmittag" eingebaut und erinnert werden.

Hemmschwellen für individuelle Bewegungsaktivitäten:

- Die räumliche Situation im Heim bietet nicht viele „offene" Bewegungsräume
- Tägliche belebende selbstverständliche Aufgaben für Bewohnerinnen entfallen; sie bezahlen dafür, dass andere für sie sorgen
- Es gibt nicht viele kontinuierlich anfallende Aufgaben, die an Bewohnerinnen verteilt werden können; hier ist ein Zusammenspiel der Pflegebereiche nötig und sinnvoll
- Die Teilnehmerinnen sind oft körperlich und geistig tatsächlich nicht mehr sehr mobil
- Die Teilnehmerinnen trauen sich selbst nicht mehr viel zu, haben Ängste vor Stürzen oder Verletzungen
- Die Teilnehmerinnen zeigen sich „apathisch" und antriebslos, es macht für sie keinen Sinn, sich fit zu halten
- Andere Teilnehmerinnen zeigen sich hyperaktiv durch innere Unruhe (vor allem bei Demenz).

Es wäre ein guter Beitrag zur Gesundheitsförderung, wenn es der Übungsleiterin gelänge, viele Teilnehmerinnen mit dieser „Aktivitäten-Idee" anzustecken. In den Bewegungsstunden könnte dann auch immer wieder kurz davon berichtet werden. Mit diesen selbst gestellten Aufgaben ginge der Tag viel kurzweiliger herum und manches Gelenk und manche Muskeln würden das sicher danken.

Mögliche „Listeneinträge" in die Empfehlungsliste:

- „Ich schneide mir jeden Morgen mehrere Grimassen im Spiegel, klopfe meine Backen ab, strecke mir kräftig die Zunge heraus"
- „Wenn ich im Stehen oder Sitzen warte, reibe ich mir mehrmals kräftig meine Hände, als ob ich sie waschen würde und klopfe mir die Oberarme ab"
- „Ich stelle mich für ein paar Minuten täglich an ein Fenster, beobachte, was sich draußen tut und verlagere mein Gewicht ständig von einer Seite zur anderen oder ich stehe kurze Zeit auf einem Bein"
- „Ich übe jeden Tag mehrmals, verschlossene Gegenstände zu öffnen und zu verschließen, z. B. mein Brillenetui, meinen Geldbeutel, Schranktüren, meine Schuhe"
- „Ich putze meine Brille täglich"

- „Ich gehe vormittags und nachmittags mindestens 3 mal den langen Flur auf und ab“
- „Ich probiere mehrmals, Flurtüren aufzuziehen, damit meine Armmuskeln etwas zu tun haben. Und einen Treppenauf- und -abgang schaffe ich auch noch“
- „Bei schönem Wetter gehe ich an Luft und Sonne, recke und strecke mich. Ich gehe einige Minuten auf der Terrasse hin und her oder im Heimgarten spazieren und beobachte, was wächst, blüht und duftet oder welche Insekten und Vögel fliegen“
- „Beim Fernsehen mache ich Fingerspiele und bewege meine Fußzehen. Wenn ich keine Schuhe mehr anhabe, massiere ich meine Fußsohlen, indem ich sie auf dem Teppichboden hin und her schiebe“
- „Vor dem Schlafengehen sitze ich in einem Sessel, lege die Hände auf meinen Bauch und beobachte, wie mein Atem ihn hebt und senkt. Dabei dürfen die Gedanken kommen und gehen.“

☞ Die Übungsleiterin könnte für jede interessierte Bewohnerin eine individuelle Liste – ca. 5 Punkte – in Großdruck schreiben. Diese wird dann an der Zimmertür fest gemacht und kann jederzeit als Gedankenstütze gelesen werden. Die Punkte können nach einiger Zeit auch verändert oder ergänzt werden.

Was Hände täglich so alles machen!

Ziel: den Teilnehmerinnen verdeutlichen:

- wie viele Bewegungen sie täglich selbstverständlich machen
- was sich an Armen und Händen auch bei ganz „normalen Tätigkeiten“ alles bewegt
- wie sie sich Bewegungen angewöhnt haben und dass man umlernen kann
- dass Situationen als Bewegungsabläufe erinnert werden und
- dass durch Bewegungen Gefühle ausgelöst werden.

Bewegungsaufgabe zur Beobachtung:
„Was setzt mein Körper alles in Gang, damit ich mich kratzen kann, wenn es mich juckt?"

„Bewegungsantworten" darauf können die Teilnehmerinnen zunächst sprachlich geben und anschließend tatsächlich erproben. Die Übungsleiterin befragt beim Zeigen der Bewegungslösungen, was sich gerade bewegt und gespürt werden kann. Das Staunen dürfte groß sein über den Aufwand, den eine solch „geringe" Bewegung erfordert, je nachdem, wo es gerade juckt.

Die Übungsleiterin überprüft mit den Teilnehmerinnen Bewegungen anderer alltäglicher „Mini-Aktivitäten", die vor allem mit den Händen und Armen gemacht werden. Dann gehen sie miteinander auf den „Entdeckungsweg".

Bewegungssituationen im Alltag:
- Sich das Gesicht waschen, die Haare kämmen
- Milch und Zucker in den Kaffee geben und umrühren
- Tasse, Glas oder Löffel zum Mund führen, ohne viel zu verschütten
- Messer, Gabel und Löffel beim Essen benutzen
- Einen Pullover anziehen, einen Schal umbinden, einen Hut aufsetzen
- Fussel vom Pullover oder vom Rock wegstreichen oder wegzupfen
- Sich abstützen beim Aufstehen
- Das Geländer beim Treppensteigen als Stütze benutzen.

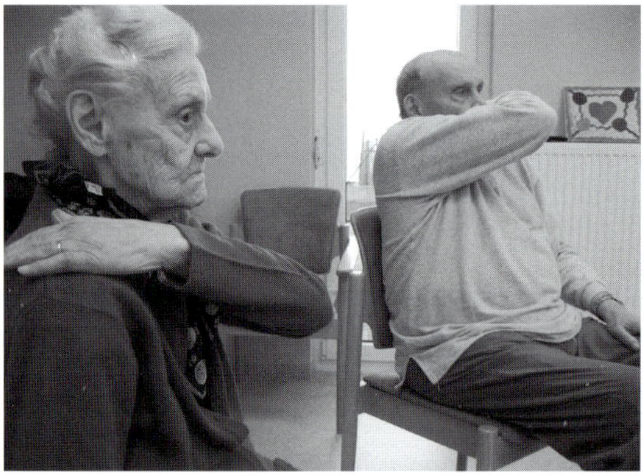

Abb. 4.9 Wie kommt die Hand am besten in den Nacken?

Diese Bewegungen sollten immer mit der rechten und der linken Hand ausgeführt werden. Die Unterschiede, die dabei festgestellt werden, sollten Ausgangspunkt für Überlegungen zu Ersatzbewegungen sein. Wie und womit geht es auch anders als gewohnt? (☞ 4.3.3 „Gewohnte Bewegungsmuster überprüfen“)

Nonverbale Kommunikation

Der Kommunikationsforscher Paul Watzlawick hat herausgestellt, dass man „nicht **nicht** kommunizieren kann“. Auch wenn Menschen schweigen oder teilnahmslos herumsitzen, senden sie Botschaften aus. Sprachliche Mitteilungen können durch Bewegungen ersetzt oder unterstrichen werden (☞ Abb. 4.11). Auch alte Menschen reden manchmal „mit Händen und Füßen“.

Diese nicht-sprachlichen Mitteilungen werden besonders bedeutsam, wenn Menschen nicht mehr (gut) in der Lage sind zu sprechen, z. B. bei einer Parkinson-Erkrankung, nach einem Schlaganfall oder einfach nur bei Sprechschwierigkeiten durch Probleme mit der Zahnprothese.

Ziele:

- Gesichtsmuskeln trainieren, damit die Ausdrucksfähigkeit für die alltägliche Kommunikation erhalten bleibt
- Fähigkeit fördern, andere Personen achtsamer wahrzunehmen und deren nicht-sprachliche Mitteilungen besser verstehen zu können.

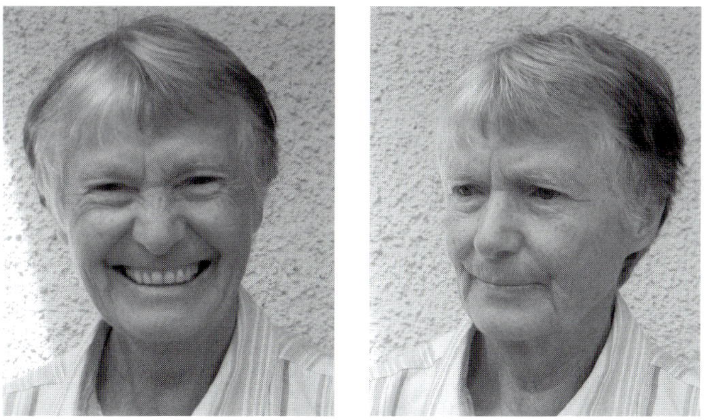

Abb. 4.10 Ausdruckmöglichkeiten über die Mimik

Übungen zur Mimik (☞ 4.2.2):

- Die Übungsleiterin zwinkert mit einem Auge: „In welcher Situation machen Sie auch so?“ Die Teilnehmerinnen erzählen von entsprechenden Situationen. Daraus entwickelt sich sicher eine Folge von Beispielen zum Ausprobieren:
  - einen Schmollmund machen
  - einen beleidigten Mund ziehen.
- Die Übungsleiterin schlägt eine **„Mimik-Gymnastik“** vor: Es werden 4 Bewegungen ausgewählt, die jeweils 4 mal hintereinander durchgeführt und bei Spaß durch weitere Beispiele ergänzt werden. Die Teilnehmerinnen sollten ihren Blick dabei in der Runde schweifen lassen. Die „Grimassen“ können sehr erheiternd wirken und evtl. Lachanfälle hervorrufen. Nach dieser belebenden Arbeit können sich alle noch sanft das Gesicht abklopfen.
- Fragen zur Körperwahrnehmung begleiten diese Übungen:
  - „Wie fühlt sich das an, wenn Sie „mit den Gesichtsmuskeln reden?“
  - „Wie fühlt sich das Gesicht danach an?“
  - „Wie wirkten sich die Übungen aus auf Ihre Stimmung?“

Übungen zur Gestik:

- Die Übungsleiterin schlägt die Hände vors Gesicht. „In welcher Situation machen Sie diese Geste?“ Die Teilnehmerinnen reden über die Bedeutung und zeigen auch individuelle Variationen dazu. Sie führen dann weitere Beispiele vor:
  - am Kopf kratzen
  - Kinn reiben
  - sich am Ohrläppchen reiben
  - Schultern hochziehen, evtl. beide Arme seitwärts gebeugt
  - „Geh weg“ (Abwinken)
  - den Zeigefinger hin und her bewegen
- Aus diesem Ausgangsmaterial lässt sich folgende Übung zusammenstellen: Dabei sollen möglichst die linke und die rechte Seite beteiligt werden:
  - 8 mal in die Hände klatschen; im halben Tempo folgen die anderen Bewegungen

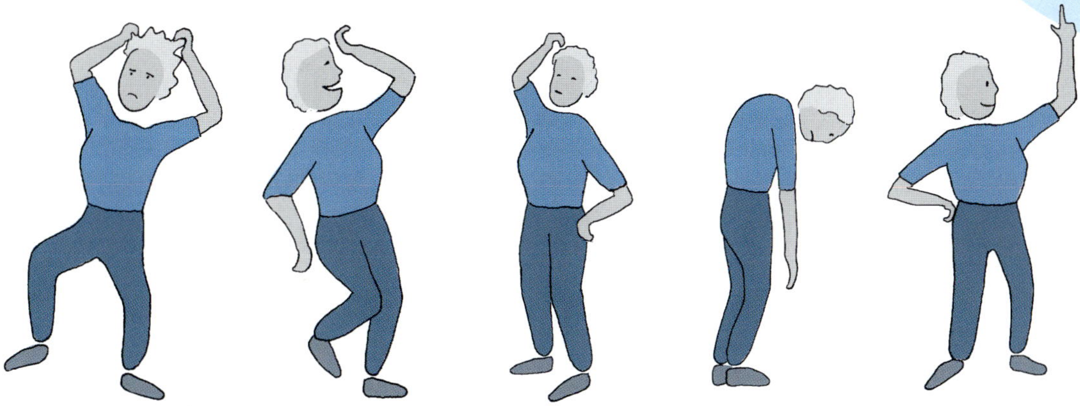

Abb. 4.11 Körpersprache: Mit Händen und Füßen reden.

- 4 mal am Kopf kratzen
- 4 mal das Kinn zwischen den Fingern reiben
- 8 mal in die Hände klatschen
- 4 mal am Ohrläppchen reiben
- 4 mal Schultern hochziehen, gebeugte Armen, Handinnenflächen zeigen nach oben
- 8 mal in die Hände klatschen
- 4 mal „Geh-weg-Bewegung"
- 4 mal mit dem Zeigefinger drohen.

Die gesamte Folge wie üblich mehrfach wiederholen. Es empfiehlt sich, dass die Übungsleiterin beim ersten Üben den Rhythmus durch lautes Zählen anzeigt (eins und zwei und drei und vier und), indem sie die Anzahl mit den Fingern zeigt oder durch rhythmisches Sprechen begleitet.

☞ Für Abwechslung in Übungsstunden kann man aus dem PC-Grafikprogramm sog. „Strichmännchen" kopieren und Karten in DIN A5 anfertigen. Sie geben Anlass zu Gesprächen über die Wahrnehmung von Körperhaltungen, Gefühlslagen und vermuteten Situationen. Interessant sind meist die Aussagen darüber, „wie sich das anfühlt", wenn die Haltungen und Bewegungen nachgestellt werden.

Dehnübungen für Alltagsbewegungen: Sich setzen – sitzen – aufstehen – gehen

☞ 4.3.4

Wir leben in einer „Sitzwelt". Bei alten Menschen nimmt das Sitzen den Tag über eine gehörige Zeit ein. Das Aufstehen macht vielen von ihnen Kummer, weil die Muskelkraft oft nicht mehr genügend vorhanden ist oder leichte Schwindel eintreten. Dann bleiben sie eben lieber sitzen oder warten, bis jemand aufhilft. Das macht sie aber zunehmend immobil und unselbstständig.

Sich setzen und sitzen geschieht in Bewegungsmustern, die täglich in vielen unbewussten Wiederholungen geübt und automatisiert sind. Dabei haben sich oft Fehlhaltungen entwickelt, die jedoch durch neue Muster übend verändert und ersetzt werden können. Hier eröffnet sich ein umfangreiches und sehr sinnvolles Übungsfeld für Übungsleiterinnen, die im Heim Bewegungsangebote machen.

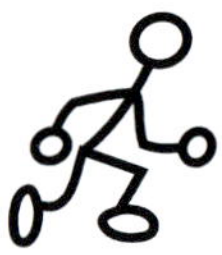

Am Anfang steht die Wahrnehmung – „Wie setze ich mich hin?"

Die Teilnehmerinnen sollen sich selbst und andere Personen beim Hinsetzen beobachten. Die Erfahrungen werden ausgetauscht. Die Übungsleiterin gibt Anregungen, z B.:

- Schulterbreite Stehposition mit dem Rücken zum Stuhl einnehmen, Hände/Arme auf einem Tisch aufstützen; Knie beugen, langsam schräg nach hinten auf den Stuhl sinken lassen.

Vorstellungshilfe: Die Wirbelsäule soll das Körpergewicht auf die Sitzfläche ziehen. Die stützenden Hände können ein „Plumpsen" verlangsamen. Wenn kein Tisch da ist, können die Hände auf den Oberschenkeln abgestützt werden.

Wenn die Teilnehmerinnen diese Bewegungsmuster wieder häufiger nutzen, können sie dazu beitragen, dass nicht noch mehr Muskelkraft verloren geht. Mit dieser „Hinsetztechnik" können sie den Bewegungsablauf besser steuern.

„Wie sitze ich auf meinem Stuhl?"

Die Füße sollten gut auf dem Boden stehen, damit die Körperlast in den Boden und auf die Stuhlfläche gehen kann. Die Knie sollten dabei nicht eng aneinander liegen.

Auch hier beginnt das Üben mit der Selbstbeobachtung: „Welche Körperteile spüre ich besonders beim Sitzen? Wie lange kann ich sitzen in einer Position? Wo nehme ich bald Spannungen und Schmerzen wahr? Was kann ich ändern?"

Anspannungen und Verspannungen beim Sitzen können gemindert werden, indem die Wirbelsäule immer wieder durch Dehnen oder Strecken aufgerichtet wird.

Vorstellungshilfen:

- „Recken und Strecken", damit man sich auf dem Stuhl gut einrichten kann
- Lendenwirbelsäule durch die Beckenschaukel beleben. Die vorwärts-rückwärts-Bewegung sollte zwischen den gegensätzlichen Positionen leichtes Hohlkreuz und Buckel hin- und her fließen. Die Atmung kann dabei die entlastende Wirkung verstärken: vorwärts einatmen – rückwärts ausatmen
- Ein „goldener Faden" ist am Hinterkopf befestigt. Er zieht den Kopf und die daran anhängende Wirbelsäule hoch und lässt sie behutsam wieder zurück gleiten (wie bei einer Marionette)
- Eine „Verdienstmedaille" auf der Brust für regelmäßige Teilnahme an den Bewegungsstunden wird stolz herum gezeigt (vielleicht ist es auch eine schöne neue Halskette)
- Streckübungen können gut unterstützt werden durch bildhafte Ziele, die erreicht werden sollen: mit den Handinnenflächen auf der gegenüberliegende Wand Kreise malen, die Zeigefinger schräg nach vorne zur Decke strecken und dort seinen Namen schreiben, mit den Händen in der Kreismitte den Boden wischen.

„Wie kann ich mir Erleichterung verschaffen bei längerem Sitzen?"

Dehn-Beuge-Rhythmus nutzen:

- Schaukeln oder Wiegen vorwärts-rückwärts (Becken-Schaukel)
- Das Wiegen kann auch seitwärts erfolgen. Dabei sollte sich jeweils eine Gesäßhälfte anheben (Seitbewegung nicht zu stark, sie könnte sonst ein Kippen auslösen)
- Gesäßhälften aus der Hüfte heraus vorwärts-rückwärts auf der Sitzfläche schieben, wenn nötig am Stuhl festhalten oder Arme wie beim Walking mitbewegen
- Wenn der Stuhl eine Lehne hat: Unterarme auf die Lehne legen und beim Ausatmen andrücken; das Gesäß hebt sich leicht von der Sitzfläche ab, die Bauch- und Rückenmuskeln sind gespannt; langsam beim Einatmen wieder zurück auf die Sitzfläche kommen
- Einen kleinen Soft- oder Gummiball unter eine Gesäßhälfte (bei den Sitzhöckern) legen; auf diesem Widerstand kreisende Bewegungen in beide Richtungen machen, dann Ball vorsichtig wegnehmen und das Sitzgefühl überprüfen. Anschließend mit der anderen Seite üben
- Ein 2–3-teiliges Luftpolster (Verpackungsmaterial) zwischen Rücken und Stuhllehre legen, leichte Drückbewegung des Rückens auf das Polster von einer Seite kommend zur anderen Seite fließen lassen (mehrfach); die Seitwärtsbewegung kann durch ein Kreisen verändert werden
- Mutige „Körpergefühl-Entdecker" legen sich einen Igelball/Tennisball zwischen Stuhllehne und Rücken (Schulterblatt) und bewegen ihn auf- und abwärts oder kreisend. Wirkung auf der einen Seite nachspüren lassen, dann die Seite wechseln.

☞ Diese Übungen sind nicht als **Übungsfolge** gedacht. Sie sind auch Anregungen für dynamisches Sitzen außerhalb der Übungsstunde.

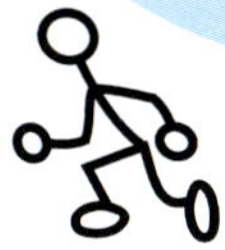

„Wie stehe ich leichter und besser auf?"

Diese Übung ist für alte Personen gedacht, die aus eigenem Entschluss Kräfte erhalten wollen, die sie unabhängiger machen. Wenn auf diese Weise geübt wird, kann es leichter gelingen, auch mit Unterstützung besser aufzustehen:

- In der vorderen Hälfte der Sitzfläche sitzen
- In Schrittstellung Gewicht verlagern durch vorwärts-rückwärts-Schaukeln
- Schrittstellung, Hände auf Oberschenkel in Knienähe aufstützen; die Arme sind dabei leicht gebeugt
- In der „Vorwärts-Schaukelbewegung" den Druck auf die Oberschenkel verstärken, bis sich das Gesäß leicht von der Sitzfläche des Stuhls abhebt und wieder auf die Sitzfläche sinkt. Rücken und Kopf sollen dabei eine Linie ergeben, Nase zeigt geradeaus und nicht zum Boden
- Die Übungen miteinander verbinden, beim 3. Schaukeln die Arme auf die Oberschenkel abstützen, Ellenbogen strecken und die Hebelkraft ausnutzen; mit diesem Schub hebt sich das Gesäß fast von alleine vom Stuhl; langsam wieder zurücksinken lassen, indem die gestreckten Arme sich wieder im Ellenbogengelenk beugen.

Bei diesen Übungen werden die fürs Aufstehen und Hinsetzen zuständigen Muskeln der Oberschenkel und Arme, des Bauchs und des Rückens kräftig gefordert. Mit kleinen „Schnaufpausen" sollten diese Übungen wiederholt werden. Sie sollten so oft wie möglich in Bewegungsstunden eingebaut werden.

Übungen zum Thema Koordination

Ziel: Gleichgewicht herstellen können als Prävention gegen Stürze:

- durch Muskel stärkendes Üben mit Füßen und Beinen und
- durch Reaktionsübungen.

„Einen guten Stand haben …" Redensarten eignen sich gut für Einstimmungen oder als „Reflexionspausen" zwischen den Übungen. Zum Thema „Füße – stehen – gehen" kann man viele Beispiele miteinander zusammentragen. Das Interessante daran sind die vielen Lebenserfahrungen, die sich da versprachlicht haben und Hinweise auf Stimmungen und zwischenmenschliches Verhalten geben:

- Etwas hat Hand und Fuß
- Gut zu Fuß sein
- Den Boden unter den Füßen verlieren
- Einen festen Standpunkt haben
- Auf beiden Beinen fest im Leben stehen
- Wie angewurzelt stehen.

Die Redensarten können mit den Teilnehmerinnen gesammelt werden. Über die übertragene Bedeutung tauschen sich die Teilnehmerinnen aus.

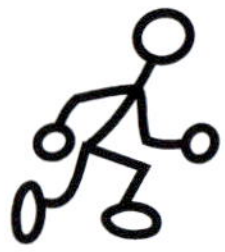

Stehen

„Stehen" ist bei alten Menschen nicht beliebt. Es wäre aber sehr förderlich, wenn sie immer wieder diese Haltung einnähmen, weil sie zum einen dadurch ihre Wirbelsäule anders belasten als im Sitzen und zum anderen durch ihr Körpergewicht Druck auf die Knochen ausüben. Das fördert deren Durchblutung und kann mindernd wirken auf Knochenabbau. Die Übungsleiterin sollte deshalb ihre Teilnehmerinnen immer wieder dazu einladen, Übungen auch im Stehen zu machen.

Übungen im Stehen: Stand leicht versetzt hinter dem Stuhl. Übungen mit dem einen Bein, sollten immer auch mit dem anderen wiederholt werden. Wenn nötig, kann der Stuhl als Stütze dienen. Jede Übung sollte mehrfach ausgeführt werden. Die Übungsmöglichkeiten können auf mehrere Übungsanlässe verteilt werden. Sie dienen dann zur Anknüpfung an Bekanntes oder als Wiederholung.

„Mit den Füßen fest im Leben stehen":

- Breitbeinig stehen und Gewicht verlagernd seitwärts wiegen
- Ein Bein auf den Rist des anderen Beines stellen und Gleichgewicht kurze Zeit halten
- Abwechselnd auf einem Bein stehen, mit und ohne Halt, das andere Knie anheben

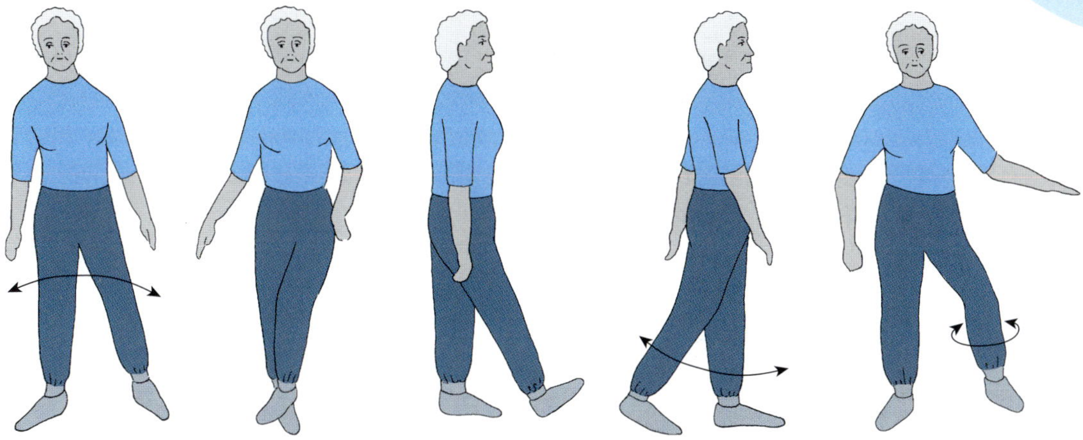

Abb. 4.12 Mit den Füßen fest im Leben stehen: Übungen für einen festen Stand (Beispiele).

- Fuß von der Spitze zur Ferse abrollen, Arme können in seitlicher Haltung das Gleichgewicht unterstützen oder Walking-Armbewegungen ausführen
- Abrollen von der Ferse zur Spitze, Arme wie oben
- Ein Bein nach vorne stellen und Ferse in den Boden drücken, Zehen zum Schienbein hin anziehen und wieder lösen, Standbein ist leicht gebeugt
- Erst das eine Bein mehrmals vor und zurück schwingen, dann das andere
- Einen gedachten Gegenstand weg kicken
- Abwechselnd ein Bein nach hinten beugen, Ferse geht Richtung Gesäß, und setzt dann wieder auf dem Boden auf (Festhalten am Stuhl ist ratsam)
- Ein Bein leicht seitwärts abspreizen und kleine Kreise aus dem Kniegelenk heraus malen
- Schon etwas schwieriger: ein Bein leicht seitwärts abspreizen, leicht gebeugtes Knie und eine liegende Acht malen aus der Hüfte heraus
- Sicher stehen und Gehen auf verschiedenen Unterlagen (Teppichfliesen, Isomatten)?

☞ Von diesen Übungen können einige auch im Sitzen ausgeführt werden. Die Übungsleiterin kann sie anpassen, damit auch Personen, die nicht mehr gut im Stehen üben können oder im Rollstuhl sitzen (Fußstütze abklappen), miteinbezogen werden können.

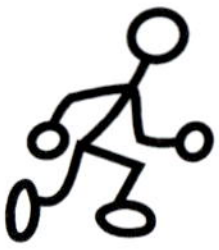

Sitzen

Übungen für das Gleichgewicht im Sitzen: Nach Möglichkeit sollten die Hände sich nicht festhalten an der Lehne, sondern auf den Oberschenkeln ruhen:

- Mehrfach Gewicht von einer Gesäßhälfte auf die andere verlagern, dabei möglichst Gesäßhälfte leicht anheben (seitwärts „wiegen“)
- In Schrittstellung Gewicht im Wechsel nach vorn und hinten verlagern (bis an Stuhllehne zurück)
- Eine Röhre unter die Füße legen und mehrfach vor- und zurückrollen (einbeinig/beidbeinig)
- Einen Igelball/Tennisball unter die Fußsohle legen und hin- und herrollen oder mit dem Vorderfuß kreisen
- Einen Tennisball mit den Fußinnenseiten mehrfach anheben und ablegen
- Füße leicht angehoben im Wechsel nach vorne und hinten schieben oder beide Füße gleichzeitig („keinen Boden unter den Füßen haben“).

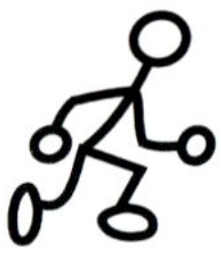

Zum Lockern:

- Beine „baumeln“ unter der Stuhlsitzfläche oder unter dem Tisch
- Auf dem Tischrand sitzen, mit den Händen abstützen, Beine „baumeln“ unterm Tisch.

☞ **Kann man im Sitzen schleichen?**
Für diese ungewöhnlichen Bewegungsausführungen im Sitzen ist Vorstellungskraft gefragt. **Wie setzen die Füße normalerweise auf, wenn man**
- vor etwas Bedrohlichem langsam zurückweicht
- sich ungesehen wegschleichen will von einem Ort
- keine Geräusche machen will, damit man niemand weckt?

Wie unterschiedlich waren die Bewegungsausführungen und wie verschieden waren sie im Körper zu spüren?

Hände und Füße

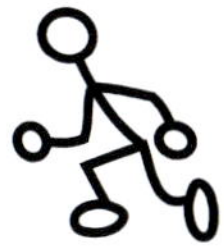

Koordinationsübungen für Hände und Füße:
- Fußzehen/Hände gleichzeitig ballen und Zehen/Finger spreizen im Wechsel
- Rechte Fußzehen/rechte Hand ballen und spreizen im Wechsel, dann links üben
- Rechte Fußzehen und linke Hand ballen und spreizen, dann umgekehrt
- Rechten Fuß ballen, gleichzeitig linke Hand spreizen, dann umgekehrt
- Hände/Arme können beim Spreizen auch nach vorne/oben/zur Seite/unten „explodieren" (etwas wegstoßen)
- Entsprechend können die Beine eine Kickbewegung machen beim Zehenspreizen
- Hand- und Fußbewegungen können nach den isolierten Bewegungen wieder miteinander kombiniert werden
- Noch mehr Koordinationsfähigkeit ist gefordert, wenn beim Spreizen/Kicken Laute („Hu") ausgestoßen werden oder Wörter gesprochen werden („Achtung"/„Hau ab"/„Weg da").

Wo drückt der Schuh?
Es lohnt sich, mit Teilnehmerinnen darüber zu reden, was sich im Laufe des Lebens an den Füßen verändern kann. Es ist vielen nicht bekannt, dass das Fußgewölbe sich senkt und dadurch der Fuß insgesamt länger oder auch breiter wird. Das bedeutet, dass die einstmals gültige Schuhgröße mit großer Sicherheit nicht mehr stimmt. Das war einmal: „Schuhgröße 39" – heute ist es vielleicht 40.
Auch die Schuhweite muss neu herausgefunden werden.
Manche Fußschmerzen rühren daher, dass der Fuß in den zu klein gewählten Schuhen nicht genügend Platz hat, sich nicht richtig ausdehnen und deshalb beim Gehen auch nicht richtig abrollen kann. Das kann Spannungen und Schmerzen in den Füßen erzeugen bis hin zu Krämpfen. Druckstellen sind auch stärker zu spüren. Da „ver-geht" die Lust zum Gehen. Und Fakt ist, mit Schmerzen in den Füßen kann man sich nicht sicher bewegen.
Auf zum Orthopäden, Füße neu ausmessen und untersuchen lassen auf Fehlstellungen oder andere Auffälligkeiten. Mit passenden orthopädischen Einlagen und geeigneten bequemen Schuhen läuft es sich einfach besser und sicherer.

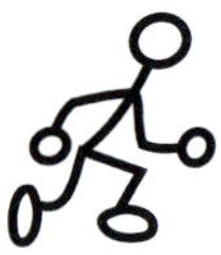

Jonglieren als Gleichgewichtstraining

Beim Jonglieren sind Konzentration und Reaktion gefragt. Die Übungsleiterin zeigt die Bewegungen, sie beginnt mit 2 Tüchern. Die Teilnehmerinnen erproben die Bewegungen:

- Beide Tücher gleichzeitig hochwerfen, Tücher schweben lassen und dann mit der gleichen Hand fangen (Wurfhand ist Fanghand)
- Im Rhythmus rechts hochwerfen und fangen – links hochwerfen, fangen
- Beide Hände fassen ein Tuch, rechte Hand wirft in diagonalem Schwung das Tuch hoch, die linke Hand übergibt rasch ihr Tuch in die rechte Hand und fängt das schwebende Tuch auf
- Umgekehrte Reihenfolge.

Chiffontücher sind empfehlenswert, sie fliegen leicht und langsam. Zum Unterschied kann auch mal mit Viereckschals oder Zimmermanns-Taschentüchern geübt werden.

Wenn die Teilnehmerinnen „Feuer gefangen haben", können sie

die Übungen auch mit Jonglierbällen oder Tennisbällen probieren. Versuche mit dem Jonglierteller haben einen besonderen Reiz, sie erfordern allerdings viel Geduld und Durchhaltevermögen.

Die Übungsleiterin sollte einfache Jonglagen trainiert haben, so dass sie gut vorzeigen und gut anleiten kann. Sie kann aber auch einen (jugendlichen) Gast einladen, mit interessierten Teilnehmerinnen zu üben.

Muskelstärkende Übungen

Muskeln kräftigen für bestimmte Alltagssituationen:

- Zum Abstützen beim Aufstehen
- Damit die Arme besser abstützen können bei Kippgefahr
- Etwas tragen, halten, heben können
- Bessere aufgerichtete Körperhaltung
- Sicherer Gehen können.

Welche Muskeln werden dafür besonders gebraucht?

- Bauch- und Rückenmuskeln
- Hand- und Armmuskeln
- Fuß- und Beinmuskeln.

Vor jedem Muskel stärkenden Training sind „aufwärmende" Übungen angesagt, z. B. abklopfen oder abreiben, pendelnde oder dehnende Bewegungen.

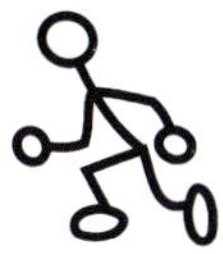

1. Isometrische Übungen (Muskeln statisch kräftigen):

- **Rhythmus:** Körperteile in Position bringen – beim Ausatmen Druck ausüben (zunächst auf 3 zählen dabei, kann allmählich auf „6" erhöht werden) – Mini-Pause für Atem und Bewegung – beim Einatmen Druck der Körperteile lösen.
- **Druck ausüben im Sitzen oder im Stehen:**
  - Hände aneinanderlegen in Brusthöhe
  - Hände auf die Sitzfläche des Stuhls drücken
  - Hände auf die Tischplatte drücken
  - einen Arm anbeugen nach oben, Ellenbogen in die andere Hand legen, beide Körperteile drücken gegeneinander (wechselseitig üben)

- rechte Faust in linken Handteller legen und drücken (in der Waagerechten) und umgekehrt
- Hand seitlich an Kopf legen und wegdrücken, Kopf drückt dagegen, mit beiden Seiten üben
- Oberschenkel mit den Händen von außen zusammendrücken
- Hände drücken die Knie auseinander

- **Druck ausüben im Stehen:**
  - Hände gegen die Wand drücken (einhändig, beidhändig)
  - Hände gegen den Türrahmen beidseitig drücken
  - Hände auf die Tischplatte drücken.

Die einzelnen Übungen sollten zunächst 6 mal hintereinander erfolgen. Danach ist „Hände reiben“ oder Arme pendeln oder ausschütteln wichtig und angenehm, bevor wiederholt wird. Dann können neue Übungen ausprobiert werden.

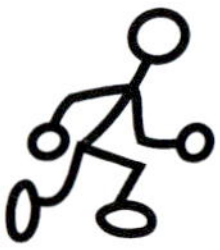

2. Isotonische Übungen (Muskeln dynamisch kräftigen)
Geräte:

- **Hanteln:** selbstgefertigt aus Waschmittelflaschen oder transparenten Getränkeflaschen, mit Sand, Steinchen oder Körnern gefüllt (☞ Abb. 4.13)
- **X-tra Band** (Verpackungsgummi): verschiedene Größen (Bürobedarfhandel)
- **Zöpfe:** geflochten aus elastischem Material (alte Strumpfhosen, Jersey-Stoffe)
- **Therabänder:** spezielle Gummibänder zur Muskelkräftigung (Fachhandel); Übungsleiterin sollte selbst Erfahrung damit gemacht haben
- **Gewichtsmanschetten:** für Arme und Beine (Fachhandel)
- **Leimzwingen:** für Handkraftübungen; verschiedene Größen (Baumarkt).

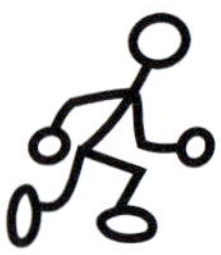

Bewegungsformen

- **Hanteln:** anheben, halten, strecken und beugen, körpernah/körperfern vor dem Körper, seitlich, verschiedene Handfassungen
- **Gewichtsmanschetten:** um Unterarme oder Füße anlegen; pendeln, strecken und beugen, anheben und halten
- **X-tra-Gummibänder:** dehnen – halten – lösen, eine Hand hält,

die andere zieht, körpernah/körperfern, verschiedene Höhe, verschiedene Zugrichtung (waagerecht, senkrecht, diagonal)

- **Geflochtene elastische Zöpfe:** gut möglich sind Übungen mit den Beinen/Füßen, rechtes/linkes Knie mit dem Zopf anheben, Füße mit Zopf anheben und strecken, halten – beugen – absetzen.

Beim Üben beachten:

- **Unbedingt** (!) Muskeln durch entsprechende Bewegungen vor jedem Training aufwärmen
- Aufgerichtete Sitzposition, dynamisches Sitzen oder leicht gebeugte Beine beim Stehen vermeiden ein Hohlkreuz
- Beim Üben die Gelenke nie vollständig strecken
- Handgelenke nicht abwinkeln, Ellenbogengelenke nicht überstrecken
- Fließende Bewegung in gleichmäßigem nicht zu schnellem Tempo
- Beidseitiges Üben
- Pro Übung innerhalb eines Trainingsprogramms: mindestens 16 Wiederholungen
- Nie eine Körperregion über längere Zeit stark beanspruchen
- Nach jeder Kräftigungsübung folgt eine Lockerungsübung
- Hantelgewicht langsam erhöhen.

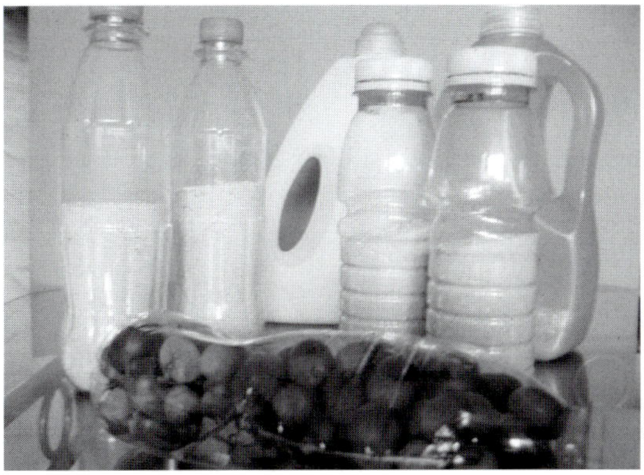

Abb. 4.13 Mit Hanteln aus Plastikflaschen und Sand kann „kräftig" geübt werden.

☞ Man kann auch überraschenderweise mit Konservendosen (bis 500 Gramm) üben. Mit den Inhalten (Erbsen, Tomaten oder Pfirsiche, Ananas) kann anschließend eine Suppe oder ein Dessert angerichtet und miteinander verzehrt werden.

Wissenswertes zum Muskelkrafttraining bei alten Menschen:

- Bewegungsausführung sollte immer relativ langsam erfolgen
- Neue Übungen immer am Anfang von Übungsreihen einführen; dann ist noch keine Müdigkeit vorhanden
- Ältere Muskeln ermüden schneller als junge und brauchen eine längere Erholungspause zwischen und nach den Belastungen
- Statische oder dynamische Kraftbelastungen mit hoher Intensität vermeiden, langsame Belastungssteigerungen sind aber möglich
- Trainingsprogramm mit 8–10 verschiedenen Übungen
- Optimale Trainingshäufigkeit bei alten Menschen liegt bei 3-maligem Üben pro Woche jeweils 30 Minuten
- Belastungsspitzen vermeiden, deshalb keine Übungen mit Wettkampfcharakter durchführen
- Generell: Reizschwelle (z. B. Gewichte oder Druck) muss immer wieder überschritten werden, um ein verbessertes Leistungsniveau zu erreichen.

4.5 Bewegungsspiele und Bewegungsgeschichten

Diese Spiele sind für Gruppen gedacht, die im Kreis sitzen oder auch an einem großen Tisch. Sie können in die Bewegungsstunde eingebaut oder nach dem gemeinsamen Kaffeetrinken angeboten werden.

Die Spiele sollen Gelegenheit geben:

- sich selbst und einander genauer wahrzunehmen
- als Person mit Namen in der Runde vorzukommen

- sich in heiteren Situationen zu bewegen und
- miteinander Spaß zu haben.

Warum Bewegungsspiele?

Sie bieten Gelegenheiten zu verschiedensten Wahrnehmungen und zu spielerischen Bewegungsformen. Konzentration und koordinierende Fähigkeiten sind gleichermaßen gefordert.

4.5.1 Übungsbeispiele: Bewegungs- und Kontaktspiele

Wahrnehmungen und Kontakte

Wir haben etwas gemeinsam

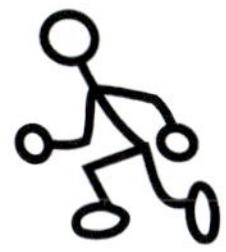

Alle Personen sitzen in der Kreisrunde oder am großen Tisch. Solange Musik läuft, suchen die Personen nach einem Merkmal, das andere mit ihnen gemeinsam haben:

- etwas Sichtbares, z. B. eine Brille, eine weiße Bluse oder eine rote Jacke oder
- etwas, das man nur wissen kann, wenn man die andere Person kennt, z. B. ein Hobby, das Lieblingsessen oder den Geburtsort oder
- auch mehrere Gemeinsamkeiten, z. B. Haarfarbe, Geburtstagsmonat, Eis essen.

Wenn die Musik abgestoppt wird, können die so gefundenen Partnerinnen mit Namen und dem gemeinsamen Merkmal vorgestellt werden. Zeit für die Spielrunde vorher angeben, damit man ohne Probleme aufhören kann.

Meine Freundin hat mir aus Amerika ... mitgebracht

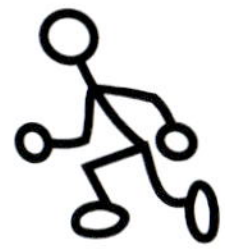

Mit diesem Satz beginnt jede mitspielende Person in der Runde und nennt einen Gegenstand, den die Freundin mitgebracht hat und macht eine passende Bewegung dazu, z. B. hat sie einen Schaukelstuhl mitgebracht (oder ein Lasso). Jede weitere Person macht die Bewegung für die vorhergehenden Geschenke nach und setzt das eigene Geschenk dazu. Die Gruppe macht immer mit, dann ist es leichter mit dem Gedächtnis. Meist gibt es viel Gelächter bei diesen „Mitbringseln".

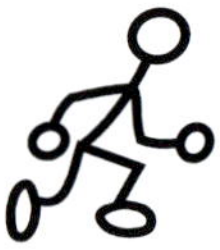

Magnet-Spiel

Alle Personen gehen zu Musik im Raum umher. Wenn die Musik leiser wird, ruft die Spielleitung einen Namen. Diese Person ist dann der „Magnet" und hält die Hände hoch. Alle Personen kommen zu ihr hin. Sie macht inzwischen eine Bewegung, die dann alle nachmachen bis die Spielleitung „weitergehen" ruft.
Anpassung an den Sitzkreis: Teilnehmerinnen können zu Musik im Sitzen Gehbewegungen machen. Die Übungsleiterin ruft einen Namen auf. Die Teilnehmerinnen schauen zum „Magneten" hin und übernehmen dessen Bewegung.

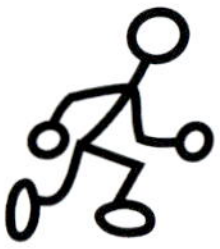

Pantomimische Antwort

Eine Person stellt an eine andere die Frage „Was machen Sie gerade?" Die angesprochene Person antwortet mit einer Bewegung, z. B. Kaffeetrinken, Torte essen, stricken, Klavier spielen.

Bewegungsspiele mit Material

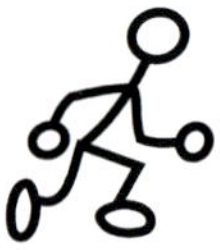

Stühle berühren

Die Übungsleiterin legt eine beschwingte Musik auf. Wenn sie auf „leise" dreht, nennt sie einen Teil des Stuhles (z. B. Rückenlehne), der 3 mal mit der rechten Hand und 3 mal mit der linken Hand beklopft werden soll. Dann geht es wieder mit Musik weiter bis eine neue Ansage kommt.

Das Berühren ist manchmal nicht ganz einfach zu lösen. Es ist aber ein erwünschter Effekt, dass die Teilnehmerinnen nach machbaren Lösungen suchen.

Wenn das Gedächtnis noch stärker miteinbezogen werden soll, kann die Übungsleiterin nach je 3 Ansagen eine Wiederholung der 3 „Stuhl-Berührungen" abrufen.

Wenn es den Teilnehmerinnen möglich ist, kann die Übungsleiterin dazu auffordern, dieses Spiel im Stehen mitzumachen. Hinterher ist das Sitzen wieder angenehmer.

„Hipp-Hepp-Rollen-Spiel"

Materialbeschreibung: farbig beklebte leere Rollen (Toilettenpapier oder Küchentücher) auf ein dickeres Gummiband aufgefädelt.

Spielmöglichkeit: Jede Teilnehmerin hat eine Rolle in der rechten (bzw. linken) Hand. Die andere Hand hält das Gummiband. Beim Signalwort „und h**e**pp" (**e** wie in r**e**chts) wird die Rolle nach rechts im Kreis weitergegeben, möglichst unterstützt durch rhythmisches Sprechen der Übungsleiterin oder der gesamten Gruppe. Beim Signal „und h**i**pp" (**i** wie in l**i**nks) werden die Rollen nach links weitergegeben. Da nicht alle Teilnehmerinnen gleich schnell reagieren, gibt es häufig „Rollennester". Sie werden immer wieder „solidarisch" verteilt. Ist das rhythmische Weitergeben einigermaßen gesichert, kann:

- das Tempo gesteigert werden oder
- die Signale wechseln häufiger von einer Richtung in die andere.

Bei diesem Spiel geht es meist nicht gerade leise zu. So werden hier als Nebeneffekte auch die Atmungsorgane kräftig einbezogen. Je nach Temperament kommen die Emotionen ins Spiel, wenn nicht alles klappt. Es macht Sinn vorab darauf hinzuweisen, dass der Spaß Vorrang hat vor der Perfektion.

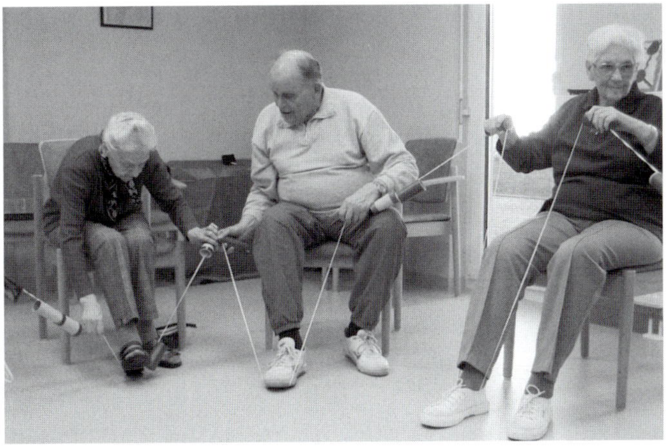

Abb. 4.14 Freundliche nachbarschaftliche Unterstützung beim Üben mit dem Rollen-Gummiband.

Murmeln im Gartenschlauch

Materialbeschreibung: Im Gartenbereich eines Baumarkts kann man meterweise transparente Wasserschläuche kaufen. Das ist nicht ganz billig, aber reizvoll als Spielmaterial. Für eine Gruppe von 15 Personen sollte der Schlauch ca. 15 m lang sein mit einem Durchmesser von ca. 5 cm. Außerdem braucht man eine Handvoll (Glas-) Murmeln, die dann auf die Reise durch den Schlauch geschickt werden können.

Spielmöglichkeit: Die Teilnehmerinnen in der Sitzrunde bekommen einen Teil des Schlauchs zu fassen. An einem offenen Ende werden Murmeln eingefüllt. Das andere Ende wird leicht hochgehalten, so dass die ankommenden Murmeln nicht herausfallen können. Wenn alle Murmeln eingefüllt sind, müssen die beiden Enden durch ein Verbindungsstück zusammengehalten werden. Dann kann der Schlauch von den Teilnehmerinnen in eine „Murmel-Kullerstrecke" verwandelt werden, indem sie den Schlauch auf und ab bewegen. Die Teilnehmerinnen können herausfinden, wie sich ihre Bewegungen auf die Bewegung der Murmeln auswirken. Was begünstigt z.B. ein langsameres und schnelles, fließendes oder stockendes Kullern? Am Ende des Spiels wird das Verbindungsstück entfernt und die Murmeln werden in ein Gefäß ausgeleitet.

Dieses Bewegen kann ganz schön in die Armmuskeln gehen. Deshalb ist nach dem Spiel ein Lockern der Hände und Arme angesagt.

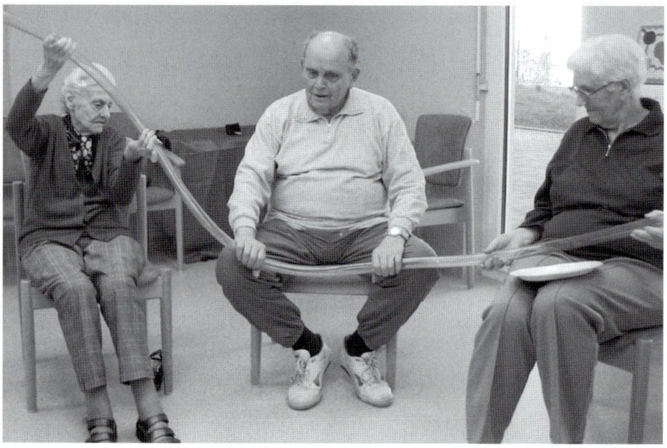

Abb. 4.15 Diese Murmelbahn wurde aus einem transparenten Gartenschlauch gefertigt.

Fußballmeisterschaften mit Bettlaken

Materialbeschreibung: Die Übungsleiterin schneidet in ein (altes oder neues, auf jeden Fall buntes) Spannbetttuch in der Mitte ein Loch, durch das ein Softball fallen kann. Sie kann ein Orangennetz oder eine kräftige kleinere Plastiktüte dagegen nähen. Dann muss sie nicht immer dem Ball hinterher rennen. Das Tuch sollte mit der Unterseite nach oben gehalten werden, dann stoppen die abgenähten Ecken den Ball besser (☞ Abb. 4.18).

Spielmöglichkeiten:

- Die Teilnehmerinnen versuchen gemeinsam, den Ball ins Tor zu bringen und erzielen damit Punkte
- Oder sie müssen gemeinsam verhindern, dass der Ball ins Loch fällt
- Es können auch 2 Teams gebildet werden: die einen versuchen, den Ball ins Loch zu bringen, die anderen wollen es verhindern
- Die Teilnehmerinnen können auch andere Spielregeln oder Spielmöglichkeiten erproben.

Wenn nur 2–4 Personen miteinander spielen sollen, genügt ein Spannbetttuch von 1 mal 2 m. Wenn ein Spannbetttuch von 1,50 mal 2 m gewählt wird, können mehrere Teilnehmerinnen miteinander spielen.

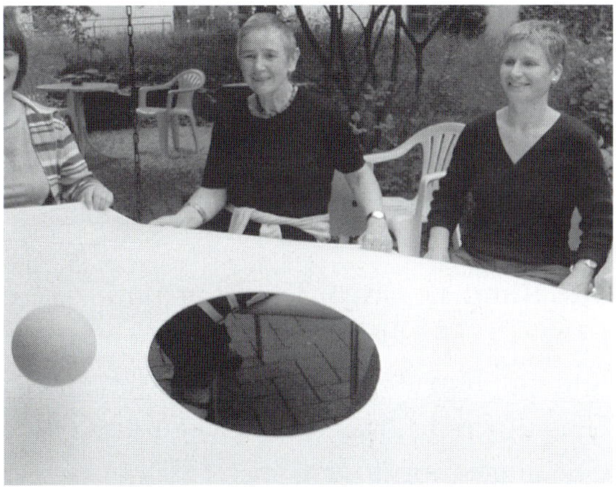

Abb. 4.16 Nicht nur für Fußballfreunde: Spieltuch mit Torloch.

☞ Dieses Material gibt es kostengünstig. Deshalb können hier mehrere Spieltücher bereitgestellt werden. Bei diesem Bewegungsspiel sind Männer sicher ganz bei der Sache.

Rollierende Systeme

Materialbeschreibung: Deckel von Joghurteimern oder Plastikeimern in verschiedener Größe werden auf der vertieften Seite mit einer möglichst einfarbigen Klebefolie beklebt. Dann werden verschiedene kleine Kugeln bereitgestellt. Je nach Größe der Deckel eignen sich Tischtennisbälle, Kugeln aus Styropor oder Pappmachée oder Murmeln.

Spielmöglichkeit:

- Jede Teilnehmerin bekommt einen Deckel und eine Kugel. Sie versucht, sie mit vorsichtigen Bewegungen am Rand des Deckels zu rollieren, ohne dass die Kugel heraus fällt. Die Kugel darf auch andere Bewegungswege machen
- Jede Teilnehmerin soll die Gelegenheit bekommen, mit verschiedenen Deckelgrößen und verschiedenen Kugeln zu experimentieren. Der Kraftaufwand ist je nach Material immer neu zu regeln.

Hand-Geschicklichkeit und Konzentration werden hierbei gebraucht. Das Beobachten von langsam rollenden Kugeln kann auf manche Teilnehmerin sehr beruhigend, fast meditativ wirken.

! **Vorsicht bei Menschen mit Demenz:** Die kleinen Kugeln könnten als Bonbon in den Mund genommen und geschluckt werden.

Variation: In einen Schuhkartondeckel eine oder zwei gebrauchte CDs mit der Silberseite nach oben aufkleben, Abstand dazwischen und zu den Seitenrändern lassen; mit einer oder zwei größeren Glasmurmel können Rollwege erprobt oder ein Ziel (Loch in der CD) angesteuert werden.

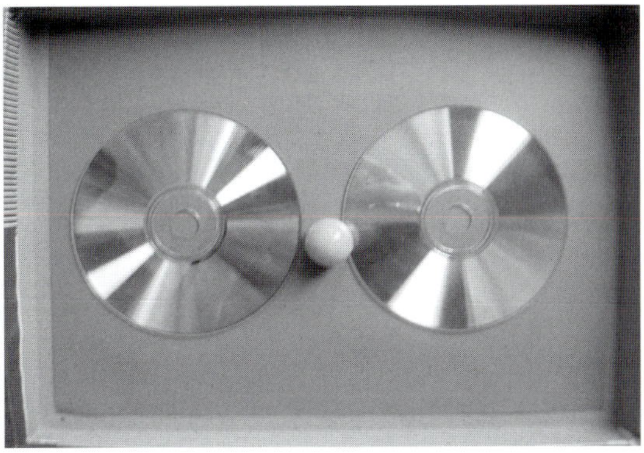

Abb. 4.17 Die Geschicklichkeit testen mit dem CD-Kugel-Spiel

4.5.2 Übungsbeispiele mit Bewegungskurztexten

Besonders geeignet sind hierfür:

- Kurze Texte, die man parallel zum Sprechen mit Bewegungen begleiten kann
- Lieder, in denen Bewegungen beschrieben werden
- „Sing"-Tänze, die auffordern, bestimmte Bewegungen mitzumachen.

☞ „Der kleine Müsikant" („Maikäfer flieg", René Egles, ema 95 206, MPO France) 4.8.4.

Die Teilnehmerinnen sitzen in der Kreisrunde oder abgerückt am Tisch. Die Hände liegen im Schoß. Die Übungsleiterin spricht zunächst den Text und macht Bewegungsvorschläge oder zeigt die den Text begleitenden Bewegungen.

Eine anstrengende Woche

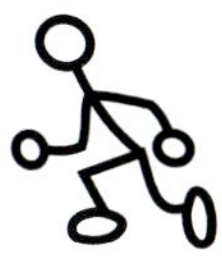

(Ideen nach Zimmermann 1999)

- „Sieben Tage hat die Woche, siebenmal gibt es zu tun, sieben Sachen sind zu machen, erst am Ende ist gut ruh'n
- am Montag: Erst das eine, dann das andere Knie heben
- am Dienstag: Erst das eine Bein gestreckt anheben, dann das andere
- am Mittwoch: Sich auf die Oberschenkel klopfen

- am Donnerstag: Sich mit der rechten Hand das Knie reibend wärmen, dann linke Hand
- am Freitag: Sich mit der rechten Hand hinten am Kopf kratzen, dann linke Hand
- am Samstag: Die Hände in die Taille stützen und mit dem Kopf schütteln
- am Sonntag: Sich im Stuhl zurücklehnen, die Arme verschränken und lächeln."

Die Bewegungen an den einzelnen Wochentagen können mehrfach wiederholt werden, bevor der nächste Tag angesagt wird. Dieses Muster kann mit den Teilnehmerinnen auch immer wieder neu gestaltet werden.

Die Übungsleiterin sollte beim Verändern darauf achten:

- dass es einfache Bewegungen sind, die von allen gemacht werden können
- dass durch die Bewegungen verschiedene Körperteile einbezogen werden und
- dass verschiedene Bewegungsqualitäten vorkommen (z. B. Muskeln bewusst einsetzen, Gelenke bewegen, koordinierende Aufgaben, Dehnungen/Lockerungen).

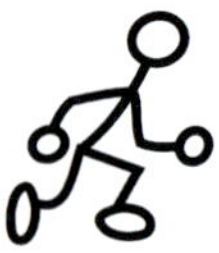

Arme führen

- „Ich führ die Arme rund nach oben (vor dem Körper im Halbkreis so gut wie möglich nach oben führen)
- halte ganz kurz an (aufgerichtet und leicht gedehnt, Atem fließen lassen)
- mache einen Bogen abwärts (Arme seitlich abwärts führen bis zu den Knien)
- komm auf meinen Knien an (hier kurz ruhen lassen und die Bewegung wieder von neuem aufnehmen)."

Diese Übung sollte mehrfach hintereinander durchgeführt werden. Es ist sinnvoll, die Teilnehmerinnen zum Mitsprechen einzuladen. Das fördert die Atmung und die Sprechwerkzeuge.

Schaffende Hände

Die Teilnehmerinnen beraten mit der Übungsleiterin, welche Bewegungen passen könnten bei den Arbeitsbewegungen. Es wird verabredet, dass hier jede Teilnehmerin individuell eine Arbeit darstellen kann. Dann starten alle miteinander mit Sprechen und Bewegen:

- „Rechte Hand und linke Hand (die Hände nacheinander mit kleinem Aufwärtsbogen zur Seite führen)
- das sind zwei (Hände hochklappen, Handinnenseite zeigt nach vorn)
- rechte Hand und linke Hand (Hände machen nacheinander eine kleine Drehung aus dem Handgelenk)
- die schaffen mancherlei (Hände führen eine bekannte Arbeitsbewegung aus, z. B. bügeln, hämmern)
- Rechte Hand und linke Hand (die Hände nacheinander mit kleinem Aufwärtsbogen zur Seite führen)
- die wollen sich gerne regen (eine zweite Arbeitsbewegung machen)
- eine kommt der anderen helfend stets entgegen (die rechte Hand nach rechts außen führen, dann die linke nach links. Da treffen sich dann die eigenen Hände mit den Nachbarhänden und halten sich kurz fest)“
- Diese Übung kann zu einem Ritual werden in der Bewegungsstunde.

4.5.3 Bewegungsgeschichten

> ☞ Bewegungsgeschichten sind eine kreative Variante der Übungsanleitung.

Bewegungsgeschichten bieten einen thematischen Zusammenhang für einzelne Bewegungen. Das kann für die Teilnehmenden ein motivierendes Bewegungserlebnis sein, weil jede Person das ihr mögliche Bewegungsmaß finden kann.

Wie stellt man eine Bewegungsgeschichte zusammen?

Situationen aus Lebensgeschichten oder Situationen aus dem Alltag werden zum Thema. Die Übungsleiterin überlegt sich im Groben den Ablauf einer Geschichte (☞ Abb. 4.18).

Wie leitet man eine Bewegungsgeschichte an?

Die Übungsleiterin erzählt deutlich, laut und langsam eine Geschichte. Sie achtet darauf, dass die Bewegungswörter erkannt und umgesetzt werden oder gibt Anregungen zur Bewegungsgestaltung. Sie ermutigt auch zu individuellen Bewegungslösungen.

Wenn die Personen in der Runde schon öfter Bewegungsgeschichten gestaltet haben, können sie den Verlauf der Geschichte selbst weiterspinnen.

Für wen sind Bewegungsgeschichten geeignet?

Die Themen der Bewegungsgeschichten sollten aus dem Erwachsenenleben kommen, vielleicht sogar aus der Lebenssituation alter Menschen. Die Umsetzung erfordert Wahrnehmungsfähigkeiten,

Wie „baut" man eine Bewegungsgeschichte?

- Die Geschichte heißt ....
- sie spielt in .... (örtliche Gegebenheit)
- und da sieht es so aus ....
- man sieht/hört/riecht/schmeckt vielleicht etwas ....
- auf jeden Fall tun Personen etwas im Verlauf der Geschichte, bewegen sich
  ....
  und benutzen fiktiv Materialien ....
- Manchmal kommen auch Tiere oder Pflanzen vor in der Geschichte
  ....
- Auch die Gefühle oder Stimmungen dürfen ausgedrückt werden ....

Abb. 4.18 Aufbauschema einer Bewegungsgeschichte

Konzentration und Phantasie und manchmal auch eine gute Portion Koordination. Damit die Geschichte nicht langweilig oder entmutigend wird, sollten die Bewegungen für alle machbar und nicht zu lang sein.

> Für Menschen mit Demenz ist diese Übungsmöglichkeit weniger geeignet. **!**

Wann kann eine Bewegungsgeschichte eingesetzt werden?

Eine Bewegungsgeschichte hat ihren Platz gegen Ende der Übungsstunde. Sie hat keinen Trainingscharakter und wirkt eher lösend und entspannend. Oft findet sich Situationskomik, die dann in der Gruppe ein Schmunzeln oder Lachen auslöst. So darf die Übungsstunde dann gerne enden.

Bewegungsgeschichten können auch mit Personen gestaltet werden, die normalerweise nicht zur Bewegungsstunde kommen, aber gern in der nachmittäglichen Kaffeerunde dabei sind. Dann „ereignet" sich die Geschichte eben am Kaffeetisch. Vielleicht kommt so manche Teilnehmerin doch auf den Geschmack, ab und an bei Bewegungsstunden dabei zu sein.

Themen für Bewegungsgeschichten

- Ein Abendessen wird serviert
- Morgentoilette
- Es klingelt an der Haustür
- Ein Geburtstagskuchen wird gebacken
- Wir spielen „Mensch ärgere dich nicht"
- Einkaufen auf dem Markt
- Spaziergang im Regen
- Eine Spaziergängerin wird von einem Gewitter überrascht
- Ich putze mein Auto
- Ich will ein Bild aufhängen
- Momentaufnahme durchs Fernglas.

Beispiele

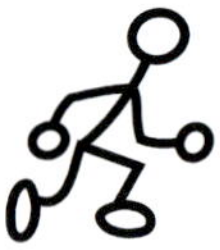

Silvias Bewegungsgeschichte

(nacherzählt von Silvia Steimle-May)

- „Ich möchte Ihnen die Geschichte von der Lydia Vogel erzählen, die in einem kleinen Dorf im Schwarzwald wohnt. Auf dem Speicher ihres Hauses stand schon über Jahre hinweg eine eingestaubte alte Waschwanne. Aus Neugierde was wohl drin sei, beschloss sie einmal dort nachzuschauen. An einem Herbsttag, Regen prasselte laut an die Fensterscheiben (*die Teilnehmerinnen klopfen mit den Händen auf die Oberschenkel/auf den Tisch*)
- nahm sie eine Öllampe (*die Teilnehmerinnen nehmen pantomimisch eine Öllampe in die Hand*)
- und stieg die knarrenden Stufen zum Speicher hinauf (*die Teilnehmerinnen steigen im Sitzen die Treppe hinauf*)
- Oben angekommen machte sie eine kurze Pause und atmete zweimal tief durch (*die Teilnehmerinnen tun dies auch*)
- Jetzt stand sie vor der alten eingestaubten Wanne. Um etwas erkennen zu können, pustete sie erst mal den Staub von der Wanne und danach musste sie kräftig husten (*die Teilnehmerinnen pusten Staub weg, wedeln mit den Händen den Staub weg und hüsteln dabei*)
- Lydia begann in der Wanne zu wühlen … Nach kurzer Zeit griff sie einen weichen Stoff, zog ihn langsam hervor … hielt ihn in die Höhe und bestaunte ihn … warf ihn einige Male schwungvoll in die Luft … und ging die steile knarrende Treppe wieder hinunter zurück in ihre Stube. … Dort breitete sie den Stoff liebevoll aus auf ihrem Schoß und strich ihn behutsam glatt. Sie wiederholte dieses Spiel mehrfach … Dabei begann sie zu überlegen, was sie mit dem wunderschönen Stoff machen könnte, … lehnte sich im Stuhl etwas zurück und streichelte sich nachdenklich mit der rechten Hand das Kinn … Sie faltete das Tuch zu einem Dreieck und legte sich das Tuch um den Kopf und wiegte mit dem Kopf hin und her … Lydia war mit ihren Einfällen noch nicht zufrieden. Sie blickte etwas ärgerlich umher. Sie legte das Tuch wieder auf Ihren Schoß und strich es erneut glatt … Danach wand sie es kurz entschlossen um die Taille, stand auf und ging zum großen

Spiegel. Dort betrachtete sie sich und schob die Hüften in alle nur erdenklichen Richtungen. Sie erprobte immer wieder neue Posen und schlang das Tuch immer wieder anders um ihren Körper … Ihr Bild im Spiegel gefiel ihr noch nicht. Es war schon lange her, dass sie so ein prächtiges Kleid aus diesem Stoff zum Tanzstundenball trug. Und während Lydias Gedanken in diese Zeit zurück wanderten, lehnte sie sich in ihrem Stuhl zurück und pendelte locker mit ihren Füßen vor und zurück … Den Stoff schwenkte sie dabei neben ihrem Körper einige Male vor und zurück, erst mit der linken Hand und später mit der rechten … „Was könnte ich nur mit diesem Stoff anfangen", fragte Lydia sich und spürte wie ihre anfängliche Freude nachließ und sie wartete auf eine Idee … (*die Teilnehmerinnen können hier Vorschläge zum Erproben machen und die Geschichte zu einem Ende führen*)."

☞ Bei diesen Leerstellen … können die Übungsleiterin und die Teilnehmerinnen nach passenden Bewegungen suchen und den Text damit illustrieren.

Laut-/Geräusch-Bewegungsgeschichte

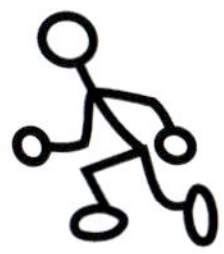

Die Übungsleiterin bringt Instrumente oder Materialien mit, mit denen der Text gestaltet wird. Sie überlegt mit den Teilnehmerinnen, womit die Klänge und Geräusche am besten klingen.

Am Morgen	Tätigkeit/Material
■ „Kirchturmuhr schlägt 6 Uhr	z. B. einen Gong schlagen
■ Kirchenglocken läuten	……………………………………
■ Ein Hahn kräht	……………………………………
■ Hunde bellen	……………………………………
■ Das Bett quietscht beim Herumdrehen	……………………………………
■ Leichtes Schnarchen ist zu hören	……………………………………
■ Der Wecker rasselt	……………………………………
■ Stöhnen und gähnen …"	……………………………………

☞ Entsprechend könnte eine mitternächtliche Geisterstunde miteinander gestaltet werden.

„Besuch im Zoo"

(von Silvia Steimle-May)

Auch hier ist die Erzählkunst der Übungsleiterin gefragt. Sie kann das Gerüst des Zoo-Textes als Vorlage nutzen und weiter ausbauen:

- „Elefanten sind dick (auf der Stelle gehen und 4 mal patschen)
- Störche schreiten (rechtes Knie anheben/senken, linkes Knie anheben, senken, langsames Tempo)
- Vögel fliegen hoch (Arme gehen nach oben, Finger flattern)
- Bären sind stark (auf „stark" Bizeps zeigen)
- Schnecken kriechen (mit Händen langsam abwechselnd auf den Oberschenkeln entlang streifen)
- Affen brüllen ho ho ho (mit Händen/Fäusten auf Brustkorb trommeln)
- Pinguine watscheln (auf Stuhl Gesäß vor- und zurück bewegen)
- Pferde traben („Trab" mit der Zunge schnalzen oder mit den Händen auf den Tisch schlagen)
- Fische sind stumm (Mund lautlos öffnen/schießen)."

4.6 Bewegung und materiale Erfahrung

4.6.1 Materiale Wahrnehmung

Materiale Erfahrung (☞ 2.2.3 und 4.2) ist eine intensive „reizvolle" Beschäftigung mit Material und Gegenständen. Sie bietet die Möglichkeit zu differenzierten Wahrnehmungen, zum Be-Greifen von Materialien und Erproben von Bewegungsanpassungen. Dabei stehen sowohl der zweckgebundene als auch der kreative Umgang im Blickfeld. Neue Erlebnisse können so in alte Erfahrungen integriert werden.

Ziele der materialen Erfahrung: Förderung der drei Kompetenzbereiche (☞ 2.2.2)

Methoden:

- Kennenlernen der Materialien
- Freies Erproben und Aufgreifen von Bewegungsideen mit dem Material
- Wiederholen vertrauter Bewegungsaufgaben/-muster
- Variieren und Verändern von Bewegungen
- Kombinieren mit anderem Material
- Tastempfinden registrieren
- Übertragung (Transfer) der Erfahrung.

Übungsmaterial

- Herkömmliche Sport- oder Gymnastikgeräte
- Geräte aus der Psychomotorik
- Materialien aus dem Freizeitbereich
- Alltagsmaterialien
- Materialien in/aus der Natur
- Einwegmaterial.

Material erkunden und sinnvolle oder „unsinnige" Bewegungsqualitäten herausfinden, haben in der Motogeragogik einen hohen Stellenwert. Das bedeutet für die Bewegungsstunden, dass diesem Ziel genügend Zeit eingeräumt werden muss. Alle können mitmachen, alle Ideen dürfen von allen ausprobiert werden. Problematische Vorschläge werden von der Übungsleiterin diplomatisch zurückgestellt. Sinnvolle Vorschläge werden nach dem Erproben in das gemeinsame Übungsrepertoire aufgenommen. Darüber hinaus machen angeleitete funktionale Übungen auch bei diesen Übungsgegenständen Sinn.

4.6.2 Übungsmaterialien

Die Übersicht listet sowohl einige Übungsmaterialien auf, die man in Fachgeschäften kaufen kann, als auch Gebrauchs- und Einwegmaterialien. Sie können günstig erworben werden oder kostenlos sein. Mit ihnen lassen sich reizvolle Übungsgeräte erstellen. Meist ist dazu noch Zusatzmaterial nötig, das nicht immer genannt ist. Für die Übungsstunden sind das alles sehr hilfreiche Objekte. Die Übungsleiterin sollte aber nicht übersehen, dass einiges an Zeit zum Erwerb und zum Verschönern nötig ist. Außerdem ist ein Lagerplatz erforderlich, an dem die Materialien aufbewahrt werden können. Es ist sinnvoll, die Kartons und Kisten mit den Materialien zu beschriften, damit man schneller den richtigen Inhalt findet, schneller aufräumen kann und – vor allem – damit andere das „wertlose Zeug" nicht wegräumen!

Die gängigen Materialien sind häufig in der Fachliteratur beschrieben und finden deshalb nicht viel Raum in den Übungsbeispielen.

☞ Bewährt haben sich so genannte **„Schatzkisten"**, die inhaltlich an verschiedenen Themen orientiert sind. Das sind z. B. größere Schuhkartons, gefüllt mit:

- Fühlmaterialien wie Steine, Federn, Watte, Nüsse, Stoffe
- Küchenutensilien wie Kochlöffel, Teesieb, Backhorn, Quirl
- „Kraftgeräten" wie X-tra-Bänder (Bürobedarf), elastische Bänder, große Klammern oder Leimzwingen
- Verschiedenen kleineren Bällen, Luftballons, Seifenblasen, Papp- oder Plastikbecher, Servietten.

Diese „Schatzkisten" können hilfreich sein, wenn die geplante Bewegungsstunde nicht wie geplant abläuft, weil zu wenig Teilnehmerinnen gekommen sind oder die Zusammensetzung der Gruppe nicht für die Übungsauswahl stimmt. Manchmal passt auch die aktuelle Stimmung nicht für das Ausgewählte und Vorbereitete.

Übungsmaterial – Übersicht

Tücher

- Bunte Chiffontücher
- Viereck-Schals und Langschals (evtl. kostenlos erworben bei Bewohnerinnen)
- Tücher aus Baumwolle (1 mal 1 m)
- Zimmermanns-Taschentücher
- Großes Schwungtuch (3 mal 4 m) aus Futterstretch oder Jersey
- Dünne Malerfolie (4 mal 5 m aus dem Baumarkt)
- weißes Abdeckvlies (Gartenbedarf)
- Schwungtuch mit Torlöchern (evtl. aus Spannbettlaken)

Bälle

- Tennisbälle (gebraucht und kostenlos vom Tennisclub), Igelbälle
- Tischtennisbälle, möglichst bunt
- Softbälle in verschiedenen Farben und Größen
- Moosgummibälle und Doppelklöppel
- 2–3 Gymnastikbälle zum Prellen
- Japanische Papierbälle in verschiedenen Größen
- 2–3 Wasserbälle in verschiedener Größe, 2–3 Pezzibälle (Sitzbälle)
- 1 Zeitlupen-Ball, 2 große Luftballons (Durchmesser 1,5–1,7 m)

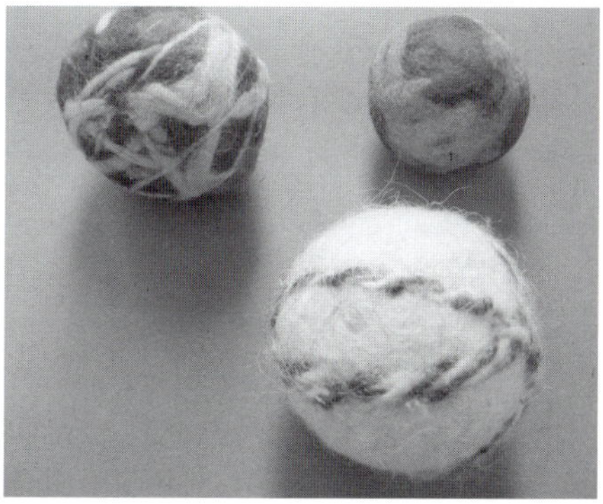
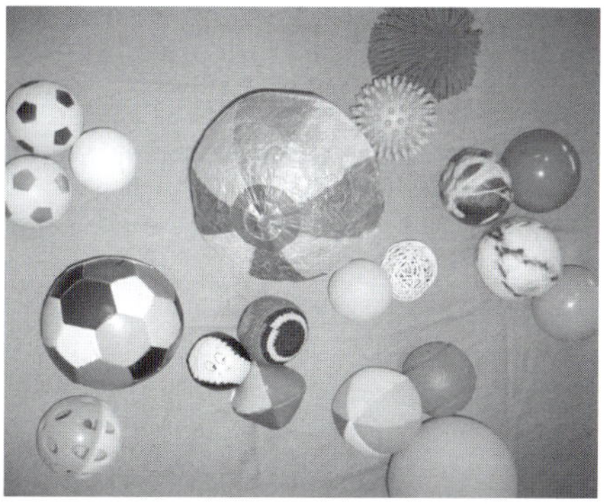

Abb. 4.19 Links: Filzbälle liegen angenehm in der Hand. Rechts: Eine Ballsammlung für alle Fälle.

- Kleine Luftballons in verschiedenen Farben und Formen
- Luftballon mit kleinen Glöckchen im Inneren
- Luftballon gefüllt mit Styroporflocken
- Luftballon gefüllt mit Linsen o. Ä.

Selbstgefertigte Bälle

- „Poibälle“ (Wurfobjekte, die auf die Aborigines zurückgehen; erhältlich in Geschäften für Jonglierbedarf oder Spielzeuggeschäften, leicht selbst herzustellen ☞ Abb. 4.26)
- Indiacas aus Plastiktüten (☞ 4.6.3)
- Knisterbälle (man braucht dazu einen großen Bogen transparentes Blumenpapier aus Cellophan, dies wird so geknüllt, dass ein Ball entsteht; durch das Knüllen ergeben sich „Kristallstrukturen“; der Ball muss außen gut umhüllt sein; zur Stabilisierung kann mit Tesafilm abgeklebt werden; der Ball kann als Wurfobjekt oder als Rhythmusinstrument genutzt werden)
- Ein **Softball** wird in einen **Kniestrumpf** eingebunden; das kann ein bunt gemusterter oder ein transparenter Kniestrumpf sein; die Spitze wird abgeschnitten und der Strumpf unterhalb und oberhalb des Balls verknotet; mit dem geraden Teil des Strumpfes kann man den Ball dann gut schwingen oder schleudern; da der Ball weich ist, kann man damit keinen Schaden anrichten
- Klangball (ein altes Filmdöschen oder das gelbe Döschen eines Überraschungseis werden mit kleinen Kernen, Kügelchen oder mit kleinen Glöckchen gefüllt; das kleine Klangobjekt wird mit Füllwatte zu einem Ball geformt. Ein hübscher (elastischer) Stoff bildet die Außenhaut, die dann fest abgebunden wird).

Papiere – Rollen – Röhren

- DIN A4 Fotokarton/Papierblätter und Papierreste zum Rascheln
- Pappkartons in verschiedenen Größen als Gerät für Körperübungen und als Trommel
- Wellpappe-Rechtecke (ca. 30–45 cm breit und ca. 60 cm lang, für Klänge geeignet)

- Große runde Tortendeckel, rechteckige Tortendeckel, bunte Party-Papierteller
- Papierservietten in verschiedenen Farben und Größen
- Aus Zeitungspapier, Illustrierten und Plakaten Rollen formen und abkleben
- Stabile Geschenkpapier- oder Versandrollen mit bunter Selbstklebefolie (z. B. dc-fix mit Holografie-Effekt) bekleben
- Resterollen von Papierküchentüchern oder Faxrollen, festere Toilettenpapierrollen, mit bunten breiten Klebebandstreifen in verschiedener Zahl kleben (☞ Abb. 4.20)
- Isolierrohre aus Schaumstoff (Baumarkt) oder Aqua-Noodles (Sportgeschäfte)
- Heulschläuche (farbiges formbares Material, gut geeignet für Bewegungsgestaltungen, als Rhythmusinstrument oder bei der Materialerfahrung (Sportartikelversand / Spielzeughandel)
- Transparenter Gartenschlauch und Murmeln (Baumarkt oder Gärtnereibedarf).

Bänder

- Bänder an Stöcken, Bänder ca. 1,5–3 m lang und ca. 3–5 cm breit, Stöcke ca. 30 cm lang und 0,5–1,0 cm dick
- Baumwollbänder-Knäuel oder dicke Wolle im Knäuel (zum Netz spannen).

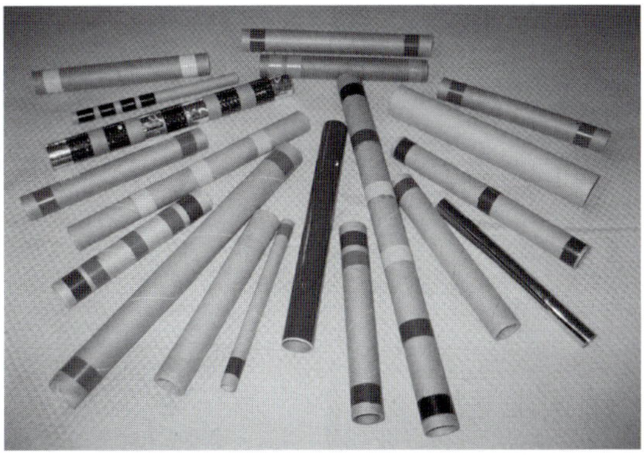

Abb. 4.20 Papprollen mit Streifen sind ein „Vielzweck-Material“.

Material für kräftigende Übungen

- Kleine Zwingen (Baumarkt), große Holzklammern
- Waschmittelflaschen mit Griff oder Getränkeflaschen aus Plastik, gefüllt mit Sand, kleinen Steinchen oder Eicheln; verschiedene Gewichte (250/500/1000 g)
- Therabänder, geflochtene Bänder (Baumwollereste aus Trikotfabrik oder aus alten Strumpfhosen)
- Stabile Einmachgummiringe/breites Hosengummi an Holzgardinenringen (Expander)
- Herkulesbänder/Verpackungsgummi aus Naturkautschuk (Büroartikel)
- Sportgeräte mit variabler Trefferfläche, z. B. ZIP-Play® (kann auch selbst hergestellt werden, ☞ 4.4.3 Übungen zur Koordination).

Berühren, Kneten und Massieren

- Bürsten und Schwämme, bunte Topfkratzer aus Plastik
- Schafwolle, Watte und Federn
- Igelbälle oder Massageroller, Tennissocken oder Waschhandschuhe
- Knetmasse, therapeutischer Teig, Säckchen mit Körnern zum Aufwärmen
- Duftöle, Cremes und Lotionen.

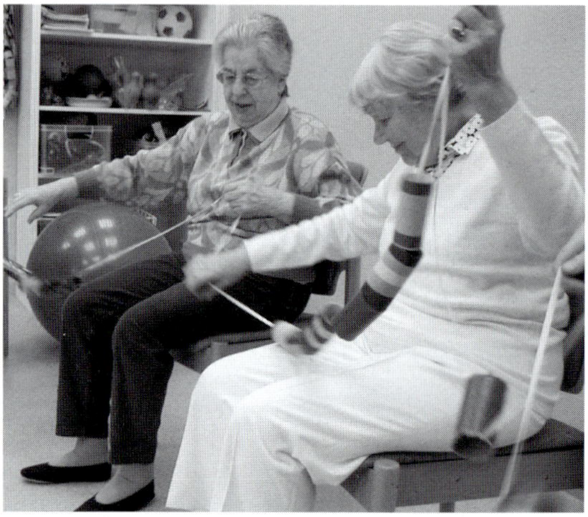

Abb. 4.21 Faszination beim Spiel mit dem Rollen-Gummiband.

Diverse Materialien

- Styro-Bags (☞ 4.6.3)
- Ostereier aus Plastik als Rhythmusinstrument (Spaghetti in Ei-Öffnung stecken und in kleinen Stückchen abbrechen bis genügend Rasselmaterial entstanden ist ☞ 4.7.5)
- Plastikdeckel in verschiedenen Größen/Farben
- Feste, farbige Kunststofftrinkbecher, leere große Joghurtbecher, bunte Plastikblumentöpfe
- Materialien für Tast- und Fühlübungen
- Trinkhalme in verschiedenen Längen, Seifenblasen
- Taschenlampen für Lichtmalen, dicke Wachsmalstifte für „Kritzelübungen".

4.6.3 Unkonventionelle Übungsmaterialien

Als Mittel zur Wahrnehmungsförderung im visuellen, auditiven, taktilen und kinästhetischen Bereich sind ungewohnte und unkonventionelle Materialien unentbehrliche Begleiter. Sie sind nicht mit festgelegten Bewegungsmustern verbunden und erleichtern es dadurch, eventuell vorhandene Bewegungshemmungen zu überwinden. Sie verlocken zum Experimentieren und Staunen. Es gibt kein „richtig" oder „falsch", sondern „Was ist alles möglich?"

Motorische Grundfähigkeiten wie Koordination, Konzentration und Kooperation können gut damit trainiert werden.

> ☞ In der Vorbereitung für motogeragogische Übungsstunden ist immer zu bedenken, dass in der Lebensgeschichte der Teilnehmerinnen Sport und Gymnastik, Musik und Übungsmaterialien sehr individuell geprägte Erfahrungswerte haben. Deshalb ist ein abwägendes Einbeziehen besonders von Lebensmitteln (Körner) und unbekannten Materialien zu empfehlen.

Werden Einwegmaterialien als Übungsgegenstände aufbereitet, so ist auf eine ansprechende ästhetische Gestaltung zu achten. Es sollte keinesfalls der Eindruck bei den Teilnehmerinnen entstehen, dass für sie „wertloses Zeug“ gut genug ist zum Üben. So können diese Materialien als Motivationshilfe für Bewegungsaktivitäten wirken.

Leitfragen

Folgende Leitfragen sind hilfreich in der Vorbereitung und bei der Durchführung, wenn (unkonventionelle) Materialien eingesetzt werden:

- Wie fühlt sich das Material an (z. B. kalt-warm, leicht-schwer, glatt-rau)?
- Welche Geräusche kann man damit machen (z. B. laut-leise, fließend-abgehackt)?
- Welche Bewegungen sind möglich damit?
- Welche Körperteile können einbezogen werden?
- Welche kraftvollen/sanften Bewegungen sind machbar?
- Ist das Material nützlich oder gefährlich?
- Welche überraschenden Einsatzmöglichkeiten lassen sich finden?
- Welche kreativen Gestaltungen können erprobt werden?
- Welche Übungen aus dem Bereich „Koordination“ fallen uns ein?
- Wie kann man rhythmisch mit den Materialien arbeiten?
- Wie lassen sich die Materialien im Bereich Entspannung einsetzen?
- Wie können die Teilnehmenden damit kommunizieren und kooperieren?
- Was kann die jeweilige Zielgruppe damit anfangen?
- Wie können Menschen mit speziellen behindernden Krankheitsbildern mit diesem Material einbezogen werden?

Übungsbeispiele: Gebrauchsmaterial

Isolierrohr (Gym-Noodle)

Materialbeschreibung: Isolierrohre bestehen aus einem Schaumstoff, meist dunkel- oder hellgrau oder blassgrün. Die Rohre sind

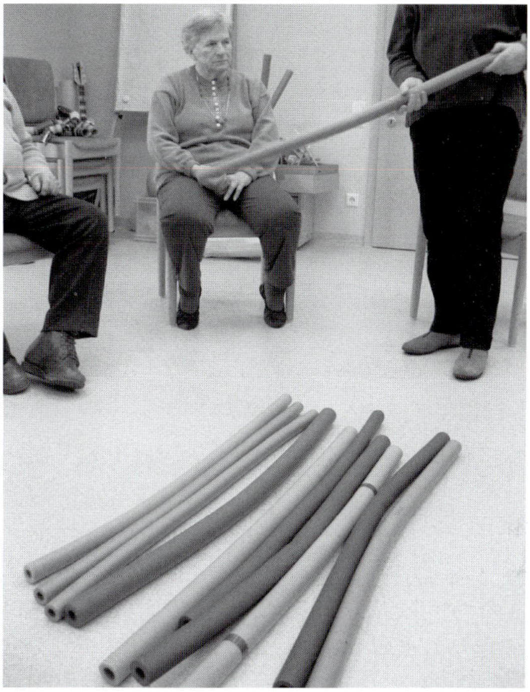

Abb. 4.22 Isolierrohre aus dem Baumarkt.

innen hohl, da mit ihnen Warmwasserrohre oder Heizungsrohre umhüllt werden. Es gibt sie in verschiedenen Durchmessern. Sie sind 1 m lang. Das Material ist geschmeidig, biegbar, formbar und leicht und deshalb vielfältig einsetzbar. Eine Verletzungsgefahr mit diesem Material ist nahezu ausgeschlossen. Bewährt hat sich ein Durchmesser von 6–8 cm, dann kann das Rohr gut mit der Hand gefasst werden, ohne dass sich die Finger zu sehr krümmen müssen (☞ Abb. 4.22).

Das Material setzt vielfältige Bewegungsreize, z. B. schwingen, strecken/verlängern, werfen, fangen, stoßen, schlagen, fechten, rudern, Formen gestalten, Rhythmen hörbar machen, Materialbeschaffenheiten prüfen.

Materialkosten: pro Rohr zwischen 1–2 Euro, je nach Durchmesser und Baumarkt;. im Sonderangebot oft noch günstiger zu erwerben.

☞ Aqua-Noodles sind länger und dicker als die Isolierrohre. Inzwischen sind sie billiger zu bekommen. Mit einem scharfen Messer können die Noodles in 2 Teile geschnitten werden. Es gibt auch Verbindungsstücke, mit denen die Teile miteinander verbunden werden können. Die bunten Farben sind ansprechender als die Grautöne der Isolierrohre und die Noodles liegen besser in der Hand (Durchmesser).

Ziele:
- Förderung der Geschicklichkeit
- Förderung der Beweglichkeit der Hände, der Arme, des Rumpfes
- Förderung der Beweglichkeit von Füßen und Beinen
- Förderung von Koordinationsfähigkeit, insbesondere Reaktionsfähigkeit
- Förderung der Kreativität
- Förderung sozialer Kompetenzen durch Partnerübungen.

Anregungen zum Üben: Die Übungsrunde beginnt mit dem Erkunden des Materials: das Rohr wird befühlt, geknetet, ver-/geformt, bewegt.

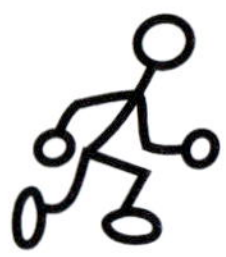

Bewegungsmöglichkeiten mit dem Rohr (☞ Abb. 4.23):
- Den Körper abklopfen
- Schulterbreit gefasst Dehnübungen machen
- Rohr senkrecht fallen lassen und mit der anderen Hand auffangen
- Rohr jeweils zwischen einen Finger der rechten und linken Hand nehmen und in verschiedene Richtungen bewegen
- Ruderbewegungen
- Luftballons in der Luft halten
- Kräftige Schlagübungen gegen Boden oder Gegenstände
- Übungen mit einer Partnerin: „Fechtübungen“.

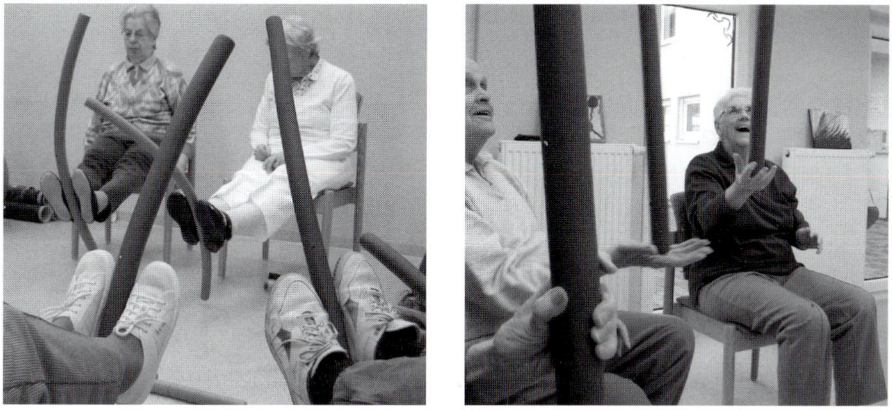

Abb. 4.23 Isolierrohre sind ein ergiebiges Übungsmaterial.

(☞ Beispiel „Große Tortendeckel“ 💻)

Rhythmische Bewegungs- und/oder Klangmuster suchen und erproben:

- Mit dem Rohr auf den Boden klopfen (Klopfqualitäten: laut–leise, schnell–langsam, ungeordnet–geordnet)
- In der Kreisrunde optische Bewegungsmuster bilden durch Bogenbildungen; Gruppenbewegungen sind ohne oder mit begleitender Musik möglich.

Übungsbeispiele: Einwegmaterialien

Wellpappe

Materialbeschreibung: Wellpappeabfälle sind gut verwendbar, wenn sie nicht zu sehr beschädigt sind. Sie sollten eine bestimmte Stärke haben, um strapazierfähig zu sein. Einfarbige oder Regenbogen farbige Wellpappe könnte noch mehr animieren, sie als Übungsgerät einzusetzen.

Eingesetzt werden Abfälle aus hellbrauner/hellgrauer Verpackungswellpappe, rechteckig geschnitten, ca. 30–45 cm breit (schulterbreit) und ca. 60–80 cm lang. Die Wellpappe soll noch gut gewellt sein, vor allem an den Rändern stabil. Sie soll gut „aufrollbar“ sein.

Das Material fordert heraus zum Aufrollen, zum Befühlen, zum haptischen Stimulieren (z.B. Handmassagen), zum Erzeugen von

Geräuschen, für „Kratzkonzerte"; gerollt auch als Stab/Röhre in verschiedensten Übungen einsetzbar. Unter psychomotorischen Aspekten sind die Rollen hervorragend geeignet als „Gymnastikgerät" (☞ Abb. 4.24).

Materialkosten: Bei Abfallwellpappe keine, aber Sammelzeit und Zuschneidezeit; bei Regenbogenwellpappe (Schreib- und Bastelbedarf) ca. 2 Euro pro Bogen. Normale Wellpappe kann auch im Bürobedarfshandel gekauft werden. Eine Rolle von ca. 70 m Länge und 30 cm Breite kostet etwa 20 Euro. Das würde für 70 Teile reichen. Eine Rolle mit 50–60 cm Breite wäre noch geeigneter.

Ziele:

- Förderung der feinmotorischen Bewegungen der Finger/Hände
- Förderung der Durchblutung der Extremitäten (v.a. Finger, Hände) anregen
- Förderung der haptischen Differenzierungen
- Förderung der Temperaturdifferenzierungen (kalt/warm-Empfindungen)
- Förderung der auditiven Stimulation durch Erzeugen von Geräuschen.

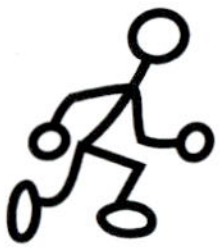

Anregungen zum Üben: Wellpappe aufgerollt zur Röhre kann für ähnliche Übungen wie mit allen Röhren/Stäben, eingesetzt werden. Die Übungen sollten jedoch dem speziellen Charakter des Materials angepasst sein:

- Wellpappe-Rechteck auf den Oberschenkeln ausbreiten und ausstreichen (im „Strich" und gegen den Strich)

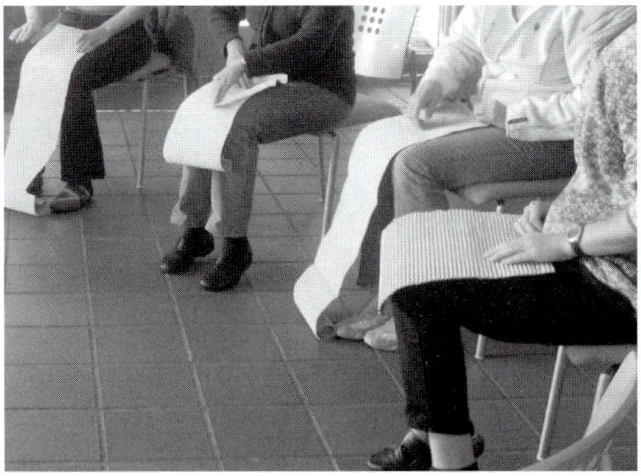

Abb. 4.24 Mit Wellpappe als Fläche oder aufgerollt lassen sich überraschende Übungen gestalten.

- Wellpappe-Rechteck ausstreichen über die Knie hinweg (sanfte Beugung und Aufrichtung des Rückens)
- „Rubbeln" zum Aufwärmen der Hände
- Rechteck aufrollen und wieder „ausschütteln"
- Geräusche mit den Fingern/dem Fingernagel auf der Wellpappe erzeugen
- Eine „Frage-Antwort-Gesprächssituation" mit diesen Geräuschen gestalten
- Mit der Wellpapperolle Klopfmuster am eigenen Körper erzeugen, mit den Nachbarn rechts/links, am Stuhl oder auf dem Boden.

Styro-Bags „Luft und Licht fangen wie die Schildbürger"

Materialbeschreibung: Kleinteile aus Styropor, die in Verpackungen zu finden sind, werden in farbige Müllbeutel mit Zugband (ca. 20 l) gefüllt und verschlossen. Der Beutel darf nicht prall gefüllt sein. Die dünnen bunten Müllbeutel sind gut zu gebrauchen. Stärkere bunte Plastikbeutel würden indes die „Haltbarkeit" erhöhen und dadurch auch mehr Vertrauen in das Material beim Zugriff bringen. „Materialzerstörungen" traten in Übungsstunden allerdings nur wenig auf.

Das Material macht neugierig, weil es transparenten Charakter hat, statisch aufgeladen, leicht und handlich ist. Es kann geworfen, gefangen, befühlt, geformt werden und hervorragend als wärmende Sitzunterlage oder Rückenunterstützung dienen. Damit sind Übungen für dynamisches Sitzen gut möglich. Auch mit diesem Material besteht kaum Verletzungsgefahr. Ein anderes reizvolles Übungsgerät entsteht, wenn man einige Styroporflocken in einen Luftballon füllt und diesen dann aufbläst. Die Styroporteile bewegen sich im Luftballon.

Materialkosten: für Styropor keine, außer Sammel- und Beschaffungszeit, für Müllbeutel je nach Größe und Erwerbsquelle 20 Beutel für ca. 2 Euro. Befüllzeit ist einzurechnen, kann aber auch mit Teilnehmerinnen hergestellt werden (macht viel Spaß – Experimentierfeld).

> **!** Vorsicht bei Menschen mit demenziellen Erkrankungen. Sie könnten die Styroporflocken als etwas „Essbares" betrachten.

Ziele:
- Förderung der Wahrnehmung für verschiedene Sinne
- Förderung der Freude und Sicherheit beim Einlassen auf neue Situationen
- Förderung von Geschicklichkeit
- Förderung der Kooperation
- Förderung der Kreativität
- Förderung von Sicherheit beim Sitzen, Stehen und Gehen.

Anregungen zum Üben:
- Die leeren Müllbeutel werden zunächst als „Windbeutel" erprobt und dann erst gefüllt mit dem Styropor-Material
- Haptische Phase: Fühleigenschaften erkunden
- Flugeigenschaften des Objekts erproben
- Unterstützende Funktionen beim Sitzen (auf der Sitzfläche oder an der Rückenlehne als Kissen) erproben, dynamisches Sitzen durch Becken kippen erproben, Temperaturveränderungen wahrnehmen
- Den Styro-Bag um den Körper herum wandern lassen, unter den Beinen durchgeben oder in einer Achterform um die Stuhlbeine herum
- Kreative Anwendungsmöglichkeiten erforschen (z. B. Hutformen, die als Unterstützung bei der aufrechten Körperhaltung dienen)
- Spiel mit dem gefüllten Luftballon.

Toilettenpapierrollen

Materialbeschreibung: 1. Die Rollen werden mit bunten Klebestreifen in verschiedener Anzahl versehen, verschiedene Farben und verschiedene Anzahl. Dann können die Rollen für Ordnungsübungen und als „Rechenmaterial" eingesetzt werden. **2.** Die Rollen können auch mit bunter Klebefolie beklebt und auf ein Hosengummiband aufgezogen werden; Klebefolie ist griffig und abwaschbar. Pro Teilnehmerin sollten mindestens 2 Rollen und ca. 1–1,50 m etwas breiteres Gummiband berechnet werden. Damit das Gummiband in der Kreisrunde auch gut bewegt werden kann, müssen noch „Puffer“ dazugerechnet werden. Das Gummiband wird an den Enden zusammengeknotet. Bei 10 Teilnehmerinnen sind also mindestens 20 Rollen („Griffe“) und ca. 15 m Gummiband erforderlich. Damit die Gruppe wachsen kann, sollte das Gummiband reichlich bemessen werden und immer mehrere Ersatzrollen in der Spielschachtel sein (☞ Abb. 4.25).

Ziele:

- Visuelle Wahrnehmung
- Feinmotorische Greifbewegungen
- Armbeweglichkeit
- Dehnen der Arm- und Rumpfmuskulatur
- Förderung des rhythmischen Gestaltens
- Förderung der Reaktionsfähigkeit
- Förderung der Kooperation.

Anregungen zum Üben:

- **Zu 1:** Dieses Material ist gut geeignet für Tischrunden. Die mit Streifen versehenen Rollen werden auf dem Tisch ausgeschüttet. Jede Teilnehmerin bekommt mehrere Rollen. Die Aufgabe heißt zunächst „Was machen wir damit?“ Vermutlich werden Ordnungsgedanken geäußert:

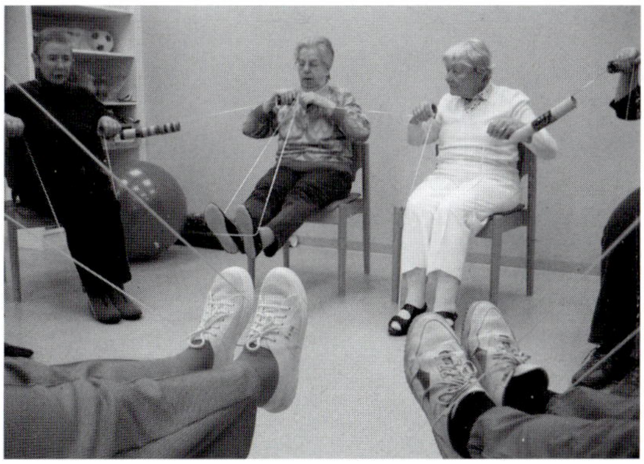

Abb. 4.25 Mit dem Rollen-Gummiband kommen auch die Beine in Aktion.

- Ordnen nach Farben oder Anzahl der Streifen
- Ordnen nach Reihenfolge der Zahlenstreifen
- Eine Endzahl (z. B. 15 Streifen) soll durch Addieren von mehreren Rollen erreicht werden. Andere Rechenoperationen sind ebenfalls möglich.

Es können aber auch grafische Muster, Figuren oder Objekte gelegt/gebaut werden:

- Treppenstufen
- Zickzackwege
- Mäanderbänder
- Vierecke, Dreiecke, Häuser

Mit allen vorhandenen Rollen kann auch eine lange Schlange mit Kurven so gestellt werden, dass beim Antippen der ersten Rolle eine Lawine entsteht (Domino-Effekt).

Die Rechen- und Legeaufgaben können besser gelöst werden, wenn die Nachbarn miteinander kooperieren.

Bewegungsübungen:

- Rollen auf dem Tisch vor- und zurückrollen, parallel und gegengleich oder schräg nach außen
- Einfaches Klopfmuster mit den Rollen auf dem Tisch erzeugen
- Schwieriges Muster: rechte Hand kreuzt vor dem Körper nach links und klopft, linke Hand kreuzt nach rechts und klopft; bei jedem Kreuzen wird einmal mehr geklopft (bis 4); dann kann das Muster wiederholt werden.

Wenn die Übungen gut ankommen bei den Teilnehmerinnen, tragen sie sicher noch mit weiteren Vorschlägen zum Erweitern des Übungsprogramms bei.

Am Ende werden die Rollen gemeinsam weggeräumt, indem sie in einen flachen Korb in der Mitte des Tisches geworfen werden oder die Rollen werden auf ein Gummiband aufgefädelt zu einem Gruppenübungsgerät.

- **Zu 2:** Das Rollengummiband wird im Kreis verteilt, jede Teilnehmerin hat 2 Rollen als Griffe. Eventuell übrig gebliebene Rollen bleiben zwischen den Mitspielern auf dem Gummiband. In der

Regel animiert das Material zu Bewegungen, bevor noch irgendeine Anweisung gegeben wird. Die Übungsleiterin kann daher meist auf beobachtete Bewegungsversuche zurückgreifen und sie als Übungsmöglichkeit für alle anbieten („Frau X hat eben das … ausprobiert. Das versuchen wir jetzt auch."). Die Bewegungen sind häufig aus der funktionalen Gymnastik bekannt:

- Strecken und Beugen der Arme/des Rumpfes nach verschiedenen Richtungen und in verschiedenen Tempi
- Kreisende Bewegungen mit den Armen und Handgelenken
- Übungen für die Füße und Beine
- Zick-Zack-Muster mit den Armen gestalten: Teilnehmerin 1 streckt nach vorne, Teilnehmerin 2 nach hinten, dann ins Wechselspiel kommen oder Teilnehmerin 1 streckt nach oben, Teilnehmerin 2 nach unten, dann ins Wechselspiel kommen.

Jede Bewegungsform sollte mehrfach mit den Teilnehmerinnen erprobt werden, so dass ein anspruchsvolles Üben entsteht.

Zum Abschluss dieses Übungsteils kann das „Hipp-Hepp-Rollenspiel" angeboten werden (☞ 4.5.1).

Bälle Bälle Bälle

Materialbeschreibung für selbstgefertige Indiacabälle: Eine kleinere weiche Plastiktüte wird geknüllt in die Bodenmitte einer großen Plastiktüte gelegt, umhüllt und abgebunden. Dann wird die Tüte umgestülpt über das Knäuel und wieder abgebunden (2–3 mal) oder mit Kreppband abgeklebt. Nach dem Abbinden bleiben die überstehenden Teile wie die Federn beim Original Indiacaball stehen. Der Ball ist gut spielbar, leicht und abwaschbar. Da er weich ist, löst er wahrscheinlich wenig Ängste aus beim Werfen und Fangen (☞ Abb. 4.26).

Materialbeschreibung Poi-Bälle: Hülle aus dehnbarem Stoff/Plastiktüte, Füllmaterial aus weichem Papier oder Füllwatte; Füllmaterial wird handgroß geknüllt und mit Stoff/Plastik (40 mal 40 cm) sorgsam umhüllt und abgebunden; dabei können Streifen aus Krepppapier oder Plastiktüten eingebunden werden (ca. 30–50 cm lang), mit diesem Schweif fliegt der Ball sehr schön und

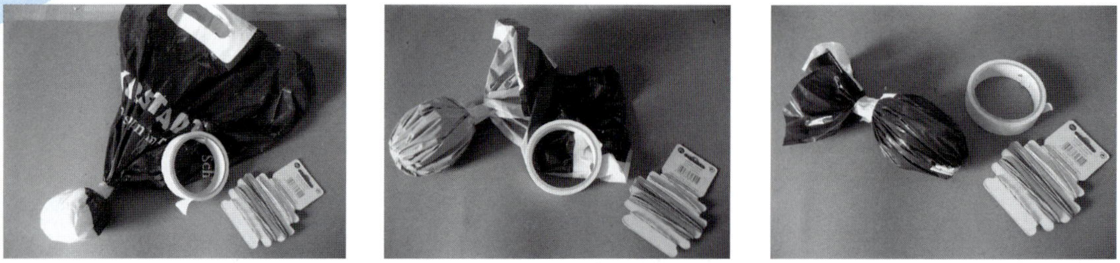

Abb. 4.26 So entsteht ein Indiacaball aus einer Plastiktüte.

kann auch gut gefangen werden. Der Ball kann an der Abbindung auch eine ca. 30 cm lange dicke Schnur bekommen, mit Schlinge zum Anfassen. Damit kann der Ball auch gut geschwungen oder als Schleuderball genutzt werden.

Materialbeschreibung Tennis-Poiball: In einen gebrauchten Tennisball mit einem Teppichmesser einen Schnitt machen. Aus Plastiktüten ca. 2 cm breite und ca. 50 cm lange Streifen schneiden und zu einem Schweif binden. Diesen dann in die Öffnung im Tennisball schieben, mit etwas Klebstoff sichern. Die Plastikstreifen können ohne Schaden feucht werden (im Gegensatz zu den Streifen aus Krepppapier). Für die Streifen kann man auch einen Plastikstreifenvorhang (für die Balkontür) erwerben. Den gibt es recht preiswert im Sommer zu kaufen.

> ☞ Wenn die Tennisbälle nicht mehr elastisch genug sind, geben Tennisspieler diese Bälle gern kostenlos ab. Die gebrauchten Bälle in ein Netz oder in eine Kissenhülle stecken und in der Waschmaschine bei 30 Grad waschen. Dann sehen sie fast wie neu aus und sind wieder staubfrei.

Ziele:

- Qualität verschiedener Ausgangsmaterialien und dadurch bedingte Flugeigenschaften wahrnehmen
- Einzelne Muskelgruppen stärken, die zum Werfen, Fangen und Greifen benötigt werden
- Hand-Auge-Koordination fördern.

Bewegungsideen:
Zunächst werden die verschiedenen Bälle in ihrer Unterschiedlichkeit begutachtet (☞ 4.6.3 Leitfragenliste).

- Werfen und Fangen mit verschiedenen Bällen; das jeweilige Material und die Bauweisen zeigen verschiedenes Flugverhalten der Bälle
- Hochwerfen und Fangen einhändig oder beidhändig oder von einer Seite zur anderen (Wie gut sind Greifmotorik und Reaktion?)
- Bei Bällen mit Schweif sollten längere Flugwege erprobt werden, z. B. zu einer Teilnehmerin gegenüber im Kreis; die Bewegung ist länger zu verfolgen und kann einen sehr ästhetischen Eindruck vermitteln.

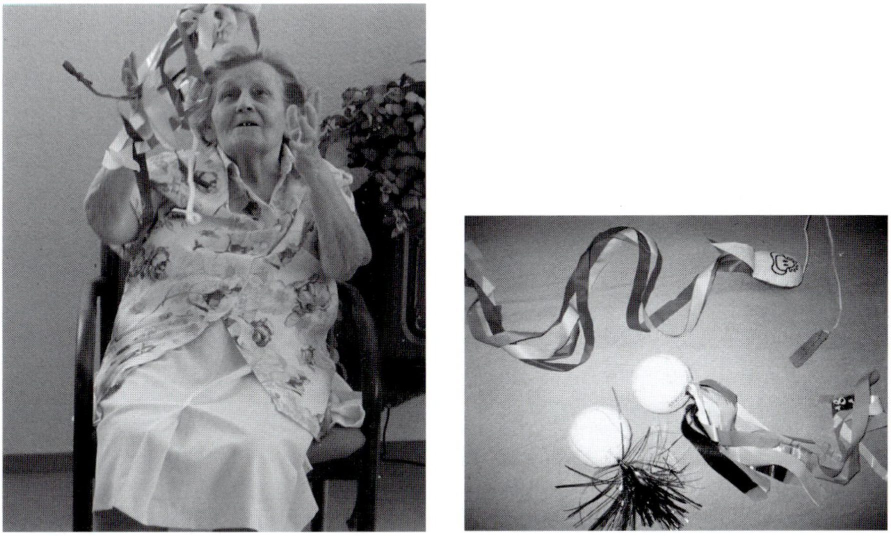

Abb. 4.27 Interessantes Flugobjekt: Poibälle.

Naturmaterial

Allerlei Nüsse
Ziel: Taktile Wahrnehmungsförderung und Orientierung über verschiedene Sinne: „Sehen mit den Fingern und Erinnern mit Mund und Nase".

Biografische Hintergründe: Ereignisse und Erfahrungen aus der Lebensgeschichte der Teilnehmerin zum Thema „Nüsse" können erinnert werden. Dazu zählt auch das schmackhafte Erinnern an Nüsse pur oder an Gerichte, Kuchen und Plätzchen mit Nüssen. Möglicherweise wird auch zugehöriger Duft erinnert. Sensobiografische Elemente können sich stärkend auf den Selbstwert der Teilnehmerinnen auswirken.

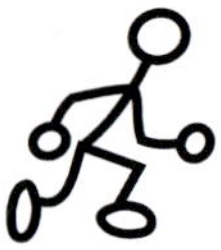

Anregungen zum Üben: Erkennen und Erinnern. Die Übungsleiterin bringt einen Korb oder ein Säckchen mit verschiedenen Nüssen mit (Haselnüsse, Walnüsse, Paranüsse, Mandeln, Erdnüsse). Die Teilnehmerinnen sitzen mit geschlossenen Augen im Kreis und halten ihre Hände geöffnet, in die die Übungsleiterin jeweils eine Nuss legt. Dann sollen die Teilnehmerinnen ihre Hand schließen und durch Fühlen und Betasten (und Riechen) erraten, welche Nussart in der rechten oder linken Hand ist.

- Sie können dann ihre Vermutung bekannt geben und zur Bestätigung ihre Nüsse vorzeigen
- Sie können aber auch ihre Nüsse beschreiben und alle raten mit
- Nüsse können wie Qigong-Kugeln mit verschiedenen Fingern gedreht werden
- Mit den Nüssen können rhythmische Klangmuster erzeugt werden.

Vermutlich schließen sich Beiträge über die Nüsse an, woher sie kommen, wie sie geerntet oder verarbeitet werden. Eventuell können auch interessante „Nussrezepte" gesammelt werden, die in der nächsten Backstunde ausprobiert werden. Selbstverständlich dürfen die verschiedenen Nüsse auch probiert werden.

Üben mit Nussklappern

Ziele: Beim Üben mit Klappermustern ist eine hohe Konzentration nötig. Durch das Einbeziehen beider Körperseiten, das Kombinieren von verschiedenen Tempi und parallelen und gegengleichen Bewegen werden koordinierende Fähigkeiten wach gehalten. Hier sind mehrere Sinne beteiligt, wobei der Wirkung der Vibrationen beim rhythmischen Klappern eine besondere Bedeutung zukommt.

Klappern herstellen: Man braucht ein Stück Karton, Seitenlänge ca. 15–17 cm. Der Karton wird in der Mitte quer gefaltet. Auf die Innenseiten wird gegenüber je eine Nusshälfte aufgeklebt. Damit Finger die Klapper gut halten können, kann eine Schlaufe aus Hosengummi auf der oberen und unteren Außenfläche befestigt werden.

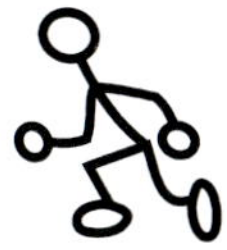

Experimentieren mit hörbaren Rhythmen:
Die Teilnehmerinnen haben möglichst in jeder Hand eine Nussklapper. Sie erproben

- verschiedene Tempi und Lautstärken beim Klappern
- das Klappern mit der rechten und der linken Hand (Unterschiede?)
- mit beiden Händen gleichzeitig langsam oder schnell zu klappern
- gleichzeitiges schnelles Klappern mit der linken Hand und langsames Klappern mit der rechten Hand; auch umgekehrt erproben.

Klappermuster:

- 8 mal beide Hände: einfach und ruhig getaktet (klapp-klapp-klapp- klapp)
- 8 mal beide Hände: schneller klappern (klappklapp-klappklapp)
- 4 mal klappert die rechte Hand „klapp", linke Hand antwortet mit einem „klappklapp"
- 4 mal dasselbe umgekehrt
- 4 mal klappern beide Hände gleichzeitig nach rechts (klapp-klapp) und 4 mal nach links
- 4 mal klappert die rechte Hand in Brusthöhe (klapp) und danach die linke Hand in Kopfhöhe (und umgekehrt).

Weiterführung:

1. Das Lied „Es klappert die Mühle am rauschenden Bach" kann mit den Klappern begleitet werden.

2. Die Übungsleiterin kann einen Sitztanz zusammenstellen, z. B. mit der „Moulinet-Polka" von Josef Strauß oder Tschaikowskys „Nussknacker-Suite". Die Musik wird nach Anleitung von den Teilnehmerinnen mit Nussklappern und Körperinstrumenten begleitet. (☞ Beispiel „Klappertanz" 💻)

4.7 Klanggesten und rhythmisches Üben

Das richtige Handwerkszeug aneignen, benutzen und pflegen

In jedem Handwerk gibt es bestimmte Werkzeuge, damit die Arbeit richtig, gut und in angemessener Zeit durchgeführt werden kann. Will jemand ein Handwerk erlernen, benötigt er Neugier, Lernbereitschaft und Grundfähigkeiten. Am Anfang steht normalerweise eine Lehrzeit, gefolgt von einer Gesellenzeit und nach viel Praxis evtl. eine Meisterprüfung. So ist das auch in der „Hand-Werks-Kunst", die mit Rhythmen arbeitet und spielt. Auch hier ist noch keine Meisterin „vom Himmel gefallen" und „Übung macht die Meisterin" (☞ 2.3.4).

4.7.1 Anregungen aus der„Rhythmik" für das Üben

Rhythmik hat wie die Motogeragogik das Ziel, Menschen dabei zu unterstützen, sich zu einer Persönlichkeit zu entwickeln und auch in Krisenzeiten ihren Selbstwert zu erhalten. Sie verbindet dafür die Bereiche Wahrnehmung, Bewegung, Sprache und Musik.

Rhythmik fördert:

- Körperbewusstsein
- Körperkontakt
- Sinnestätigkeit
- nonverbale Kommunikation
- Umweltbewusstsein und
- kreativ-gestalterische Ansätze.

Obwohl das Konzept der „Rhythmik" zunächst für Kinder und Jugendliche entwickelt wurde, zeigt diese Auflistung die „Brauchbarkeit" für psychosoziale Angebote in Institutionen der Altenpflege.

Die Arbeitswesen der Rhythmik werden eingesetzt bei:

- Bewegungsdefiziten
- Gleichgewichtsproblemen
- Orientierungsproblemen
- Stress.

Rhythmik bietet folgende Übungsmöglichkeiten:

- Ordnungsübungen
- Sinnesübungen
- Soziale Übungen
- Begriffsbildende Übungen
- Phantasieübungen.

So gesehen bieten Menschenbild, Ziele und Arbeitsweisen der Motogeragogik und der Rhythmik eine sinnvolle wechselseitige Ergänzung im Blick auf die Gestaltung von Lebensqualität für alte Menschen.

4.7.2 Bedeutung von Rhythmus und Bewegung

(...) Bewegung und Musik waren über Jahre hinweg die Konzentrationspunkte in meinen Fortbildungsseminaren. Die grandiose Verbindung zwischen diesen beiden Bereichen war mir nur oberflächlich klar. Was alles an Möglichkeiten in der Tiefe schlummerte, eröffnete sich mir durch den Satz **„Rhythmus ist geordnete, gestaltete Zeit".** Ich sah nicht nur die Zusammenhänge zwischen Bewegung und Musik deutlicher, sondern auch die Beziehung zur Thematik „Orientierungslose Menschen". Von da an bahnte sich ein suchender scharfer „Parallelblick" an auf die Qualitätsmerkmale von „Rhythmus" und auf seine wahrscheinlichen Wirkungen auf Menschen, deren Orientierungsgrundlagen sich verändert haben mit zunehmendem Alter. Im Speziellen beschäftigte mich, was Menschen, die an einer der Demenzformen erkrankt sind, brauchen können und wie sie durch Respektierung natürlicher Rhythmen im Alltag und durch Bewegungsübungen in Rhythmen und Anregungen aus der „Rhythmik" besser in ihrer Lebenswelt begleitet werden können. So kam es in den neuen Fortbildungen zu dem Dreigestirn „Bewegung, Rhythmik und Musik in psychosozialen Angeboten für alte Menschen" (...) (T. Theune, Vortrag zum 15-jährigen Bestehen der Grundkurse, Hohenwart Forum 2005)

Wodurch bietet Rhythmus Orientierungsmöglichkeiten an?

Elemente von Rhythmus:

- Ordnungen, Gliederungen durch Takte und Notenwerte
- Regelmäßigkeit
- Betonungen durch Akzente, Pausen
- Wiederholungen und Entwicklung
- Variationen durch Klangfarben, Dynamik, Lautstärke, Tempo.

Warum sollte „Rhythmus" Bestandteil von Bewegungsstunden sein?

- Rhythmus wird nur über Bewegung erfahrbar. Mit Rhythmen arbeiten ist deshalb immer auch Bewegungsarbeit
- Rhythmisches Üben kann Methode sein oder selbst Übungsgegenstand
- Rhythmus ist meist gekoppelt mit akustischen, visuellen und taktilen Wahrnehmungen
- Akustische Reize können nicht nur durch klassische Instrumente, sondern auch durch unkonventionelles Material hervorgerufen werden.

Wenn Übungsleiterinnen sowohl die Übungen als auch den Stundenverlauf nach solchen Gesichtspunkten zusammenstellen, ermöglichen sie den Übenden, Rhythmus in seiner Vielfalt als Orientierung zu erleben. Die Teilnehmerinnen können eher einen Überblick behalten über das Geschehen und sich dadurch sicherer fühlen. In Lebenssituationen „Kontrolle" behalten zu können, ist ein stabilisierender Faktor für die psychische Gesundheit.

Bewegungen mit rhythmischen Merkmalen können gut im Sitzen durchgeführt werden. Sie eignen sich durch ihre geringeren Bewegungsausmaße für Menschen, die durch Altersveränderungen oder -krankheiten körperlich beeinträchtigt sind. Auch Menschen, die im Rollstuhl sitzen können sich an vielen Übungen beteiligen.

Selbst Menschen, die überwiegend im Bett liegen, können durch Schwingungen (Klangschalen), Vibrationen und rhythmisches Bewegtwerden wenigstens zeitweilig an belebenden Situationen teilhaben.

Menschen, die zwar körperlich wenig eingeschränkt sind, dafür aber ihre geistige oder/und psychische Orientierung durch Krankheiten wie Demenz oder Depression verloren haben, können durch rhythmische Bewegungsübungen stabilisierend begleitet werden.

Auf diese Weise wird ein "Wohlfühl-Qualitäten-Teppich" für sie ausgebreitet, auf dem sie sich zeitweilig niederlassen können.

☞ Rhythmische Modelle sind besonders zu empfehlen für den Umgang mit unsicheren und desorientierten Menschen. Die genannten Übungsgruppen und Merkmale sind auch unterstützende Gestaltungsmittel für Bewegungsübungen oder Übungen mit Körperinstrumenten und Materialien.

4.7.3 Körperinstrumente und Klanggesten

„Körperinstrumente": Dieser Begriff wurde von dem Komponisten Carl Orff geprägt und bedeutet „stampfen – patschen – klatschen – schnipsen". Heute benutzt man eher den Begriff Klanggesten und hat die Auswahl der Bewegungen erweitert. Andere Bezeichnungen sind: Körperpercussion oder body sound.

Der Begriff **„Körperinstrumente"** bezieht sich auf alle Teile des menschlichen Körpers, mit denen Geräusche erzeugt werden können ohne fremde Hilfsmittel. **Klanggesten** können auch mit Hilfe von körperfremden Gegenständen und Materialien erzeugt werden, z.B. mit dem Stuhl, auf dem man sitzt oder einem Papprohr, mit dem man auf Körperstellen patscht.

Sie können kombiniert werden mit Schrittfolgen in einem bestimmten Grundmaß und eventuell durch gesungene Melodien oder Vokalisieren von Rhythmen mit der Stimme. Rhythmisch-musikalische Strukturen werden hierbei körperlich erfahrbar gemacht.

Beim Gestalten von Bewegungen mit Körperinstrumenten und Klanggesten sind koordinierende Fähigkeiten und hohe Konzentration gefragt.

Wo und wie klingt der Körper?

- **Klatschen: Hände** mehr oder weniger fest zusammenschlagen oder eine Hand ruhig vor dem Körper halten und mit der anderen darauf „spielen" wie auf einer Trommel
- **Patschen:** die **Hände** schlagen auf andere Körperteile
- **Wischen:** eine Hand ruhig vor dem Körper halten, Handinnenfläche nach oben, die andere wischt darauf vor und zurück; oder einen Fleck auf dem Oberschenkel kniewärts mit dem Fingerrücken wegwischen, einen gedachten Fleck wegwischen körperwärts mit der Handinnenfläche; Wischen kann man auch von den Schenkeln aus (einwärts – auswärts)
- **Trommeln:** mit **Fingern** oder den **Händen** abwechselnd auf die **Oberschenkel** trommeln oder auf den **Brustkorb**
- **Schnipsen:** mit den **Fingern** schnipsen, (wird schwierig im Alter)
- **Schnalzen:** mit der Zunge
- **Stampfen:** mit den **Füßen** auf den Boden oder nur mit der Ferse auftippen.

4.7.4 „Rhythmisches Üben"

Der Begriff „rhythmisches Üben" wird in der Fachliteratur verschieden gebraucht. Meist ist darunter eine Anzahl gleicher Bewegungen hintereinander gemeint. Variationen ergeben sich durch den Wechsel der Körperteile, der Bewegungsrichtungen und die Begleitung durch Körperinstrumente. Manchmal wird auch eine Unterstreichung des Takts durch Sprechbegleitung, Klatschen oder Tamburinschläge genannt.

> ☞ Der zentrale Begriff ist „Rhythmus". Er wird definiert als geordnete, gestaltete Zeit und wird hörbar, sichtbar oder spürbar durch Schwingungen und Vibrationen; er geht „in die Füße" oder „ins Blut" und fordert zum Mitbewegen heraus. Verwandte Begriffe sind Metrum (Maß, Pulsschlag) und Takt (Ordnung von kurz und lang).

Kennzeichen von Rhythmus ☞ **4.7.2**
Geübt wird in einer Ordnung von gestalteten „Bewegungsbündeln“. Anstatt zu zählen können die Bewegungen durch rhythmisches Sprechen begleitet werden („Den Kopf zur rechten Seite drehen – zurück zur Mitte, geradeaus sehen“).

Rhythmen können erzeugt und gestaltet werden:
- durch Bewegungen (durch Alltagsbewegungen und Gesten)
- mit körpereigenen Instrumenten
- mit verschiedenen Materialien
- mit speziellen Instrumenten
- mit der Stimme
- mit Sprache (Texte).

In verschiedenen Gestaltungsformen Rhythmen üben:
- Alle bewegen sich **miteinander** im gleichen verabredeten rhythmischen Muster
- Etwas schwieriger ist das **Nacheinander** (Domino-Effekt): eine Person beginnt mit einem verabredeten Klatschmuster, das dann durch die Kreisrunde wandert
- **Verschieden miteinander** bewegen (2 Gruppen), z. B.: Gruppe 1 klatscht in gemächlichem Tempo im 4/4-Takt (4 ZZ, „1“ wird betont), Gruppe 2 klatscht im gleichen Tempo, macht aber zwei kurze Schläge auf die zweite und vierte ZZ
- **Solisten und Orchester:** Die Solistin klatscht oder patscht ihr individuelles Muster, das Orchester hört zu und spielt jeweils nach; das Orchester spielt durchgängig ein Grundmuster (nicht zu laut) und Solisten können nacheinander ihr Solo einbringen
- **Rondo:** Hier gibt es einen gleich bleibenden Bewegungsteil als Bindeglied, der sich abwechselt mit verschiedenen Beiträgen, die jeweils verbunden sind durch den „Refrain“; diese Wiederholungen erlauben einerseits eine Konzentrationspause, andererseits unterstützen sie eine Automatisierung von Bewegungsabläufen
- **Variationen:** Es gibt ein Grundthema, das schrittweise leicht verändert wird; es wird nur am Ende der Bewegungsfolge wieder aufgenommen, aber nicht im Verlauf der Variationen.

In diesen Formen zu üben, erfordert einerseits eine höhere Denkleistung. Andrerseits werden durch Wiederholungen auch Zaudernde mit auf den rhythmischen Weg genommen. Die vielen Wiederholungen der Bewegungsabläufe mit ihren Variationen führen zu neuen (automatisierten) Bewegungsmustern und zu mehr Sicherheit im Bewegen.

4.7.5 Übungsbeispiele: Rhythmen gestalten und erleben

Alltagsbewegungen im Rhythmus

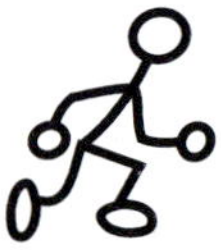

Viele Alltagsbewegungen laufen in einem rhythmischen Bewegungsmuster ab. Die Bewegungen haben eine bestimmte ähnliche Form, werden in mehrfachen Wiederholungen ausgeführt und sind in ihrer Ausführung doch immer ein bisschen anders. z. B. Kartoffel oder Äpfel schälen, Geschirr spülen mit der Bürste, Zähne putzen, das Gesicht eincremen, Fusseln vom Mantel wegwischen.

Das vertraute Bewegungsmuster gibt Sicherheit. Aber auch Alltags-Situationen sind immer etwas anders und so muss das Muster aktuell angepasst werden, z. B. sind

- die Äpfel oder Kartoffel nicht immer gleich groß
- die Teller nicht immer in gleicher Weise verschmutzt oder
- die Fusseln nicht immer an der gleichen Stelle am Mantel.

Die Übungsleiterin regt zu einem Erfahrungsaustausch an. Die Bewegungsmuster werden vorgezeigt. Dabei sind tatsächlich rhythmische Bewegungsabläufe zu beobachten.

Alltagsgesten im Rhythmus

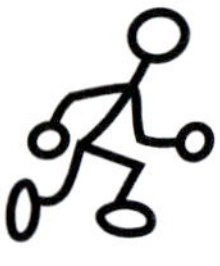

Wenn eine Person sagen will „Ich bin ratlos“ oder „Ich weiß es nicht“, macht sie meist eine sich wiederholende Bewegung:

- Beide Schultern hochziehen
- Eine Schulter hochziehen, Kopf etwas neigen

- Beide Schultern hochziehen, dabei beide Arme in gebeugter Haltung und mit leichten Rumpfdrehungen (zu gedachten Personen hin)
- Den Kopf langsam schütteln
- Den Kopf langsam schütteln, die Schultern hochziehen, Hände in gebeugter Haltung.

Die Übungsleiterin kann mit den Teilnehmerinnen zusammen aus solchen Wiederholungsbewegungen eine Übungsfolge verabreden, die immer wieder ergänzt werden kann.

Körpergesten in rhythmischen Folgen ordnen

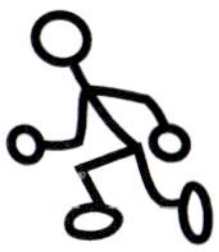

Wie reagiert der Körper bei:
- Gedankenblitz: eine Hand mehrfach an die Stirn schlagen
- Freude/Schadenfreude: Hände werden mehrmals aneinander gerieben
- Kälte spüren: Arme werden verkreuzt gerieben.

Welche Bewegung passt zu:
- Ablehnung: mit einer Hand oder beiden Händen abwinken
- Jemanden ermahnen: mit dem erhobenen Zeigefinger winken
- Erschrecken: Arme werden impulsiv angehoben, evtl. vor Stirn verkreuzt.

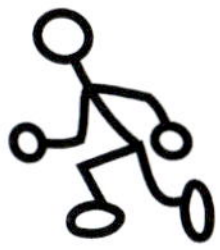

Solche Gesten können als **Bewegungsfolge** arrangiert und durchgeführt werden (ZZ: Zählzeiten):
- in 8 ZZ die Arme reiben, weil es kalt ist
- in 8 ZZ abwinken, mit einer Hand und beiden Händen
- in 4 ZZ Gedankenblitz, sich an die Stirn schlagen
- in 4 ZZ die Hände reiben aus Freude über den Gedankenblitz
- in 4 ZZ Entsetzen, Hände über dem Kopf zusammenschlagen
- in 4 ZZ mit dem erhobenen Zeigefinger ermahnen.

Wiederholungen und Weiterentwicklungen sind sinnvoll.

Mit Körperinstrumenten und Klanggesten rhythmische Folgen bilden

- Was man immer bei sich hat: die Stimme, die Körperteile
- Was man zusätzlich nutzen kann: Beschaffenheit der direkten Umgebung, mitgebrachte (unkonventionelle) Materialien, z. B. Rasseleier, Styroporsäckchen, Wellpappe, Rhythmusinstrumente
- Wie man Rhythmen hörbar machen kann: klatschen (wo, wie, wie lange, wie oft); patschen (wo, wie); stampfen (wo, wie); schnipsen (wo, wie); wischen (wo, wie); darüber hinaus: summen, tönen, zischen, „pfeifen“
- Übungsformen: Wechselspiel, Echo, Rondo, Bewegungskanon, Bewegungsdomino
- Sozialformen: allein, dasselbe wie die anderen, etwas anderes als die anderen.

Körperklang-Erkundungen

Bei der Erkundung des Körperklangs wird die Aufmerksamkeit in einer überraschenden Weise auf den Körper gelenkt. Das Gewohnte wird neu erlebt, ein anderes Verhältnis zum eigenen Körper kann aufgebaut oder verstärkt werden. Es steht nicht mehr im Mittelpunkt, was alles nicht mehr geht. Wer sich mit auf den „Rhythmus-Weg“ macht, kann viel Belebung, Freude und Spaß erleben.

Ein nicht zu unterschätzender Vorteil.

Den Körper als Übungsmaterial kann man nicht vergessen. Er ist immer dabei und immer ist er an einem Ort, an dem es irgendwelche Objekte gibt, mit denen oder an denen Geräusche und Klänge erzeugt werden können.

☞ Übungsleiterinnen, die sich in dieses Bewegungsfeld einarbeiten möchten, sei wärmstens „Juba. Die Welt der Körperpercussion“ empfohlen (Zimmermann 1999). Es macht Lust zum eigenen Experimentieren und begleitet das Lernen verständlich. Außerdem gibt es jede Menge an Anregungen für Bewegungsstunden mit alten Menschen.

Übungsvorschläge

Möglichst viele Körperteile zum Tönen bringen

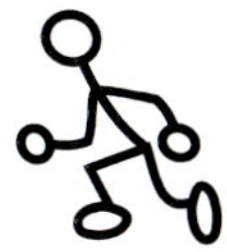

„Schlaginstrumente" sind Finger, Hände und Zunge;
Schlagflächen sind alle erreichbaren Körperteile: die Hände schlagen oder klopfen auf die Arme, die Oberschenkel, den Brustkorb, den Unterbauch, den Beckenkamm, das Gesäß, die Schädeldecke, die Stirn, die Backen.

Die entstehenden Geräusche und Klänge sind unterscheidbar und können auch bei geschlossenen Augen den Körperteilen meist zugeordnet werden.

Bei einem Körperkonzert sind viele Gelenke und Muskeln am Arbeiten. Sie bringen außerdem den Blutkreislauf in Schwung. Vom heftigen Berührtwerden durch Klopfen oder Patschen fühlen sich die entsprechenden Körperteile recht belebt an.

Klatsch- und Patschvariationen

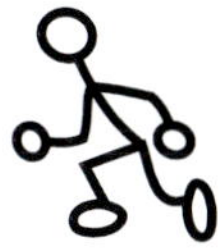

Beobachtungsfragen:

- Wie viele verschiedene Klänge lassen sich beim **Klatschen** erzielen?
- Wie werden die Hände gehalten? Bewegen sich beide Hände aufeinander zu oder verhält sich eine passiv, die andere aktiv?
- Wie klingt Klatschen mit flachen Händen oder mit hohlen Händen?
- Wie sind die Unterschiede, wenn eine Hand im Wechsel auf die Finger und den Handballen klatscht oder von den Fingerspitzen über die unteren Glieder der Finger, die Handinnenfläche zum Handballen wandert?
- Wie hört es sich an, wenn die Handinnenflächen in einer Aufwärts-/Abwärtsbewegung vor dem Körper aneinander entlang wischen? Oder wenn sie in gleicher Körperposition mit kleinen Drehungen in den Handgelenken „Schmutz" von den Händen wegwischen wollen?
- Klatschen die Hände körpernah oder körperfern, vorne, seitlich, oben, unten?
- Wie können laute und leise Klänge erzielt werden?

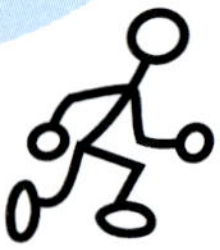

Bausteine für Klatschfolgen:

Diese Bausteine lassen sich variabel kombinieren:

- Teile der Hand: Finger, Hände, Innenhand, Außenhand, Handballen
- Händepositionen: in Brusthöhe, Hände senkrecht oder waagrecht an-/aufeinander liegend, Haltehand und Schlaghand, 2 Schlaghände
- Lautstärke: laut/leise oder von laut zu leise und umgekehrt
- Klangfarbe: dunklere/tiefere und hellere/höhere Klänge
- Klangdauer: lang oder kurz
- Rhythmus: Reihenfolge von Klängen, die durch die vorangehenden Merkmale in wiederholbare Bündel geordnet werden, z. B. kurz-kurz-lang, passive und aktive Hand, körpernah, leise–laut, oder z. B. kurz–kurz–lang, Flachhand–Hohlhand, körperfern, vorne–seitlich.

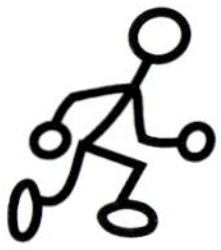

Bausteine für Patschfolgen:

Wie klingt das, wenn

- eine Hand patschend von der Handoberfläche über Unterarm-Oberarm-Schulter wandert (nackte Haut–bekleidete Haut); auch gegengleich patschen
- beide Hände an verschiedenen Stellen auf den Brustkorb patschen
- Hände patschend auf den Oberschenkeln kniewärts und körperwärts wandern
- Hände patschend vom Unterbauch aus seitlich zu den Beckenknochen, eventuell bis zum Gesäß wandern?

☞ Ein **„Hambone-Konzert"** (Zimmermann 1999) ist sehr reizvoll (ham: engl. Schinken und bone: engl. Knochen). Hierbei werden „Patschklänge", die auf knöchernen Körperstellen erzeugt werden, kombiniert mit solchen, die auf „fleischreicheren" Körperstellen entstehen.

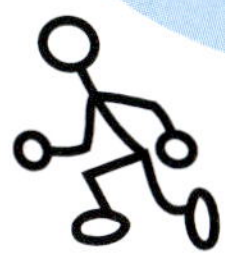

Hambone-Konzert (in Rondo-Form ☞ 4.7.4):

(1) 2 mal patschen körpernah auf Oberschenkel
(2) 2 mal patschen auf Knie
(3) wie (1)
(4) 2 mal patschen an der Außenseite der Oberschenkel
(5) wie (1)
(6) 2 mal patschen auf die „Hüfte"
(7) wie (1)
(8) 2 mal patschen auf den Brustkorb, zuerst mit der linken Hand, dann mit der rechten Hand.

Die Folge kann mehrfach wiederholt werden.

Hambone-Konzert als Bewegungsfolge von „Bündeln"

8 ZZ einen Fleck wegwischen kniewärts auf dem Oberschenkel (Fingerrücken), einen Fleck wegwischen körperwärts (Handinnenfläche)
8 ZZ Wischen von den Schenkeln nach außen (Handinnenfläche), und nach innen (Fingerrücken)
8 ZZ beidhändige Patscher im Wechsel auf Bauch- und Hüftpartie,
6 ZZ im Wechsel der Hände Patscher auf Brustkorb
2 ZZ Patscher beidhändig auf Brustkorb und ein „ Hallo"!

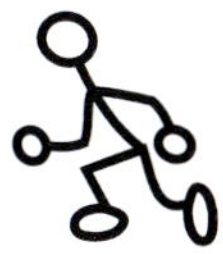

Klangmuster mit den Füßen erproben

Wie Füße und Beine sich hörbar und sichtbar bewegen können

- Die Fußballen klopfen leise/laut und langsam/schnell den Takt auf dem Boden, Ferse bleibt am Boden.
  Variationen:
  - Rechter Fuß/linker Fuß im Wechsel oder beide Füße klopfen in Mustern wie oben;
  - Vorderfuß pendelt beim Klopfen: Mitte-re-Mitte-li
  - Ein Fuß macht einen Grundschlag (auf 1), der andere klopft gleichzeitig 4 × auf
- Die Fersen klopfen auf den Boden, Vorderfüße bleiben am Boden, Klopfmuster: rechte Ferse/linke Ferse, beide Fersen gleichzeitig oder im Wechsel.

Variationen:

- Ferse des rechten Fußes und der linke Vorderfuß bewegen sich im Walzertakt und umgekehrt
- Ferse des rechten Fußes klopft, linke Fußsohle streicht über den Boden vorwärts/rückwärts.

Bewegungselemente für weitere Variationen:

Mit einem Fuß/beiden Füßen; in gerader Linie oder diagonaler Linie, in kürzerem Weg oder längerem Weg, gegengleich oder parallel, Fußspitzen fest am Platz, und Fersen bewegen sich auseinander oder umgekehrt;

Muster-Mix aus den vorangehenden hörbaren Bewegungen, z. B.:

4 ZZ gegengleich vorwärts/rückwärts streifen

4 ZZ beide Fersen klopfen auf den Boden

4 ZZ rechter Vorderfuß klopft schräg nach rechts, linker Vorderfuß nach links

4 ZZ beide Fersen klopfen auf den Boden

4 ZZ bei geschlossenen Knien streifen die Füße seitlich auseinander und zurück

4 ZZ Langsam beidbeinig gegengleich vorwärts/rückwärts streifen.

Bei Gruppen mit Übungserfahrung können die rhythmischen Muster auch ein Mix von Hand- und Fußbewegungen sein. Dies stellt höhere Anforderungen an die Koordination.

Rhythmische Bewegungsfolgen mit Körperinstrumenten

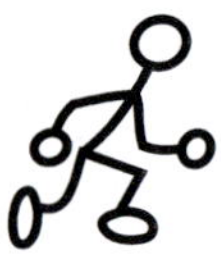

Einfache Form:

4 (8) mal patschen auf Oberschenkel

4 (8) mal klatschen (Brusthöhe)

4 (8) mal stampfen

4 (8) mal in Kopfhöhe schnipsen.

Wiederholung derselben Form oder Wiederholung in Variationen beim Patschen oder Klatschen.

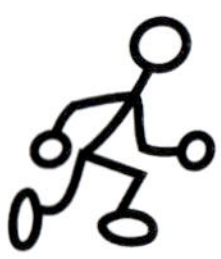

Anspruchsvolle Form (erfordert mehr Konzentration und Koordination):

8 mal auf der Stelle gehen

8 mal patschen auf Oberschenkel
4 mal Hände waagrecht übereinander schieben („fächern"), rechte Hand ist oben
4 mal Wiederholung linke Hand oben
je 1 mal patschen auf Oberschenkel, Handgelenk, Ellenbogen, Schulter (zunächst rechte, dann linke Seite)
1 mal patschen auf Oberschenkel
1 mal überkreuzt an Nase und rechtes Ohr fassen
1 mal patschen auf Oberschenkel
1 mal überkreuzt an Nase und das linke Ohr fassen.

Die gesamte Folge wird mehrfach wiederholt

Der letzte Teil der Übung bringt zunächst ein Chaos. Mit Geduld und Humor und einigen Wiederholungen wird auch diese „nutzlose" Bewegung immer vertrauter. So haben die Teilnehmerinnen etwas zur Pflege ihrer Nervenzellen im Gehirn getan: sie haben neue Netzverbindungen geknüpft.

Nach den Übungen sollten die Teilnehmerinnen die Hände anschauen und auf den bepatschten Körperstellen nachspüren. Die Hände sind meist leicht gerötet und recht warm und kribbelig. Ähnlich fühlen sich die Stellen auf den Oberschenkeln an.

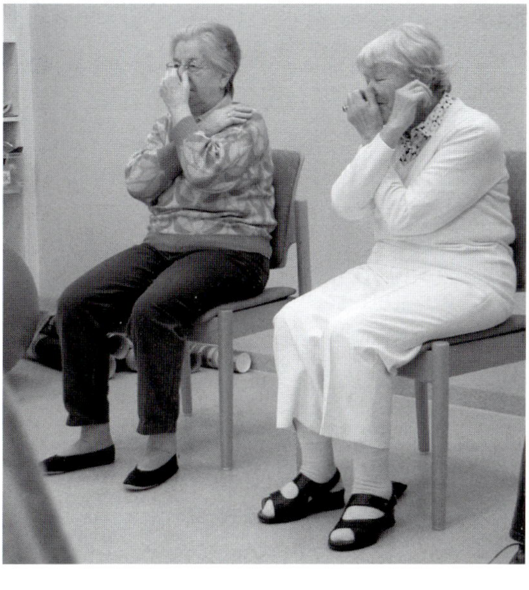

Abb. 4.28 Zwei Ohren und eine Nase fassen, das ist ganz schön schwierig.

Ein Thema gestalten – Regenbitte der Indianer
(Zimmermann 1999)

- **Rieselregen:** ein Finger der linken Hand trommelt auf die Handfläche der rechten Hand
- **Landregen:** zwei Finger der linken Hand trommeln schnell auf die Handfläche der rechten Hand
- **Platzregen:** alle Finger der linken Hand trommeln auf die Handfläche der rechten Hand
- **Gewitterregen:** die linke Hand klatscht leicht auf die Handfläche der rechten Hand (langsam/schnell)
- **Schwere Tropfen:** die Faust der linken Hand pocht auf die Handfläche der rechten Hand
- **Hagelschlag:** die gestreckten Hände gegeneinander prallen
- **Unwetter:** mit ausgestreckten Armen die Hände gegeneinander prallen
- Das Unwetter kommt ein zweites Mal, jetzt aber von der anderen Seite.

Material – Bewegung – Rhythmus

Rhythmus mit Kieselsteinen

- Pro Teilnehmerin werden je 2 Kieselsteine benötigt, die gut in die Handinnenfläche passen; es sollten mehr Steine als Teilnehmerinnen vorhanden sein, damit die Steine ausgewählt werden können
- In der Kreisrunde probieren alle aus, wie die Steine klingen, wie sie sich anfühlen, und erzählen, warum sie diese Steine ausgewählt haben
- Dann geben die Teilnehmerinnen nacheinander ein rhythmisches Klangmuster mit ihren Steinen, das die Gruppe jeweils mehrfach wiederholt.

Diese Übung kann variiert werden, indem zwei Gruppen gebildet werden, die sich in Halbkreisen gegenüber sitzen. Die Mitglieder der 1. Gruppe spielen zunächst ein Klangmuster vor, die Mitglieder der zweiten Gruppe sind das „Echo“. Klangmuster und

Echo werden 3 mal wiederholt. Dann tauschen die Gruppen ihre Rollen.

> ☞ Beide Übungen können mit Kastanien oder Nüssen in ähnlicher Weise durchgeführt werden.

Materialien aus dem Alltagsleben sind ein wahrer Fundus für rhythmische Arrangements. Hier kann man das Besondere im Gewohnten entdecken. Neue Gebrauchs- und Bewegungsmuster lassen sich gestalten. Es sind spannende Erfahrungen, wie verschieden oder ähnlich die Dinge klingen:

- Papiere in verschiedenen Formaten und in verschiedener Qualität
- Kleinere Pappschachteln
- Verschiedene Pappröhren
- Döschen und Dosen
- Küchenutensilien, wie Kochlöffel, Reiben (☞ Abb. 4.29)
- Flaschen.

Küchenkonzert

Ein **Küchenkonzert** kann passend zu dem biografischen Thema „Wissen Sie noch – Küchengeräte und Küchenarbeiten in früheren Zeiten?" durchgeführt werden.

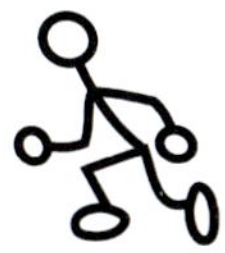

„Instrumente"
Holz: Kochlöffel, Wellholz, Kartoffelstampfer, Fleischklopfer, Holz-Schneidebretter,

Metall: Eiweißquirl, Schneebesen, Sahneschläger, Teeei, Siebe, Löffel

Plastik: Eimer, Schüsseln, Waschkörbe, Vorratsdosen, Salatbestecke, Greifzangen

Leitfragen beim Erkunden:

- „Wie kann man Geräusche und Töne erzeugen?"
- „Was klingt ähnlich? Was klingt unterschiedlich?"
- „Welche Instrumente klingen leiser/lauter?"

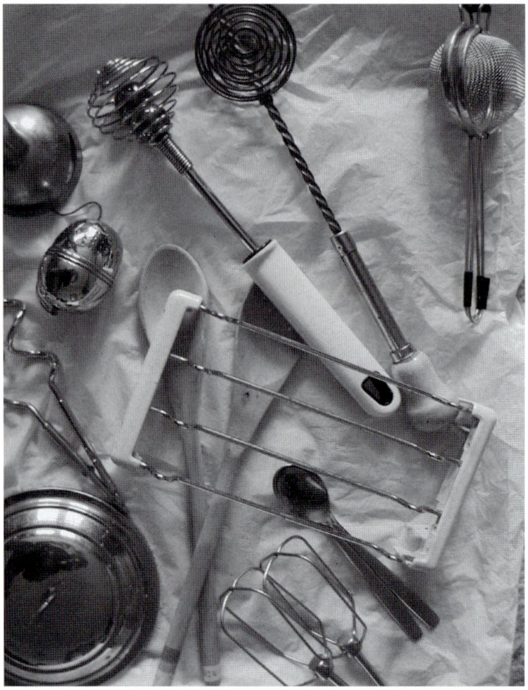

Abb. 4.29 Küchengeräte für ein Küchenkonzert.

- „Welche passen zusammen im Klang?"
- „Wie kann man damit ein Konzert machen?"
- „Welche Instrumente eigenen sich für einen besonders betonten Schlag?"
- „Mit welchen kann man ein „trippelndes" oder ein „vibrierendes" Geräusch erzeugen?"

Rhythmusmuster:
lang–lang–kurz (Pause) oder lang–lang–kurz–kurz–kurz oder kurz–kurz–kurz. Natürlich können noch andere Rhythmen ausprobiert werden.

Die Übungsleiterin legt dann mit den Teilnehmerinnen ein Ablaufmuster fest:

- „Wer spielt welches Instrument?"
- „Welche Instrumente spielen welche Rhythmen?"

Sie verabredet auch, dass sie jeweils den Einsatz für die entsprechenden Spieler gibt.

☞ Mit diesen „Instrumenten" könnten alte Küchenlieder oder Küchenmoritaten begleitet werden (z. B. „Sabinchen war ein Frauenzimmer").

Tönende Flaschen

Dieser Vorschlag eignet sich für eine kleine Gruppe am Tisch:

- Flaschen in verschiedener Größe, Form und Farbe stehen auf dem Tisch
- Pro Teilnehmerin eine Flasche; die Flaschen werden in eine Reihe gestellt
- Die Teilnehmerinnen probieren, wie die Flaschen klingen, wenn man mit einem Holzstab dagegen schlägt oder mit einem Kaffeelöffel. Sie können die Flaschen als „Tonleiter" stellen
- Die Flaschen werden verschieden hoch mit Wasser gefüllt, dann wird überprüft, wie sie jetzt klingen, eventuell müssen sie umgestellt werden für eine neue Tonleiter
- Ein Musikstück auf CD kann mit den Flaschen begleitet werden, z. B. aus Mozarts „Zauberflöte" das Lied der 3 Knaben „Das klinget so herrlich" oder die Arie des Papageno „Ein Mädchen oder Weibchen".

Papierkonzerte

Erkundungsfragen:

- „Wie können wir Sichtbares hörbar machen?"
- „Welche unterschiedlichen Klangqualitäten lassen sich finden?"
- „Wie verschieden klingt verschiedenes Papiermaterial?"
- „Wie können wir rhythmische Formen damit schaffen?"

Papierlabor: Die Übungsleiterin verteilt in der Runde Doppelseiten von Zeitungen und Illustrierten, gebrauchtes Geschenkpapier, Schreibpapierseiten (DIN A4), Tonpapiere, Plakate (DIN A3), Streifen aus dünnerem und dickerem Papier (ca. 10 cm breit, 30–50 cm lang), Staniolpapier, Alufolie, Cellophanpapier von Blumensträußen, Butterbrot-Papier.

- Die Teilnehmerinnen schwingen ihre Papiere hin und her:
  - Wie klingen die jeweiligen Papiere?
  - Welche erzeugen hellere oder tiefere Geräusche?
- Die Teilnehmerinnen halten das Papier in einer Hand, die andere schlägt leicht dagegen.
  - Wie unterschiedlich sind jetzt die Geräusche?
  - Wie viel Kraft darf eingesetzt werden, damit das Papier nicht zerstört wird?
- Die Teilnehmerinnen erzeugen mit den Fingern Geräusche auf dem Papier, das eine Hand in der Luft hält.
  - Wie klingt das beim Trommeln mit den Fingerspitzen?
  - Wie klingt das, wenn die Fingernägel „trommeln"?
- Die Teilnehmerinnen halten das Papier mit einer Hand in der Luft oder auf dem Schoß und reißen mit der anderen Hand Stücke oder Streifen weg.
  - Wie unterschiedlich klingt das, wenn man schnell oder langsam abreißt?
  - Wie hört sich das an, wenn an einem Stück oder stückweise gerissen wird?
- Die Teilnehmerinnen reiben ihre Papiere aneinander und knüllen sie dann zusammen.
  - Wie unterschiedlich sind diese Geräusche?
  - Wie angenehm oder unangenehm hört/fühlt sich das an?

Die Teilnehmerinnen können mit diesen Möglichkeiten eine Reihenfolge von Geräuschen zusammenstellen und in der Runde vorstellen. Daraus kann dann auch eine gemeinsame „Geräusche-Aktion" werden.

☞ Welche Papiere klingen wie Regen, Hagel, Wind, Sturm oder Donner? „Wettergedichte" oder andere Gedichte, die Geräusche oder Klänge benennen, können mit unkonventionellen Rhythmusinstrumenten untermalt werden.

Spiel mit dem Knisterball

Das Papier wird zunächst **lose** zusammengedrückt. Es wird sich immer wieder etwas entfalten, wenn die Faust sich öffnet. Das schafft eine gute rhythmische Bewegungsmöglichkeit.

- Die Teilnehmerinnen haben in einer Hand das von den Experimenten geknüllte Papier und beobachten ihren Atem; dann drücken sie beim Ausatmen das Papier zusammen und beim Einatmen öffnen sie die Hand und das Papier entfaltet sich wieder; in diesem Rhythmus begleiten sie mehrere Atemzüge sicht- und hörbar (Wechsel von Hand schließen – Hand öffnen)
- Der Knisterball wird im Wechsel langsam – schnell gedrückt, z. B. lang – lang – kurz – kurz – kurz
- Dann „spielt" die Übungsleiterin ein Muster vor, die Gruppe spielt jeweils mehrfach nach; Teilnehmervorschläge können ebenfalls erprobt werden.

Lose „Knisterbälle" können auch mit transparentem Klebestreifen zu einem Ball zusammen geklebt werden. Überraschende Effekte im Innenleben des Balls ergeben sich durch die Knitterung des Papiers. Die ästhetische Wirkung kann erhöht werden, wenn in das Cellophanpapier einige kleine Glitzersteinchen oder Mini-Sterne aus Gold oder Silber gefüllt werden (☞ 4.6.2).

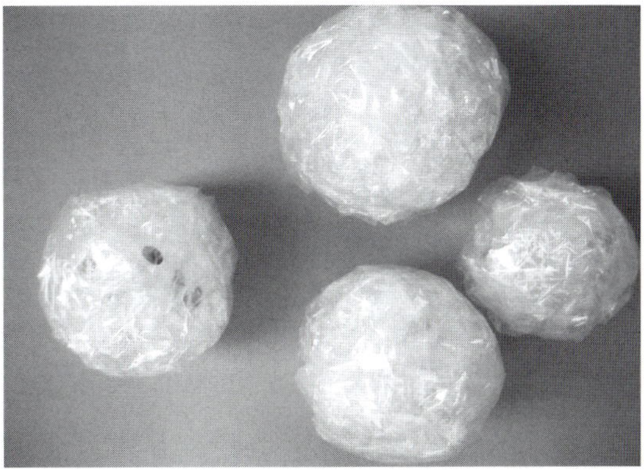

Abb. 4.30 Knisterbälle aus Cellophan wirken „kristallhaft". Sie sind vielseitig einsetzbar.

Als geklebter „Ball“ wird das ursprüngliche Rhythmusinstrument ein Material für Bewegungsübungen:
Der Knisterball wird mit den Händen gedrückt oder gerollt. Ein neues Ordnungsmuster heißt jetzt z. B.:

4 ZZ	Ball drücken mit beiden Händen
4 ZZ	rechte und linke Hand drücken je 2 mal kurz und kräftig,
4 ZZ	Wiederholung
4 ZZ	rechte Hand drückt den Ball 3 mal, und schlägt den Knisterball in die linke Hand,
4 ZZ	Wiederholung links
4 ZZ	rechte Hand drückt den Ball 2 mal und wischt dann mit dem Knisterball auf dem Oberschenkel kniewärts/körperwärts
4 ZZ	Wiederholung links
4 ZZ	Ball zwischen den Handflächen rollen, rechte Hand schlägt 1 mal mit Ball auf den Oberschenkel
4 ZZ	Wiederholung links

Wenn alle Teile erprobt sind, können sie als Gesamtfolge geübt werden. Dieses koordinierende Muster ist ein gutes Hirnleistungstraining und erfordert hohe Konzentration.

☞ Nach diesem Grundmuster können andere alternative Geräuschbewegungen miteinander kombiniert werden.
Die Knisterbälle eignen sich auch gut zum Begleiten von Musikstücken. Ein altbekanntes Stück ist der **„Sportpalast-Walzer“.** Der wurde original rhythmisch mit Pfiffen begleitet. Diese Rolle können die Knisterbälle übernehmen.
Es bietet sich an, die entstandenen „Geräuschfolgen“ oder die „Konzerte“ zu notieren für Wiederholungen oder zum Entwickeln von Variationen.

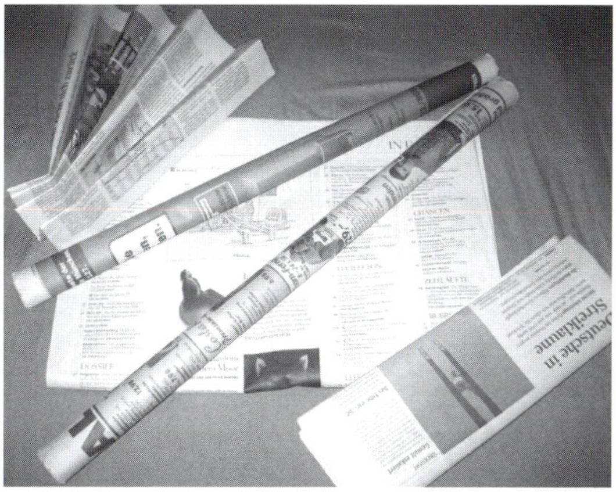

Abb. 4.31 Auch Zeitungen sind ein preiswertes und variantenreiches Übungsmaterial.

Rhythmusinstrumente selbst herstellen

Schütteleier

In Plastik-Ostereier Spaghetti stecken und in kurzen Stücken nacheinander abbrechen. Die Eiöffnung mit einem Tropfen Klebstoff schließen (chicken-shake).

> Chicken-shakes sehen aus wie Ostereier und können für essbar gehalten werden. Beim Einsatz von Chicken-shakes besonders auf demente Personen achten. **!**

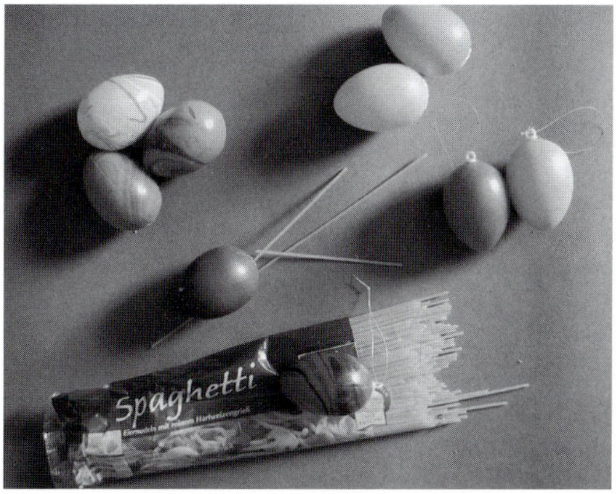

Abb. 4.32 Chicken-shakes aus Plastik-Ostereiern und Spaghetti.

Schütteldosen

Getränkedosen oder andere „Verpackungsdosen" in handlicher Größe am besten mit Klebefolie bekleben (abwaschbar) und jeweils mit verschiedenen Körnern, Steinchen oder Sand füllen. Dosierkappen von Flüssigwaschmitteln füllen und aneinanderkleben, Plastikflaschen mit verschiedenem Material füllen. Sie können auch als Hanteln für das Krafttraining benutzt werden. Sie sollten aber in verschiedenen Gewichtsmengen gefüllt sein (☞ Abb. 4.35).

Rasseln

aus Glühbirnen. Sie werden mit Schnipseln aus bunten Papieren (Zeitung, Illustrierte, Blumeneinpackpapier) und Tapetenkleister in mehreren Lagen beklebt (ca. 6–8 Lagen). Nach dem Trocknen schlägt man sie fest auf den Boden, so dass das Glas innen zerbricht. Die Glasteile ergeben beim Schütteln die Rasseltöne.

Ratschdosen

2 kleine leere Dosen mit Riffelmuster (500 ml) mit der Öffnung zueinander mit kräftigem bunten Klebeband zusammen kleben; ein nicht zu dickes Stäbchen aus Metall und ein Holzstab zum Ratschen (Waschbrett).

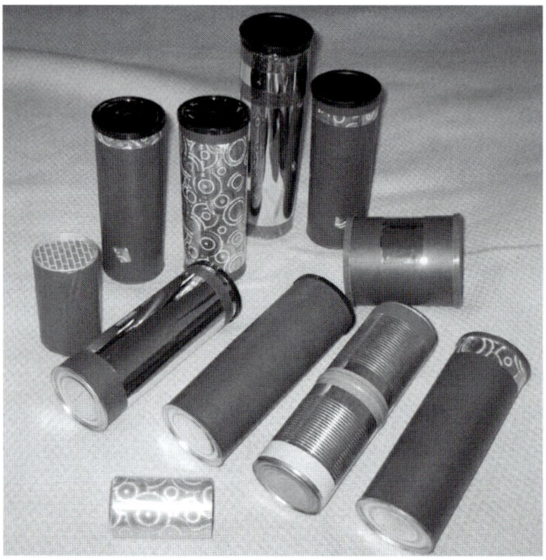

Abb. 4.33 Mit bunten Schütteldosen lässt sich gut Rhythmus gestalten.

Ratschblock

kräftige Wellpappe aus Kekspackungen (meist schon rechteckig) auf eine passende stabile kleine Schachtel kleben; oder eine leere Blechdose ohne Boden flachdrücken und auf einen passenden Holzblock nageln. Holzstäbe zum Ratschen (☞ Abb. 4.36)

Knisterbälle ☞ siehe oben, Spiel mit dem Knisterball

Nussklappern ☞ 4.6.3

Trommeln

Plastikeimer, verschiedene Größen, mit und ohne Deckel, der Korpus kann hübsch bemalt oder beklebt werden; Klöppel aus Holzkochlöffeln oder Bambusstäben (25 cm lang, nicht zu dick), auf die ein bunter Softball gesteckt und fixiert wird.

Handtrommel

2 (bunte) Plastikeimerdeckel aufeinander legen (☞ Abb. 4.37), so dass ein Hohlraum entsteht und mit Steinchen oder Körnern füllen, mit Kreppband in mehreren Runden zusammenkleben; Instrument kann zum Schütteln und als Tamburin genutzt werden; zum Schlagen kann die Hand oder ein Klöppel eingesetzt werden; transparente Deckel können mit farbigem Granulat befüllt werden (ästhetischer Reiz) (☞ Abb. 4.36).

Rhythmusröhren

Große Pappröhren (ca. 80–100 cm hoch, Durchmesser ca. 8–15 cm) hübsch bekleben (Ethnomuster), einige davon am oberen

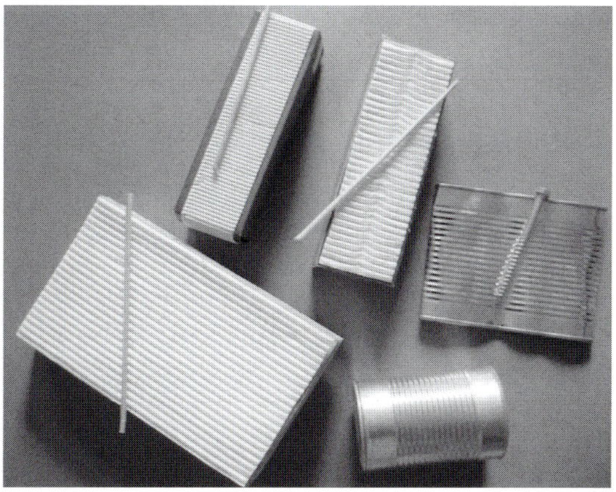

Abb. 4.34 Ratschen aus Wellpappe für „musikalische Begleitung".

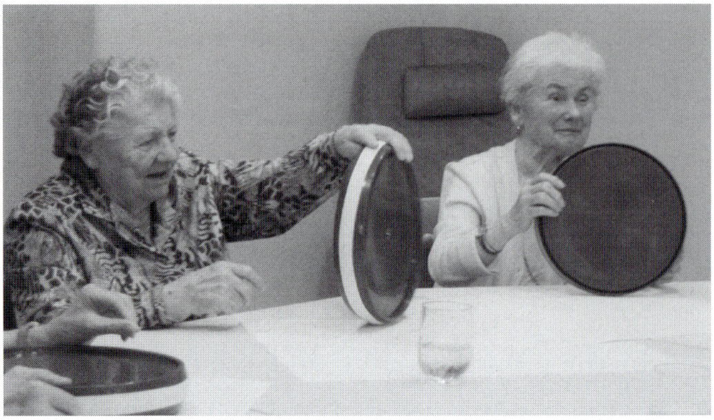

Abb. 4.35 Mit den Scheiben aus Eimerdeckeln lässt sich auch gut auf dem Tisch üben.

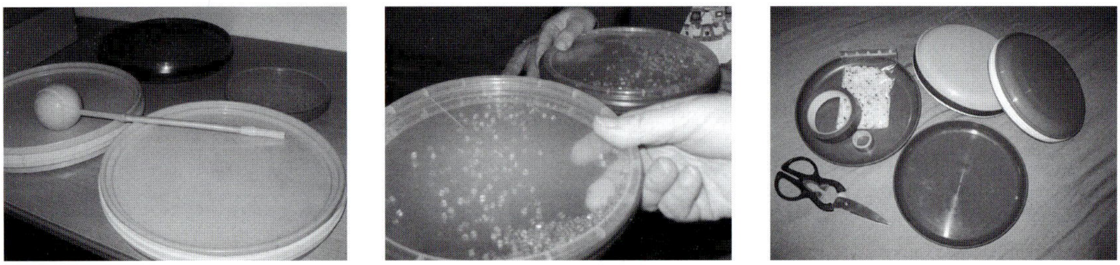

Abb. 4.36 Handtrommel aus Eimerdeckeln und Klöppel (links), transparente Handtrommel und Granulat (Mitte), Frisbee-Handtrommel (rechts).

Rand mit Muscheln, großen Holzperlen oder Glöckchen behängen; zum Spielen werden sie als Taktgeber auf dem Boden aufgestampft.

Rhythmusröhren aus Pappversandröhren oder Tennisballdosen

Auch diese mit abwaschbarem Papier bekleben, z. B. Klebefolie und mit verschiedenem Material (z. B. Sand, Körner) füllen (☞ Abb. 4.39).

Schachtelzither

Schuhkarton oder Schachteldeckel werden mit Gummiringen verschiedener Länge bespannt; beim Zupfen ergibt das verschiedene Töne, die Ringe können der Tonhöhe nach geordnet werden; anstatt Karton kann es ein Holzkästchen sein; Spieltechniken: zupfen und streichen.

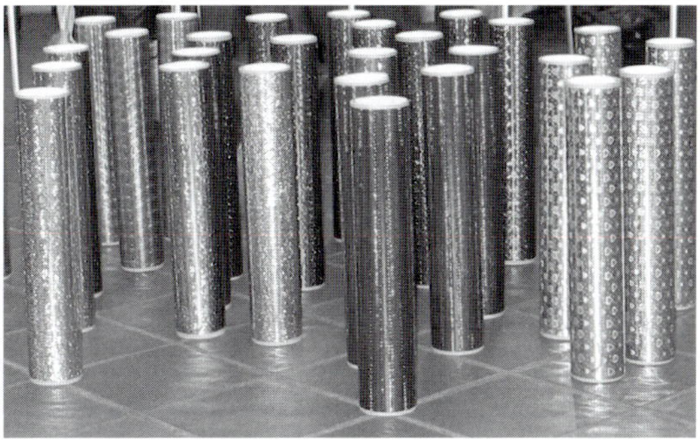

Abb. 4.37 Mit Holografieklebefolie beklebte Pappröhren als Rhythmusinstrument.

Naturmaterial

Nüsse, Kastanien, Eicheln, Steine (☞ Abb. 4.40).

Küchengeräte aus Holz, Plastik, Metall wie Kochlöffel, Reiben, Zangen.

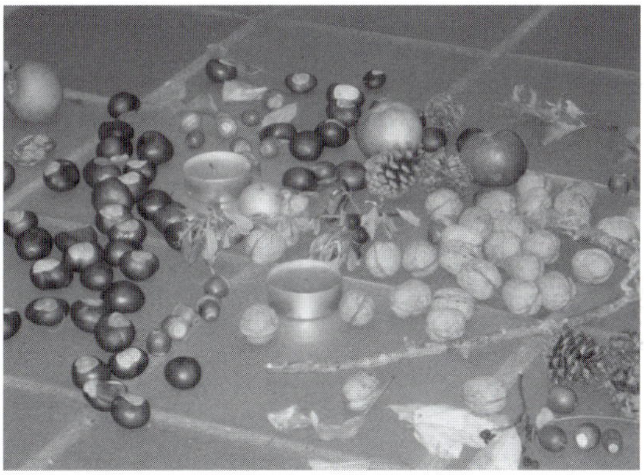

Abb. 4.38 Naturmaterial zum Tasten und für rhythmische Übungen.

Sprache und Rhythmus – Abzählreime und Sprechverse

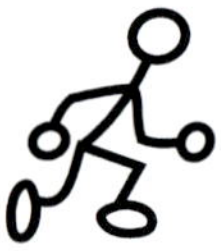

Wörter rhythmisieren

- **Namen:** zunächst Wörter rhythmisch klatschen: „**An** -na; E-**li**-sabeth, An-**dre**-as"
- **Andere Wörter rhythmisieren:** Blumen, Lebensmittel, Möbel, Nahrungsmittel als Klatschwörter („Kar-**tof**-fel-sa-**lat**- mit – **Würst**-chen/**Erd**-bee-reis mit **Saaaah**-ne"); Das jeweilige „Mittagsmenü" kann auch als Rätsel in Form einer rhythmischen Speisekarte gestaltet werden (Herausforderung !)
- **Kurze Redeformen rhythmisieren** und evtl. durch Bewegung begleiten: „Na ja! Ist ja gut! Guten Tag. Auf Wiedersehen. Komm her!"
- **Rhythmisierte Atemübungen** (mit speziellen Gesichtsmuskelbewegungen): Wortpaare zusammenstellen, die beim Sprechen „Spitzmund" und „Breitmaul" kombinieren, z. B.: „Ot-to und I-reeee-ne; Anna und Albert, Motorrad und Fahrrad, Rosen und Vergissmeinnicht, Schneeglöckchen und Tulpen, schwarzer Rock und weiße Bluse, Rote Schuhe mag ich nicht." Die Paare mehrfach wiederholen.

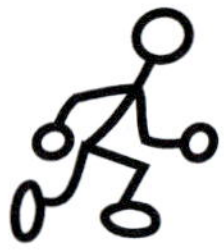

Reime aus der Kinderzeit

Mit Fragen schafft die Übungsleiterin eine Brücke zu lebensgeschichtlichen Schätzen:

- „Was haben Sie früher Ihren Kindern vorgesagt und vorgesungen?"
- „In welchen Situationen haben Sie das getan?"
- „Sind da auch Texte dabei, die bereits Ihre Mutter Ihnen vorgesprochen hatte?"
- „Was sollten diese Sprüche oder Lieder bewirken?"

Die rhythmischen Sprechmuster werden ausprobiert und mit Klanggesten begleitet. So weit es der Text vorgibt, werden die entsprechenden Bewegungen durchgeführt. Sind keine direkten Vorschläge vorhanden, können begleitende Bewegungen miteinander überlegt und ausprobiert werden.

☞ **Beispiele könnten sein:**

Lirum Larum leier,
die Butter ist zu teuer,
lirum larum Löffelstiel,
für zwei Kreutzer gibt's nicht viel

Hier könnte z.B. mit Plastik- und Metall-Löffeln der Sprech-Rhythmus untermalt werden

Ich und du, Müllers Kuh,
Müllers Esel, der bist du.
Draus bist du noch lange nicht,
sag mir erst wie alt du bist: ....

Da wurde früher die Alterszahl ausgezählt. Das wäre im Heim mit der aktuellen Altersangabe einzelner Teilnehmerinnen sehr langwierig, führt aber wahrscheinlich zu Heiterkeit.
Weitere Abzählreime und Fingerspieltexte können mit den Teilnehmerinnen erinnert, gesammelt und „bewegt" werden. Hier können biografische Elemente mit feinmotorischen Übungen der Finger und Hand verknüpft werden.

Zählweisen

- **So zählt man in Deutschland:** Finger aus gebeugter Haltung nacheinander strecken in Auswärtsbewegung, beginnend mit dem Daumen, öffnende Bewegung
- **So zählt man in Russland:** Finger der offenen Hand mit dem Zeigefinger der anderen Hand nacheinander nach innen beugen, beginnend am kleinen Finger, schließende Bewegung
- **So zählt man in USA:** Finger aus gebeugter Haltung nacheinander strecken in Auswärtsbewegung, beginnend mit dem Zeigefinger, Daumen kommt zum Schluss; öffnende Bewegung (☞ Abb. 4.39).

Vielleicht haben die Teilnehmerinnen noch andere Bewegungserinnerungen aus ihren Herkunftsländern, aus zeitweiligen Auslandsaufenthalten oder aus Urlaubsländern.

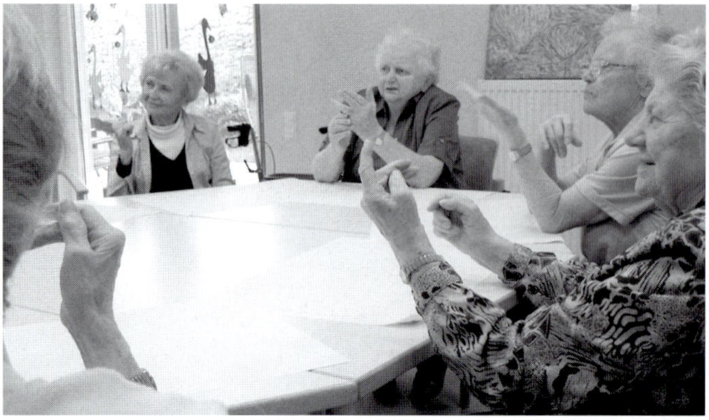

Abb. 4.39
Mit den Fingern „international" zählen.

Mit diesen Reimen und Fingerspielen macht die Übungsgruppe einen Spaziergang in zurückliegende Zeiten. Viele Texte dürften noch bekannt sein. Die Teilnehmerinnen können sich wertgeschätzt fühlen, wenn die Übungsleiterin diese Übung unter dem Aspekt anbietet: „Erinnern Sie sich?", oder mit der Bitte um Unterstützung: „Ich sammle alte Reime (für die Heimzeitung, für ein kleines Buch). Haben Sie etwas für mich?"

4.8 Musik sichtbar und erlebbar machen

4.8.1 Musik in der Lebensgeschichte

Musik (☞ 2.3.5) zu Bewegungsübungen sollte sorgsam ausgewählt werden und Folgendes berücksichtigen:

- Die aktuelle Verfassung der Teilnehmerinnen
- Die Bedeutung von Musik innerhalb der Lebensgeschichten
- Die Vielfalt von Musikbeispielen aus verschiedenen Musikstilen und Zeiten.

Fühlen sich die Teilnehmerinnen von den ausgewählten Musiktiteln angesprochen, erhöht das ein positives Erleben der Bewegungsstunde.

Welche Musik mögen welche Teilnehmerinnen?

Die Übungsleiterin kann das eventuell in der Dokumentation, die beim Einzug ins Heim erstellt wurde, nachlesen. Eine andere Möglichkeit ist, sich in Gesprächsrunden mit Teilnehmerinnen darüber auszutauschen, wer ein Instrument gespielt hatte, wer gerne zu Konzerten ging, wer selbst in einem Orchester mitgespielt oder in einem Chor gesungen hat. Bei direkten Gesprächen mit Bewohnerinnen und/oder ihren Angehörigen kann man ebenfalls etwas über Musikvorlieben erfahren.

Gesprächsleitfaden „Musik und Lebensgeschichte"

Der Gesprächsleitfaden gibt Anregungen für das Gespräch. Er ist nicht als Befragung gedacht:

- „Was hat Ihnen Musik bedeutet als sie noch Kind waren? Können Sie sich an entsprechende Situationen erinnern? Wie alt waren Sie da etwa?"
- „Wurde in Ihrem Elternhaus gesungen/musiziert? Bei welchen Gelegenheiten?"
- „Hatten Sie in der Schule Musikunterricht? Welche Erinnerungen haben Sie daran?"
- „Hatten Sie privat Musikunterricht? Welches Instrument? Freiwillig oder eher Zwang?"
- „Können Sie Noten lesen, vom Blatt singen oder spielen?"
- „Haben Sie in Ihrer Familie musiziert/gesungen? Bei welchen Gelegenheiten?"
- „Besuch(t)en Sie Konzerte? (Welcher Art?)"
- „Hören Sie Radio oder Musik von CDs oder schauen Sie sich Musiksendungen gerne an?"
- „Bei welcher Tätigkeit hör(t)en Sie Musik?"
- „Haben Sie Lieblingsstücke, Lieblingsinstrumente?"
- „Welche Musik mögen Sie nicht?"
- „Was beobachten Sie an sich, wenn Sie Musik hören (Bildvorstellungen, motorische Reaktionen, Gefühle)?"
- „Können Sie sich an musikalische Ereignisse gut erinnern?"
- „Spielen Sie noch ein Instrument, allein oder mit anderen?"

- „Singen Sie auch heute noch?"
- „Waren Sie Mitglied in einem Chor, in einem Orchester oder Musikverein?"
- „Tanzten Sie gerne? Bei welcher Gelegenheit? Zu welcher Musik?"

Diesen Befragungsbogen könnten Übungsleiterinnen „häppchenweise" mit ausgewählten Frageeinheiten als Einstieg in „Erinnerungsgespräche" nehmen, als Teil einer Sing- oder Musikstunde einplanen oder auch zur Vorbereitung einer Musikstunde verwenden.

☞ Die Übungsleiterin kann individuelle Lebensläufe anhand von Musikerinnerungen erstellen. Was haben die Bewohnerinnen gern gehört/gesungen/gespielt in verschiedenen Lebensphasen (Kindergarten/Schule/als Jugendliche)? Dieses Verfahren würde sich auch dafür eignen, Bewohnerinnen, die ihr Zimmer nur noch wenig verlassen (können) oder im Bett liegen, zu besuchen und mit ihnen ins Gespräch zu kommen.

Aus ca. 200 Berichten über die Arbeit mit den Befragungsbogen wurde ersichtlich:

- Die Musik, die alte Menschen gerne hören, ist sehr vielseitig und keinesfalls zu beschränken auf so genannte Volksmusik. Manchmal wissen Bewohnerinnen wesentlich mehr über Musik oder sind deutlich vertrauter mit Instrumenten als es Übungsleiterinnen sind
- Große Freude lösten die Angebote aus, Konzertbesuche vom Heim zu organisieren oder auch anspruchsvolle Solisten oder Ensembles zu Konzerten im Heim zu verpflichten
- Manche Bewohnerinnen würden sich freuen, wenn sie ab und an oder gar regelmäßig die Möglichkeit bekämen, ihr vertrautes Instrument im Heim zu spielen.

Das Musikhören stellt eine sehr persönliche Erfahrung dar, die oft nur schwer zu beschreiben ist. Der Hörer reagiert emotional auf die vom Komponisten erdachten und den Musikern ausgeführten Bewegungen der Luft. Diese Reaktionen sind stark abhängig von den jeweiligen Vorerfahrungen des Hörers, seinem Interesse, seiner (musikalischen) Erziehung, seiner Kultur und seiner Persönlichkeit. Das gleiche Musikstück kann den einen tief bewegen und den anderen völlig kalt lassen. (Spitzer 2002)

Die gesammelten Eindrücke der Gesprächsrunden zum Thema „Musik in der Lebensgeschichte" sollten sich auf den Umgang mit Musik in den Bewegungsstunden und im Heimalltag auswirken und in weitere Stundenplanungen einfließen.

- Wenn Biografie orientiertes Arbeiten nicht nur in Stundenthemen vorkommt, sondern im Alltag umgesetzt wird, können Bewohnerinnen im Heim eher eine neue Wohnstatt finden
- Wenn mit den lebensgeschichtlichen Schätzen der Menschen gearbeitet wird, können Bewohnerinnen sich eher angenommen fühlen.

☞ Musik entsteht nur, wenn etwas bewegt wird. Machen Sie doch mal Redensarten mit Musik zum Thema in einer Bewegungsstunde. Beispiele, die Anlass geben zum Erzählen und Ausprobieren:

- Jemand spielt die erste Geige
- Jemand gibt den Ton an
- Jemand pfeift aus dem letzten Loch
- Jemand bläst uns den Marsch
- Jemand haut mächtig auf die Pauke
- Jemand trommelt seine Leute zusammen
- Das ist Musik für meine Ohren
- Jemanden übertönen
- In Einklang sein mit
- Sich einstimmen auf.

4.8.2 Musik passend auswählen

Es gibt nicht „die" alten Menschen, sondern eine Vielfalt von alten Menschen. Deshalb ist die Behauptung, „die" alten Menschen hören am liebsten Volksmusik durchaus zu hinterfragen. Nicht jede Musik wirkt sich in gleicher Weise auf alle Teilnehmerinnen in Bewegungs- oder in Musikstunden aus. Stets werden verschiedene Erinnerungen und Gefühle wach. Sogar die gleiche Musik löst bei derselben Person zu verschiedenen Tageszeiten oder in verschiedenen Stimmungen verschiedene Empfindungen aus.

Die Übungsleiterin kann es andrerseits nicht allen immer recht machen. Aber sie kann sich selbst genauer befragen und beobachten. Sie kann ihr Wissen erweitern, z. B. zu Musikstilen und Musikgeschichte. Sie kann sich auch bewusst machen, dass ihre Musikvorlieben nicht das wichtigste Auswahlkriterium sind.

Musik auswählen für verschiedene Anlässe

- für tagesstrukturierende Rituale (Morgen-, Tisch- oder Abendmusik)
- als Begrüßungs- und Schlussritual bei Bewegungsstunden
- zum Hören und Genießen
- zum Musikmalen
- zur Unterstützung von Bewegungen
- für Sitztänze
- als Anregung für Bewegungsimprovisationen
- um Musik auf CD mit Rhythmusinstrumenten zu begleiten.

☞ Musik sollte in der Regel nicht als Hintergrundmusik bei Bewegungsübungen eingesetzt werden. Das lenkt ab, erschwert das Zuhören und macht Teilnehmerinnen eventuell nervös.
Musikberieselung den ganzen Tag über sollte weder im Zimmer der Bewohnerin noch auf den Wohnbereichen stattfinden. Die alten Menschen können schlecht davonlaufen und sich den akustischen Dauerreizen entziehen.
Reizüberflutung kann verschiedenste Emotionen und Verhaltensreaktionen hervorrufen. Ein differenzierter Umgang mit Musik ist deshalb unerlässlich.

Musik kann nur durch Körperbewegung erzeugt werden und löst selbst wiederum Körperbewegung bei Menschen aus. Das ist zu beobachten, wenn z. B. die Finger bei einem Musikstück mittrommeln oder die Füße sich im Takt unterm Tisch bewegen.

Musik kann sich durch ihre Schwingungen und Vibrationen auf den menschlichen Organismus auswirken und Geborgenheit und Sicherheit, aber auch Abwehr vermitteln.

Wenn Musik eingesetzt wird in Bewegungsstunden, wird also nicht nur äußere körperliche Bewegung zum Thema, sondern auch ein inneres Bewegtwerden und Bewegtsein.

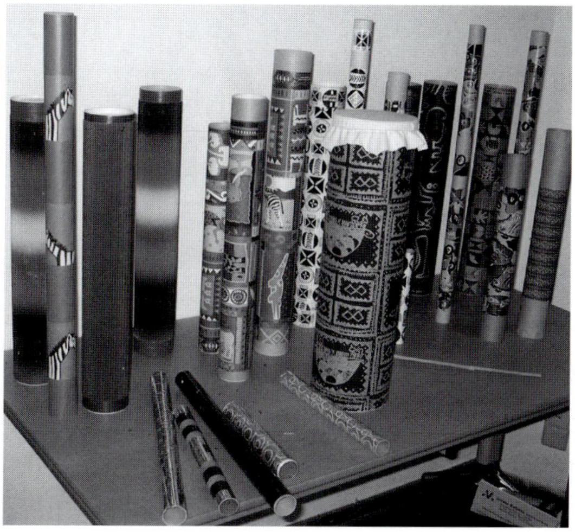

Abb. 4.40 Mit Stampfröhren und Schüttelröhren können auch weniger bewegliche Teilnehmerinnen integriert werden.

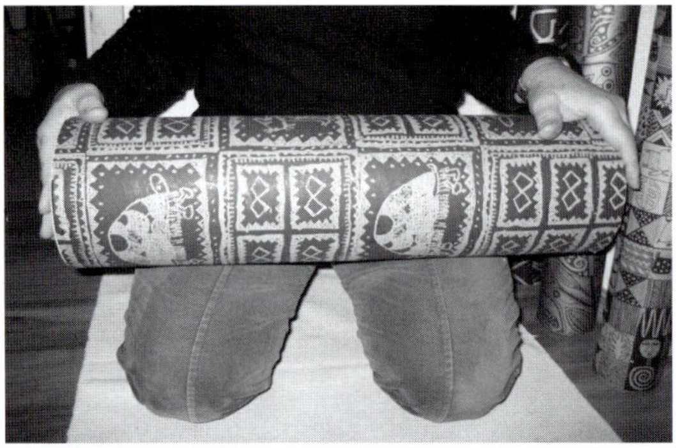

Abb. 4.41 Schüttelrohr.

Musik und Bewegung miteinander verbinden

Die Teilnehmerinnen in der Kreis- oder Tischrunde können Musik

- hören und dazu dirigieren
- mit Körperinstrumenten verstärken
- mit Rhythmusinstrumenten untermalen
- mit der Stimme begleiten
- mit Malstiften oder Pinsel auf Papier bringen
- mit Licht (Taschenlampen) an Wänden oder dem Boden sichtbar machen
- durch Körperbewegungen gestalten oder
- mit Materialien und Bewegung sichtbar machen.

4.8.3 Musik und Bewegungsgestaltungen

Bewegungsfolgen zu Musik

In Bewegungsfolgen werden Einzelübungen aneinander gereiht und zu einer passenden Musik nacheinander durchgeführt. Die Musik begleitet und unterstützt. Sie wird nicht durch Bewegung gestaltet wie beim Tanz. Es gibt auch nicht notwendigerweise Wiederholungen.

Die Übungsleiterin muss wissen:

- welche Taktart die Musik hat: 4/4- oder 3/4-Takt. Das ist interessant wegen der Anzahl der Zählzeiten [ZZ] pro Takt
- wie lange eine Phrase dauert (eine Phrase setzt sich zusammen

aus mehreren kleinen Einheiten, das können z. B. 8 ZZ oder 16 ZZ Phrasendauer sein)

- wie viele verschiedene Teile (Phrasen) vorkommen und
- wie viele Teile (Phrasen) insgesamt die Länge des Musikstücks ausmachen.

Eine Bewegungsfolge zu Musik zusammenstellen:

Die Übungsleiterin wird aufmerksam auf eine Musik. Die gefällt ihr und sie kann sich gut vorstellen, dass sie auch bei den Teilnehmerinnen ihrer Gruppe gut ankommt. Die Musik ist nicht zu schnell, lädt dennoch zum Mitbewegen ein. Die Musik hat deutlich 8 erkennbare Teile mit je 8 ZZ.

Sie stellt dafür 8 verschiedene Bewegungen zusammen. Jede dieser Bewegungen wird 8 mal hintereinander durchgeführt. Dann kommt die nächste Bewegung.

In dieser Form muss nicht berücksichtigt werden, dass in gleichen Teilen auch die gleichen Bewegungen gemacht werden.

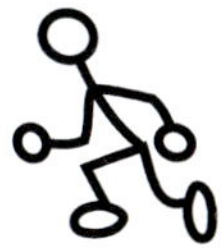

Beispiel im Sitzen für die Schulter- und Armgelenke (Füße/ Beine werden nur mäßig beansprucht):

- 8 ZZ wippen (nachfedern) mit den Beinen, Arme auf den Oberschenkeln
- 4 ZZ rechte Hand wischt auf linkem Oberschenkel Richtung Knie
- 4 ZZ linke Hand wischt auf rechtem Oberschenkel Richtung Knie
- 4 ZZ rechte Arm anbeugen, Daumen zeigt über die Schulter
- 4 ZZ linker Arm anbeugen, Daumen zeigt über die Schulter
- 8 ZZ Knie mit den Händen auseinander schieben
- 8 ZZ Arme vor Brust verschränken, mit den Beinen wippen
- 4 ZZ rechter Arm nach rechts ausstrecken und zurückführen, Fingerspitzen an Schulter
- 4 ZZ linker Arm nach links ausstrecken und zurückführen, Fingerspitzen an Schulter
- 4 ZZ rechter Fuß rutsch nach vorne und zurück
- 4 ZZ linker Fuß rutscht nach vorne und zurück
- 8 ZZ beide Hände streichen an der Innenseite des Oberschenkels zum Knie und an der der Außenseite wieder zum Körper hin.

Nach dieser Vorgehensweise können Übungsleiterinnen selbst Bewegungsfolgen zusammenstellen, die den Bedürfnissen der jeweiligen Teilnehmergruppe gerecht werden.

4.8.4 Tanzen im Sitzen

Sitztänze in geschlossener Form

Tänze unterscheiden sich von Bewegungsfolgen zu Musik darin, dass die Bauweise der Musik die Ordnung der Bewegungselemente im Ablauf festlegt. Im Gegensatz zu Bewegungsfolgen gilt jetzt, dass in jeder gleichen Phrase auch die gleichen Bewegungen erfolgen sollen. Das ergibt Wiederholungen, was Tanzenden ermöglicht, sich in hörbaren und sichtbaren Strukturen zu bewegen. Das erzeugt in der Regel nach einigem Üben Sicherheitsgefühle.

Sitztänze sind eine Anpassung an die Bewegungsmöglichkeiten und -bedürfnisse von Menschen, die nicht mehr (gut) in der Fortbewegung tanzen können, aber dieses gemeinschaftliche Vergnügen weiterhin genießen möchten.

Sitztänze sind zusammengestellt nach thematischen Aspekten oder nach Überlegungen, was für die Beweglichkeit bestimmter Körperteile förderlich sein kann. **„Geschlossene Form"** bedeutet, dass es eine Choreografie gibt, die Bewegung gestaltet und so diesen Tanz in seinem Charakter bestimmt.

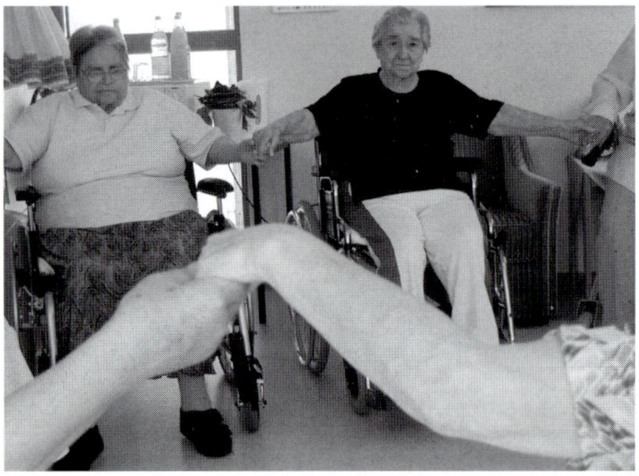

Abb. 4.42 Tanzen im Sitzen ist auch im Rollstuhl möglich.

Stand-Walking oder Sit-Walking

(Arrangement T. Theune)
Ziel: Bewegen im Raum bei jedem Wetter (!), für jede Zielgruppe (im Stehen am Stuhl, im Sitzen).
Musik: „Wacholdertanz" (CD „Schlüsselblume"), die Musik hat zwei deutlich erkennbare Motive
Durchführung: Die Übungsleiterin stellt die Musik vor und zeigt die Grundbewegungen. Die Teilnehmerinnen stehen hinter/neben dem Stuhl oder sitzen im Kreis und erproben die Bewegung. Die Übungsleiterin kann beobachten und weitere Anregungen geben. Die Bewegungen sind auf die Musikphrasen abgestimmt. Im Vordergrund steht, die Musik durch Bewegung zu gestalten:

- **A:** 32 ZZ: Gehbewegungen möglichst mit Walking-Armbewegungen verstärken. Da das Motiv sich mehrmals wiederholt, können die Gehbewegungen auch variiert werden (im Stehen vorwärts, rückwärts, seitwärts, im Sitzen durch das verschieden hohe Anheben der Knie); dies regt den Kreislauf an und wirkt sich lockernd auf die Schultergelenke aus.
- **B:** 32 ZZ: nach „Auftakt" ein Doppelklatsch nach rechts etwa in Ohrhöhe, dasselbe nach links. Die Musik zeigt die Klatschzeit an; Klatschrichtung kann auch nach Belieben geändert werden. Ein freundliches Zuklatschen mit Blickkontakten zu anderen Personen oder ein Abklatschen kann durch die Übungsleiterin angeregt werden.

Die Bewegungselemente „wiegen"/„schwingen" haben meist eine beruhigende, entspannende, Balance vermittelnde Wirkung auf die Tanzenden. Deshalb werden diese Bewegungen in einem Sitztanz bewusst eingesetzt.

Schwingungen

(Arrangement T. Theune)
Aufstellung: Sitzkreis, durchgefasst
Material: eventuell mit Seilen oder Tüchern als Verbindung zwischen den Tanzenden
Musik: jede langsame Musik im 3/4-Takt möglich, hier „Charlottentanz“ (CD „Schlüsselblume“)
Durchführung: Die Übungsleiterin erprobt mit den sitzenden Teilnehmerinnen die Formen des Schwingens und der Hand-Armbewegungen zunächst ohne Musik. Dann wird dasselbe zu Musikausschnitten ausprobiert. Die Teilnehmerinnen können dabei den Charakter der Musik und das Tempo aufnehmen. Dann führen alle die geübten Bewegungen in der gesamten Musikdauer aus:

- 8 ZZ in Schrittstellung Gewicht verlagern (wiegen vorwärts/rückwärts), Hände in V-Fassung schwingen leicht mit
- 8 ZZ Füße hüftbreit auseinander auf gleicher Höhe, Wiegen zur Seite durch Gewichtsverlagerungen (rechts/links), Arme in W-Fassung wiegen leicht mit,
- 8 ZZ Arme in Schulterhöhe, Hände kreisen vorwärts zur Kreismitte, Beine wippen mit
- 8 ZZ Arme in Schulterhöhe, Hände kreisen rückwärts, Beine wippen mit.

Sitztänze mit offener Form

Die Übungsleiterin oder auch die Teilnehmerinnen können eine Tanzvorlage nach ihren Bedürfnissen und Bewegungsmöglichkeiten verändern. Sie können Variationen einbauen oder – wo es passt – auch individuelle Bewegungen verabreden.

„Siebenspaß“

(Vorlage „Tänze im Sitzen“, Bundesverband Seniorentanz e.V., Heft 9, 2001)
Tanzform: Inger Merete Gerwig
Beschreibung: Bundesverband Seniorentanz e.V.

Musik: Seven Jumps (SP 23015);
Takt: 4/4 Takt. Vorspiel 1 Takt und Auftakt
Teil A:

1–2	4 mal abwechselnd auf die Oberschenkel und in die Hände klatschen	
3	3 Schritte am Platz	K k l
	3 mal klatschen	K k l
4	Wie Takt 3	

Teil B:
1. mit der re Hand locker winken
2. mit der li Hand locker winken
3. re Fuß heben und schütteln
4. li Fuß heben und schütteln
5. re Hand ausschütteln
6. li Hand ausschütteln
7. beide Hände locker umeinander kreisen lassen

Schluß: Teil A und Arme „hochwerfen"

Ab dem 2.Durchspiel werden in Teil B jeweils alle vorherigen Bewegungen chronologisch wiederholt und zum Schluss zusätzlich eine neue Bewegung (s. o.) angehängt.
Der Tanz endet im 8. Durchspiel nach Teil A .

Variation „Siebensprung"

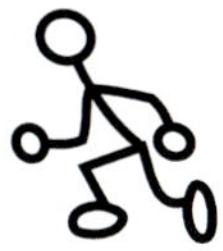

(Arrangement T. Theune)
Musik: „Siebensprung" (CD „Lass Dich bewegen")
- Die beschriebenen Bewegungsvorschläge können zunächst übernommen werden, damit die Teilnehmerinnen die Musik und die Form kennenlernen. Das kann Sicherheit vermitteln
- Um kreative Kräfte anzuregen, empfiehlt es sich, mit den Teilnehmerinnen gemeinsam neue Bewegungsformen für den B-Teil zu suchen. Dabei sollten möglichst viele in der Runde einen Beitrag liefern. Ungeeignete Bewegungsvorschläge können nach der Erprobung auch wieder verworfen werden
- Auf diese Weise können mehrere „Siebensprünge" entstehen
- Für die offene Form wird nicht verabredet, welche Bewegungen

im B-Teil aneinander gereiht werden. Die Teilnehmerinnen schließen ihren Bewegungsvorschlag an die vorangehenden Bewegungen an, wenn der B-Teil jeweils einsetzt und sie an der Reihe sind. Das ist ein gewisses Wagnis, aber mit Humor und Schmunzeln kommt es meist zu befriedigenden und schönen Bewegungserfahrungen

- Erleichtern kann man dies durch die Wahl eines Themas, das in aufeinander folgenden Bewegungen veranschaulicht wird, z.B. säen oder pflanzen, gießen und pflegen, wachsen und blühen, ernten, kochen, essen, genießen
- Bei diesen Beispielen zeigt sich, wie sehr Sitztänze Ansprüche an die Konzentration und die Merkfähigkeit stellen und das Gedächtnis in Schwung halten können
- Körperlich gehandicapte Menschen machen die Bewegungsteile mit, die sie ohne große Probleme oder mit leichten Veränderungen ausführen können
- Sind verwirrte Menschen in der Übungsrunde sollten sie einfach mitmachen können, auch wenn die Bewegungen nicht korrekt sind.

☞ Die Einspielung auf der Kassette oder der CD „Lass Dich bewegen" ist vom Tempo und der Instrumentierung her sehr zu empfehlen.

Sitztänze zu Liedern, die bereits Bewegungen benennen

Den „Siebensprung" gibt es in vielen Variationen. Bekannt ist er auch als niederdeutscher Singtanz im Kreis („Wiedewidewitt, min Mann is kumen"). Auch hier wird zu Bewegung eingeladen. Diese Vorlage lässt sich gut mit den Teilnehmerinnen gestalten.

Das folgende Bewegungslied kann auch von Übungsleiterinnen mit wenig Sitztanz-Erfahrung eingesetzt werden. Die Musik hat einen recht lebhaften Charakter und animiert zu betonter kräftiger Bewegung. Die Übungsleiterin sollte vorher davon erzählen, dass der Sänger aus dem Elsass stammt und diese CD eigentlich für Kinder und mit Kindern aufgenommen wurde. René Egles singt, was zu tun ist. Man muss also gut zuhören und dann die entsprechende Bewegung finden. Das Lied ist gut zu übertragen in einen Sitztanz.

„Ich bin ein kleiner Müsikant"

(Arrangement T. Theune)
Musik: (CD „Maikäfer flieg") „Ich bin ein kleiner Müsikant"
Durchführung:
Teil A

Refrain, das feste Element in diesem Lied, das immer wiederkehrt. Die Bewegungen dafür werden mit der Gruppe vereinbart, z. B. walken, auch im Sitzen:

„Ich bin ein kleiner Müsikant,
ich will euch zeigen, was ich kann,
ich bin de Chef und mach's euch vor
ihr spielet mit und machet's noch."

Teil B

Der Sänger sagt eine Bewegung an. Die wird beim nächsten Mal mit aufgenommen und eine weitere Bewegung kommt dazu (ähnlich wie beim „Siebensprung"):

„mit de Hand/mit de Füß/mit de Finger/mit em Münd/mit de Zung/mit de Nas/
… bis ans And.
So spiel ich uff min Instrumant, so spielt das ganze Regimant."

Teil C

Hier bietet sich an, Instrumente pantomimisch zu spielen. Es können aber auch andere Bewegungen abgesprochen oder individuell gemacht werden.

Die Teilnehmerinnen erinnern sich wahrscheinlich an die deutsche Variante „Ich bin ein Musikant und komm' aus Schwabenland."

(☞ Beispiel: Sitztänze aus Tänzen in der Fortbewegung ableiten 💻)

Von der Musik zum Sitztanz

Diesen Schritt trauen sich viele Übungsleiterinnen zunächst nicht zu. Aber ausgestattet mit einigen Kenntnissen, mit Geduld und mehrfachem Ausprobieren, werden immer stimmigere Resultate erzielt werden können. Zu erleben, wie die eigenen Produkte ankommen in der Gruppe, ist eine schöne Belohnung und eine Ermutigung für weitere Versuche. Es wird zunehmend weniger wichtig, von anderen ausgedachte Sitztänze zu übernehmen.

Lernschritte (☞ 4.8.3 Bewegungsfolgen)

1. Musik ganz anhören
2. Musik anhören mit Stift und Papier:
   - Versuchen herauszuhören, wie viele verschiedene Teile vorkommen
   - Für jeden gleichen Teil einen Großbuchstaben notieren (A, B, C, …)
3. Musik erneut anhören:
   - Heraushören, wie oft jeder gefundene Teil vorkommt
   - Hinter die bereits notierten Großbuchstaben entsprechend Striche notieren, z. B. A ///, B //
4. Musik wiederum anhören:
   - Reihenfolge der Teile überprüfen und festhalten, z. B. A – B – A – C – A – B – A
   - Taktart der Musik heraushören und notieren
5. Herausfinden, wie viele Zählzeiten (ZZ) sich pro Takt ergeben und notieren, z. B. kann man beim 4/4-Takt gut 4 ZZ erkennen. Ein Motiv besteht aber aus mehreren Takten, d. h. es können 8 oder 16 oder 32 ZZ festgestellt werden
6. Diesen ZZ kann man nun Bewegungen zuordnen
7. Beim abschließenden Musikhören auf einen Auftakt oder ein Vorspiel (Dauer) achten und notieren
8. Und dann sucht man:
   - zur Art der Musik passende Bewegungen (s. o.),
   - Bewegungsmöglichkeiten, die der jeweiligen Gruppe gut tun können,

- Bewegungsideen, die möglichst vielen Personen Spaß und Freude machen,
- nach Bewegungselementen, die Kontakte zu den Nachbarn ermöglichen oder erfordern oder
- nach Bewegungen, die vielleicht einen besonderen präventiven oder rehabilitativen Sinn für die Tanzenden haben.

Kuckuckswalzer

Musik: CD „Harmonien".

- Die Bezeichnung „Walzer" deutet auf einen 3/4-Takt hin.
- Es sind deutlich 2 Teile herauszuhören.
- Takt 1–4 hat je 3 ZZ (auftaktig).
- Die Reihenfolge der Teile: Vorspiele A – A – B – A – B – A – B – A kurzes Nachspiel

Durchführung: Finger und Daumen bilden einen Schnabel und klappen auf und zu bei „Kuckuck". Zunächst machen beide Hände diese Bewegung gleichzeitig nach rechts und dann nach links. Bei der Wiederholung von A klappt erst die rechte Hand und dann die linke Hand im Wechsel:

Vorspiel

- **Teil A:** Takt 1–4: „Kuckuck – Kuckuck (beide Hände) und patsch und klatsch, A insgesamt wiederholen mit der leichten Variation der Handbewegung
- **Teil B:** Takt 5–8: wiegen nach rechts und links, Hände aneinander gelegt mit den Nachbarn
  Takt 9–12: wiegen vorwärts–rückwärts, leichte Schrittstellung, Hände durchgefasst, sie schwingen mit
- Nachspiel

4.8.5 Tanzen im Sitzen: Bewegungsimprovisation

Improvisation: individuelle Bewegungen meist zu einer anregenden Musik. Es ist kein Ablauf vorgegeben. Die Musik hat anregende und stützende Funktion.

Ziele von Improvisation

- Bewegungs- und Ausdruckfähigkeit erhalten
- Lust an freier Bewegung wecken oder erhalten
- Bewegungshemmungen mindern, neue Bewegungsmuster ausprobieren
- (Verschüttete) Kreativität und Vertrauen in den gealterten Körper wecken
- Zu sich selbst finden
- Den Körper als ein Mittel zur Kommunikation erleben: die Innenwelt (Gefühle, Stimmungen) kann durch ihn zum Ausdruck kommen.
- Mit Körperbewegungen können Mitteilungen an andere Personen gemacht werden.

Themen finden

- Die Musik kann mit Bewegungen sichtbar gemacht werden, Musikvorschlag: „Ballade pour Adeline"
- Ein Thema kann gestaltet werden, z. B. „Eine Knospe bricht auf"
- Ein Körperteil ist Hauptdarsteller, z. B. „Tanzende Hände"
- Gefühle und Stimmungen können durch Bewegungen ausgedrückt werden, z. B. „Meine Freude in den Himmel werfen".

Vorarbeiten zur Unterstützung der Teilnehmerinnen

- Bewegungsmöglichkeiten von Körperteilen werden miteinander in der Gruppe erprobt und als Instrumentarium bereitgestellt
- Bewegung ist immer auch eine beabsichtigte oder unwillkürliche Mitteilung an andere Personen; nonverbale Kommunikationsformen können hier ein Einstieg sein für Bewegungsformen

- Ausdrucksmöglichkeiten für Stimmungen oder Gefühle werden gesucht und gezeigt; ausgewählte Situationen machen das Experimentieren leichter
- Es gibt kein „richtig" oder „falsch". Der individuelle Ausdruck wird akzeptiert; die Übungsleiterin kann jedoch zu beobachteten Bewegungsausführungen in der Runde nach Variationen mit den Teilnehmerinnen suchen; damit kann das Bewegungsrepertoire einzelner Teilnehmerinnen erweitert werden.

Bewegungsmöglichkeiten sammeln

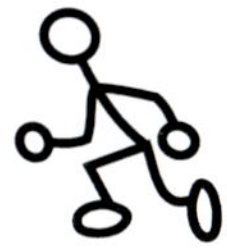

Kopf und Hals: Halbkreise, nicken, drehen, schütteln, vorstrecken
Gesicht: Augenbrauen hochziehen, Backen aufblasen, Mund bewegen, Stirn in Falten legen, mit den Augen zwinkern
Schultern: auf- und abwärts bewegen, ein- und ausdrehen, vor- und rückwärts kreisen, schütteln
Arme: strecken, beugen, ein- und ausdrehen, pendeln, nur den Unterarm bewegen
Hände: Faust öffnen und schließen, Finger spreizen, Finger ineinander hakeln, Hände schütteln, umeinander kreisen
Wirbelsäule: beugen und strecken, in verschiedene Richtungen drehen
Oberkörper: kreisen, beugen, strecken, seitwärts schieben, drehen
Becken: seitwärts/vorwärts/rückwärts bewegen, kreisen, schieben
Beine: beugen, strecken, schwingen, heben, senken
Füße und Beine: strecken, beugen, kreisen, Zehen spreizen, Ballenstand, Fersenstand,

Wenn die Teilnehmerinnen wissen und erfahren haben, was sich alles wie bewegen lässt, sind sie fürs Improvisieren gut vorbereitet. Diese Art des Bewegens soll sie ja nicht mutloser machen, sondern anregen, ihren eigenen Ausdruck zu finden, der ihnen gut tut.

Variieren von Bewegungen

☞ 3.4 Bewegungs-Baukasten

Qualitäten von Bewegungen

Gleichmäßig fließend: Vorstellungshilfe: Fenster putzen, etwas ausmalen
Schwingend: Vorstellungshilfe: etwas wegwerfen
Schlagartig, unterbrochen: Vorstellungshilfe: hämmern, schlagen, tupfen
Vibrierend: Vorstellungshilfe: zittern, schütteln, schlottern

Bewegungen können inspiriert und in ihrer Ausdruckskraft durch Material und Gegenstände oder Texte unterstützt werden (Zeitungsausschnitte oder Gedichte). Personen, die schon häufiger im Rahmen von Bewegungsstunden improvisiert haben, können außerdem dazu ermutigt werden, die Bewegungen zu begleiten mit Geräuschen, Klängen, Tönen.

Bewegungsimprovisation im Sitzen: „Handschuhe tanzen"

Musik: Gut geeignet sind langsame Musikbeispiele mit deutlicher Melodieführung durch ein Instrument. Massive Orchesterklänge „verwischen" eher die Bewegungsvorstellungen und unterstützen nicht so gut beim Umsetzen in tatsächliche Bewegungen, z. B.

- Richard Clayderman „Ballade pour Adeline", „Au Bord de la Rivière",
- „Wunderland bei Nacht" (Charly Tabor), „Il Silenzio" (Nini Rosso), „Mitternachtsblues" (Horst Fischer),
- langsame Teile aus Flötenkonzerten von Vivaldi, aus der „Wassermusik" oder „Feuerwerksmusik" von Händel, „Air" von Bach,
- meditative Musik.

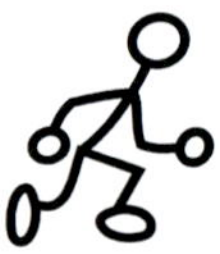

1. Vorarbeit: Die Teilnehmerinnen bekommen nach Wahl ein Paar einfarbige Fingerhandschuhe (gestrickt, Fleece- oder Gartenhandschuhe). Die Vorübungen erproben sie bereits mit den behandschuhten Händen:

- Wie Hände sich bewegen können
- Wo die Hände sich bewegen können
- Wie Finger sich bewegen können.

☞ In Büchern zum Indischen Tanz sind sehr viele differenzierte Finger- und Handhaltungen zu finden. Ebenso ist das Motiv der erhobenen Hände in vielen Kulturen und Religionen Thema in Skulpturen oder Bildern.
Im Höfischen Tanz der Renaissance und des Barock gibt es Armbewegungen, die im Rahmen von Improvisationen und Sitztänzen gut zu übernehmen sind. „Porte les Bras" (Arme halten und bewegen) wird in der Form einer liegenden Acht mit einem Arm ausgeführt, der andere Arm ist seitlich leicht gebeugt gestreckt. Es gibt aber auch Formen, bei denen die Arme gleichzeitig nach außen und innen geführt werden. (Für Interessierte: Karl Heinz Taubert, Höfische Tänze. Ihre Geschichte und Choreografie, Schott's Söhne, Mainz 1968)

Sehr viele Bewegungsvariationen können sich ergeben, wenn die Bewegungsfähigkeit der Finger verknüpft wird mit denen der Hände und der Arme. Die Kombinationen sind unermesslich. Die Teilnehmerinnen können angeregt werden, die Gegenübersitzenden kurzzeitig zu beobachten und aufmerksam auf die Unterschiede bei einfachsten Bewegungen und ihren Veränderungen zu werden.

Für viele Teilnehmerinnen wird dieser Bewegungsreichtum überraschend sein, auch wenn manche Bewegungen nicht mehr so reibungslos oder schmerzfrei durchgeführt werden.

☞ Nach der Wintersaison gibt es immer wieder Sonderangebote von einfarbig bunten Fingerhandschuhen aus Wolle (ca. 2 Euro). Für die „Tanzenden Handschuhe" könnten auch Gartenhandschuhe als Kontrast dazu kommen.
Man kann auch Angehörige von Heimbewohnerinnen nach alten Fingerhandschuhen fragen. Vielleicht sind sie froh, wenn diese noch gebraucht werden.

2. Improvisationsphase: Die Übungsleiterin schlägt den Teilnehmerinnen vor:

- sich einzuhören in die Musik und dabei den Bewegungsimpulsen der Hände zu folgen,
- zuvor geübte Bewegungskombinationen von Fingern und Händen jetzt zur Musik auszuprobieren und
- dann auch die Arme noch einzubeziehen.

Dieses Improvisieren dauert so lange, wie die Musik ohne weitere Vorgaben läuft.

Bewegungswirkung unterstützen: Die Bewegungen der Hände in einfarbigen Handschuhen sind besonders ausdrucksstark, wenn dunkle (schwarze) Pullover oder T-Shirts den Hintergrund bilden (Außenwirkung). Für wirkungsvolle Improvisationen ist ein langsames Tempo unbedingt zu bevorzugen. Das schlägt sich auch beruhigend und ausgleichend nieder auf die Atmung, die Stimmung und das Gesamtbefinden (Außen- und Innenwirkung).

Weitere Themen für Improvisationsversuche mit den Händen: Die Übungsleiterin kann ein Thema vorgeben, das die Vorstellungskraft der Übenden anspricht und beim Finden von Bewegungen hilft, z. B. „Pflanzen im Wind“, „Knospen brechen auf“, „Von der Quelle zum Meer“, „Spiel mit einer Feder“, oder nonverbale Kommunikation wie z. B. „einladen – abwehren“, „Freude und Schmerz wohnen beieinander“, „Gespräch mit meinen Händen“, …

4.8.6 Musik – Material – Bewegung

Wozu Materialien einsetzen in Sitztänzen?

- Material verlockt zu Bewegungen
- Bewegungen können damit besser sichtbar gemacht werden
- Material fordert zu Bewegungsanpassungen heraus
- Material lenkt von der Person ab
- Das Thema des Tanzes kann veranschaulicht werden
- Material kann die Ausdrucksmöglichkeiten erweitern und Kreativität fördern

- Durch Material kann mehr Freude an Bewegung, Formen und Farben entstehen
- Material kann das Erlebnis verstärken, ein Teil des Ganzen zu sein (☞ Abb. 4.43).

Materialien sollen passen:

- zur ausgewählten Musik
- zu den zugeordneten Bewegungen
- zu den Teilnehmerinnen und
- sie machen einen Sitztanz farbiger, interessanter und lebendiger.

Material zur Bewegungsgestaltung in Sitztänzen

- **Bogen** aus Heulrohren oder Isolierstäben; Aquanoodles sind wunderbar geeignet für Bewegungen einzelner Personen aber auch bogenförmig als Verbindungsstücke zu Nachbarn
- **Fächer** können aus verschiedenen Papieren gefaltet werden, in verschiedenen Größen und Farben. Sie passen auch gut zu Sitztänzen, die im Blick auf Körperaufrichtung und „höfische Gesten" erstellt werden
- **Einfarbige und bunte Servietten** erleichtern die Vorbereitung und schonen die Finanzen. Mit ihnen lassen sich vielfältige Bewegungen unterstützen, aber auch Objekte formen im Verlauf des Tanzens

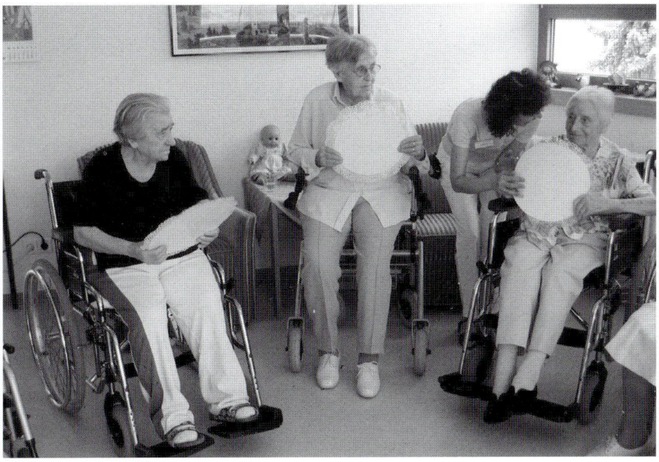

Abb. 4.43 Ein „edles" Material für Sitztänze: Tortendeckel mit bunten Tortenspitzen.

- **Tücher aus Chiffon,** aber auch **Zimmermanns-Taschentücher** sind brauchbar für schwingende Bewegungen oder auch handwerkliche Bewegungen
- **Schneekristalle** können in der Winterzeit aus Styropor oder weißer Pappe geschnitten werden und **Schneeflocken** aus Watte das Thema illustrieren. Dazu passt auch ein weißes **Gartenvlies,** das zunächst als Schnee am Boden liegt und dann aufgenommen wird (wie die bekannten Schwungtücher), um Schneeflocken und Kristalle durch leichtes Bewegen darauf tanzen zu lassen. Die „Musikalische Schlittenfahrt" von Leopold Mozart oder Beispiele von Edvard Grieg können abschließend die „bewegte Wintersituation" untermalen
- **Hüte** haben auch ihren Platz beim Tanzen. Allerdings ist zu beachten, dass nicht alle Teilnehmerinnen gerne fremde alte Hüte aufsetzen oder Angst um ihre Frisur haben. Hüte aus einfachen Mitteln mit den Teilnehmerinnen unter Anleitung und Mithilfe herstellen, vermindert die Barriere und macht außerdem Spaß, wenn man der Phantasie freien Lauf lassen kann
- **Zeitungen** sind immer brauchbar. Sie lassen sich in der Form vielseitig verändern und können dadurch auch verschiedene Bewegungsthemen und -gestaltungen unterstützen
- Mit **Rhythmusinstrumenten,** z. B. Schütteleiern, Schütteldosen, Stäben oder Klappern können Sitztänze gut begleitet werden
- **Taschenlampen,** sind ihrer überraschenden Wirkung wegen geeignet zum Einsatz bei festlichen Anlässen.

Tanz der Taschenlampen

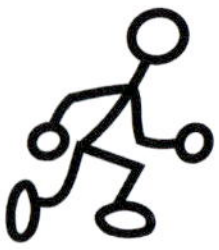

Voraussetzung: ein dunkler Raum, in dem der Schein der Taschenlampen zu einem bezaubernden Medium wird. Eine freie weiße Wand und eine freie Bodenfläche sind als Projektionsfläche nötig.
Musik: Es empfiehlt sich, sowohl heitere, aber nicht zu schnelle Musik parat zu haben als auch langsame Beispiele. Lieder sind nicht geeignet für diese Bewegungsgestaltungen. Es gibt häufig instrumentale Fassungen bekannter Lieder.

Vorschläge: „Menuett“ von Boccerini, „Ave Maria“ von Gounod, „Für Elise“ von Beethoven, „El Condor Pasa“, „Morning has broken“, „Island in the Sun“, „La Paloma“

Selbstverständlich können auch ungenannte Musikbeispiele ausprobiert werden.

Durchführung: Jede Teilnehmerin hat eine Taschenlampe in der Hand:

- **Bodenmuster:** In kreisenden oder eckigen Bewegungen malen die Teilnehmerinnen mit dem Licht Muster auf den Boden, zunächst ohne Musik. Dann kann die Übungsleiterin eine vorbereitete CD einlegen mit heiterer, nicht zu schneller Musik, z. B. „Rondo Veneziano“. Zu dieser Musik dürfen die Lichter auf dem Boden tanzen. Das gibt zunächst ein „Licht-Durcheinander“. Deshalb wird die Übungsleiterin für weitere Versuche immer nur 3–5 Teilnehmerinnen auf einmal zum „Taschenlampen-Tanzen“ bitten. Die anderen schauen zu. Damit die Spannung erhalten bleibt, sollten die Musikbeispiele wechseln
- **Wandmuster:** Was zuvor auf dem Boden ausprobiert wurde, wird an die weiße Wand verlagert. Bei den ersten Versuchen kann die Übungsleiterin die Bewegungen der Lichter lenken, um die Wandfläche gut zu nutzen. Sie kann dazu anregen, die Lichtkreise nah beieinander zu bewegen oder alle vereinzelt. Es können „Begegnungsgeschichten“ dargestellt werden. Vermutlich ist zunächst viel Führung durch die Übungsleiterin nötig. Mit zunehmender Übung werden die Teilnehmerinnen eigenständig gestalten können.

☞ Die Übungsleiterin sollte unbedingt selbst Erfahrungen mit den tanzenden Taschenlampen zu verschiedener Musik sammeln, bevor sie die Teilnehmerinnen ihrer Bewegungsgruppe mit diesen Gestaltungsversuchen überrascht. Diese passen gut in die Zeiten, in denen es früh dunkel wird draußen. Es lohnt sich – das Staunen und die Begeisterung sind groß.

4.8.7 Musik malen

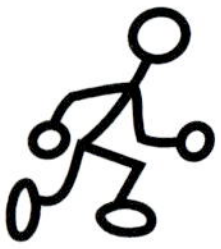

Vorübung: Die Übungsleiterin legt eine „weich fließende" Musik auf. Jede Teilnehmerin ist Dirigentin und leitet ein unsichtbares Orchester. Da können alle mitmachen und es ist eine gute Vorübung für das Musik-Malen.

Musik: z. B. ein Walzer von Johann Strauß

Durchführung:

Assoziationen beim Musikhören – Bilder, die im Kopf entstehen:

- Die Teilnehmerinnen hören sich die Musik an, eventuell mit geschlossenen Augen
- Sie achten auf die Vorstellungen/Bilder, die ihnen beim Hören kommen und versuchen, diese zu beschreiben
- Nach Wunsch können diese „inneren Bilder" auf Papier gebracht werden; das ist allerdings für viele alte Menschen nicht einfach
- Papiergröße ab DIN A4 und Wachs- oder Ölkreiden, dicke Farbstifte können bereitgelegt werden; für geübte Teilnehmerinnen sind auch Wasserfarben gerichtet.

Melodie als gestaltendes Element

- Große Papierbögen sind auf dem Tisch mit Klebeband befestigt, Wachsmalstifte oder -blöcke liegen auf dem Tisch
- Die Teilnehmerinnen hören sich die Musik an: Beim 2. Hören kann die Melodie mitgemalt werden; es empfiehlt sich, hier eine Musik mit wenigen Instrumenten auszusuchen, z. B. Klavierstücke von R. Clayderman; das erleichtert das Hören; bei einer „wiegenden" nicht zu schnellen Musik kann das sehr ausgleichend und beruhigend wirken.

Musik: z. B. CD „Tanzhaus"

Rhythmus als gestaltendes Element

- Große Papierbögen sind auf dem Tisch mit Klebeband befestigt, Wachsmalstifte oder -blöcke liegen auf dem Tisch
- Die Teilnehmerinnen hören sich die Musik an: Beim zweiten Hören kann der Rhythmus mit Strichen, Punkten oder anderen „eckigen" grafischen Formen dargestellt werden; dazu muss eine Musik ausgesucht werden, die einen klaren Rhythmus hat, z. B.

einen 2/4-(Polka) oder 4/4-Takt (Marsch); diese Bewegungen wirken häufig befreiend, lösend und können Druck abbauen.

Musik: Pizzicato-Polka CD„Tänze im Sitzen"

4.8.8 Praktische Anregungen für Übungsleiterinnen

Aufbau eines interessanten Musikrepertoires

- Suchen Sie nach Musikstücken, in denen ein **Text** gesungen wird, der sagt, was wie bewegt werden soll (z. B. „Ich bin ein kleiner Müsikant")
- Suchen Sie Musikstücke, die so gebaut sind, dass in der Anleitung **aufbauende Bewegungsanregungen** da sind (z. B. „Siebensprung")
- Suchen Sie Musikstücke aus, die deutlich **verschiedene Teile** enthalten. Sie können gute Vorlagen werden für einen einfachen Sitztanz
- Schulen Sie Ihr Ohr darin, Musikbeispiele zu finden, die zu **rhythmischer Begleitung** durch Körperinstrumente, Klanggesten oder Rhythmusinstrumenten anregen
- Entscheiden Sie sich für Musik, die **ein herausragendes Instrument** hat. Die Melodieführung ist besser erkennbar als bei einem „Tönebrei"
- Achten Sie auf **relativ langsame** Musik, damit alte Menschen mit den Bewegungen mitkommen können. Oder achten Sie darauf, dass nicht unbedingt auf jede Zählzeit auch eine Bewegung erfolgen muss
- Stellen Sie sich eine **„Kartei" von Musikstücken** zusammen aus verschiedenen Stilrichtungen und verschiedenen Zeiten
- Lassen Sie sich anregen durch Sitztänze, die andere sich ausgedacht haben (Veröffentlichungen zu „Sitztänzen").

Checkliste für den Umgang mit Musik

- Bedenken Sie bei der Musikauswahl, dass die Geschmäcker verschieden sind. Alte Menschen hören nicht unbedingt nur so genannte Volksmusik. Die persönlichen Musik-Vorlieben der Übungsleiterin sind auch kein Maßstab
- Achten Sie auf Hörgewohnheiten von Bewohnerinnen und auf deren Rückmeldungen zu Lautstärke, Musikauswahl und Dauer der Musik-Hörzeiten
- Problem „Hintergrundmusik" oder Dauerberieselung durch Musik: Geben Sie den Bewohnerinnen „mehr Raum durch Stille" (Hörprobleme)
- Versuchen Sie, aus „Lieblingsmusikstücken" der Bewohnerin einen „Geburtstagstanz" zu gestalten
- Schaffen Sie ein Trauerritual mit Musik in der Gruppe, wenn eine Teilnehmerin verstorben ist: „Das hat sie gern gesungen, gehört ...". Eine Blume am bevorzugten Gruppenplatz wäre eine schöne Geste
- Regen Sie an, im Heim Musikrituale einzuführen (auf den Wohnbereichen oder im gesamten Heim):
  - Am Morgen eine Musik zum Wachwerden.
  - Vor dem Mittagessen eine „Tischmusik".
  - Am Abend ein Abendlied, damit das Einschlafen besser gelingt.

Die Musik könnte wöchentlich oder monatlich gewechselt werden

- Beschäftigen Sie sich mit den Wirkkräften von Musik, z.B. im Blick auf Menschen, die an einer Demenz erkrankt sind. „Musik" als nonverbales Medium öffnet häufig die Tür und lockt diese Menschen aus ihrer Isolierung
- „Erinnerte" Musik kann stärkende Bilder hervorholen, aber auch traurig machen.

Literaturangaben

Allgaier, D., Kraft ohne Anstrengung, Wie wir unsere Gelenke stärken und mühelos beweglich werden, Kösel, München 1999

Baumann, H./Leye, M (Hrsg.), Das SIMA-Projekt. Psychomotorisches Training, Göttingen 1995

Bengel, J., Strittmatter, R., Willmann, H., Was erhält Menschen gesund? Antonovskys Modell der Salutogenese, Forschung und Praxis der Gesundheitsförderung, Bd. 6, Bundeszentrale für gesundheitliche Aufklärung, Köln 1998

Beyschlag, R., Altengymnastik und kleine Spiele. Urban & Fischer, München 1999

Eisenburger, M., Aktivieren und Bewegen, DTB, Meyer & Meyer, Aachen 2002

Eisenburger, M., Zuerst muss die Seele bewegt werden. Psychomotorik im Pflegeheim, Modernes Lernen, Dortmund 2005

Erkert Th., Frenzel-Altmann, U., Kühnert, S., Aktives Alter, neue Chancen, Verbraucherinstitut, Berlin 2000

Ertl, A.: EvImpulse, Stuttgart 3/89

Ernst, H., Die Weisheit des Körpers. Kräfte der Selbstheilung. München 1993

Heller, A., Einfach leben und optimistisch sein. Kiefel, Gütersloh 2000

Hurrelmann, K., Sozialisation und Gesundheit, Juventa, Weinheim/München 1991

Kaechele, W., Tanz und Spiele für Bewegungsbehinderte. Falken Verlag, Niedernhausen 1981

Kiphard, E., Psychomotorik in Praxis und Theorie. Ausgewählte Themen der Motopädagogik und Mototherapie. Gütersloh/Dortmund 1989, S. 71 ff.

Knörzer, W. (Hrsg.), Ganzheitliche Gesundheitsbildung in Theorie und Praxis, Haug Verlag, Heidelberg 1994

Knörzer, W., Ein systemisches Modell der Gesundheitsbildung. In Knörzer, W. (Hrsg.) S. 49 ff.

Petzold, H. (Hrsg.), Mit alten Menschen arbeiten. Bildungsarbeit, Psychotherapie, Sozialtherapie. Pfeiffer, München 1985

Philippi-Eisenburger, M., Bewegungsarbeit mit älteren und alten Menschen, Hofmann, Schorndorf 1990

Spitzer, M., Musik im Kopf. Hören, Musizieren, Verstehen und Erleben im neuronalen Netzwerk. Schattauer, Stuttgart 2002

Sommer, A., Gesundheitspädagogik. in: Knörzer, W. a. a. O., S. 31 ff.

Stöhr, U., Das Seniorenspielbuch, Beltz-Verlag., Weinheim 1993

Stürmer, E., Asiatische Heilkunst, Bechermünz, Augsburg 1996, S. 105

Techau, T., Musikalische Seniorengymnastik, Kellinghusen, 1996

Theune, T., Gut bewegt im Alter, in: Dietzfelbinger a. a. O. S. 62 ff.

Theune, T., Lust auf Bewegung – allein oder mit anderen, in: Dietzfelbinger a. a. O., S. 75 ff.

Treutlein, G., Zur Bedeutung von Körpererfahrungen für die Gesundheit, in Knörzer, W. a. a. O. S. 123 ff.

Werle, J., Grundlagen der Sporttherapie, Institut für Sportwissenschaft Heidelberg 1998

Zimmermann, J., Juba. Die Welt der Körperpercussion, Fidula, Boppard 1999

Empfehlenswerte CDs für Musik zu Bewegungsfolgen, Sitztänzen und Musikmalen

CD „Tanzhaus“, Uli Führe, Fidula-Verlag, Boppard

CD „Harmonien“. Diatonische Mundharmonika solo, Walter Buchinger, A 4663 Laakirchen, Am Hang 10

CD „Schlüsselblume“, Anastasia Geng, Balsies-Verlag Kiel

CD „Das klinget so herrlich“. Mozart und die Salzburger Volksmusik, Ensemble Tobias Reiser und Salzburger Dreigesang, Profil-Verlag, Gütersloh, zu beziehen bei Balsies-Verlag

CD „Lass Dich bewegen“, Altenwerk der Erzdiözese Freiburg und Balsies, Kiel

CD „Lebensqualität im Alter“, Altenwerk der Erzdiözese Freiburg

CD „Maikäfer flieg“, René Egles, ema 95 206, MPO France

CD „Tanzreise", Ohrwurm, zu beziehen über Balsies-Verlag, Kiel
CD „Tänze im Sitzen", Herausgeber Bundesverband Seniorentanz e.V. 1985
CD „Johann Strauß für die Schule", Nr. 29, Edition Helbling, Innsbruck
CD „Der Theodor im Fußballtor", Theo Lingen, „Haben Sie den neuen Hut von Fräulein Molly schon gesehen, Membran Music Ltd., Hamburg
CD „Tanzen im Sitzen", Sofia Meissner, Hrsg. Bundesverband Seniorentanz, Balsies, Kiel

Abbildungsnachweis

Soweit hier nicht anders aufgeführt wurden alle Fotos von **Friedbert Theune, Pfinztal** angefertigt. Alle nicht extra aufgeführten Zeichnungen stammen von **Gerda Raichle, Ulm** und die Grafiken sind © Elsevier GmbH, München.

Abb. 2.1: Corbis /royalty free
Abb. 2.3: Andreas Walle, Hamburg
Abb. 4.10: Martina Gärtner, Gauting
Abb. 4.16: Gerlinde Hess, Stutensee
Abb. 4.24, 4.36 links, 4.38, 4.40, 4.44, 4.46: Sonja Pfau, Karlsruhe
Abb. 4.37: Ellen König, Keltern

Register

A

Abzählreime 262
Achtsamkeit 48
Aktivierung
– zugehende 75, 164
Aktivität
– körperliche 80
Aktivitäts-Theorie 22
Alltagsbewegung 178
Alter
– Definition der WHO 21
Altersbilder 21
Alterskrankheiten 29
Alterstheorien 22
Anfangsritual 123
Anleiten 119
Anschaulichkeit 105
Anspannung 148
Antizipation 178
Atemzentrum 132
Atmung 131

B

Bälle 231
Beweglichkeit 22, 89
Bewegungsaktivitäten 81
Bewegungsangebote 92
Bewegungsfolge 270
Bewegungsgeschichte 200, 209
Bewegungsimprovisation 280
Bewegungsmuster 176
Bewegungsspiele 200
Bewegungsstunde 110
Bewegungsverhalten
– Veränderungen im Alter 33
Biografiearbeit 60

C

Chase
– Marian 122

D

Das Innere Lächeln 147
Defizit-Theorie 22
Dehnübungen 150, 188
Didaktik 105, 116
Differenzierung 105, 178
Disengagement-Theorie 22
Disuse-Theorie 22

E

Eigenhandmassage 161
Einmalmaterialien 225
Entspannung 145, 148
Erfahrung
– materiale 214

F

Flaschen
– tönende 253
Fremdwahrnehmung 167
Fühlen 154
Füße 195

G

Ganzheitlichkeit 105
Gebrauchsmaterial 222
Geriatrie 24
Gerontologie 24
Gestik
– Übungen 186
Gesundheit 19
Gesundheitsförderung 45
Gleichgewicht 179
Gleichgewichtstraining 196
Greifen 154
Gruppenpädagogik 117
Gruppenzusammensetzung 74
Gym-Noodle 222

H

Hambone-Konzert 247
Hände 183, 195
Handschuhe tanzen 282
Handtrommel 259
Hören 154

I

Ich bin ein kleiner Müsikant 277
Identität 170
Imagination 109
Improvisation 280
Indiacaball 231
Individualität 105
Instrumente 251
Isolierrohr 222

J

Jonglieren 196

K

Kieselsteine 250
Klanggesten 239
Klappern 234
Klatschen 245
Knisterball 255
Knochenqualität 88
Kohärenzsinn 46
Kommunikation
– nonverbale 185
Kompetenz-Theorie 23
Kompetenzen 114
Kondition 179
Kontaktspiele 201
Koordination 88, 178
– Hände und Füße 195
– Muskeln 197
– Sitzen 194
– Stehen 192
– Übungen 191
Kopplung 178
Körper-Landkarte 173
Körperbild 41
Körpererfahrung 41, 170
Körperinstrumente 239
Körperschema 41
Körperwahrnehmung 167, 171
Kraft 89
Kuckuckswalzer 279

L

Lachen 149
Lebensgeschichte-Theorien 23
Lebensqualität 1
Leitlinien
– didaktische 105

M

Massage 161
Material 214, 284
Methode
– deduktive 120
– induktive 121
Methoden 108
Methodik 116
Mimik
– Übungen 186
Motivation 68
Motogeragogik 37
– Begriff 37
– Didaktik 43
– Inhalt 39
– Prinzipien 43
– Ziele 38
Motologie 37
Musik 54, 264
Musik-Malen 288
Muskelkrafttraining
– bei alten Menschen 200
Muskeln 197

N

Nackenverspannung 150, 151
Naturmaterial 233
Nüsse 233
Nussklappern 234

O

Ökologischer Ansatz 23
Orientierung 179
Ottawa-Charta 11

P

Papier 253
Partner-Rückenmassage 163
Patschen 245
Persönlichkeit 118
Poi-Ball 231

R

Rassel 258
Ratschblock 259
Ratschdose 258
Raumwahrnehmung 40
Reaktionsfähigkeit 179
Reflektieren 127
Regentropfen-Kopfmassage 162
Reime 262
Rhythmik 51, 236
Rhythmisieren 261
Rhythmus 52, 238
Rhythmusinstrumente 257
Rhythmusröhre 259
Ritual 122

S

Salutogenese 46
Schachtelzither 260
Schattenboxen 144
Schatzkisten 216
Schlagflächen 245
Schlaginstrument 245
Schnelligkeit 89
Schütteldosen 258
Schüttelei 257
Schwingungen 274
Sehen 154
Selbstwahrnehmung 167
Sensory Awareness 48
Sinnesorgane 153
Sit-Walking 273
Sitzen
– Übungen 194
Sitztanz
– geschlossene Form 272
– Lernschritte 278
– offene Form 274
Sportwissenschaft 49
Sprechverse 261
Stand-Walking 273
Stehen
– Übungen 192
Stress 12
Stürze im Alter
– Ursachen 180
Sturzprophylaxe 179
Styro-Bags 227

T

Tanz 57, 272
Tanzen
– im Sitzen 272
Taschenlampe 286
Tasten 154
Tennis-Poiball 232
Tipps 125
Toilettenpapierrollen 228
Tönen 141
Topfkratzer-Peeling 164
Training 85
– körperliches 81

U

Üben
– rhythmisches 240
Übungen
– isometrische 197
– isotonische 198
Übungsformen 108
Übungsmaterial 94
Übungsmaterialien 215
Übungsstundenplanung 103
Umstellung 178

V

Verschleiß-Theorie 22
Vibration 142
Vielseitigkeit 106
Vokalisieren 141

W

W-Fragen 106
Wahrnehmung
– materiale 214
Wellpappe 225
Wohlbefinden 11

Z

Zeitwahrnehmung 40
Zielgruppe 65